临床技能综合训练

姜冠潮 ◎ 主 审

李胜云 刘 婧 张景华 ◎ 主 编

郑州大学出版社

图书在版编目（CIP）数据

临床技能综合训练／李胜云，刘婧，张景华主编. -- 郑州：郑州大学出版社，2024.4

ISBN 978-7-5773-0099-3

Ⅰ．①临… Ⅱ．①李…②刘…③张… Ⅲ．①临床医学 - 高等学校 - 教材 Ⅳ．①R4

中国国家版本馆 CIP 数据核字（2024）第 019551 号

临床技能综合训练

LINCHUANG JINENG ZONGHE XUNLIAN

策划编辑	张 霞		封面设计	王 微
责任编辑	张 霞		版式设计	王 微
责任校对	吕笑娟		责任监制	李瑞卿

出版发行	郑州大学出版社		地　址	郑州市大学路 40 号（450052）
出版人	孙保营		网　址	http://www.zzup.cn
经　销	全国新华书店		发行电话	0371-66966070
印　刷	河南龙华印务有限公司			
开　本	787 mm×1 092 mm　1 / 16			
印　张	21.25		字　数	532 千字
版　次	2024 年 4 月第 1 版		印　次	2024 年 4 月第 1 次印刷

书　号	ISBN 978-7-5773-0099-3		定　价	98.00 元

编写指导委员会

编委名单

主　审　姜冠潮　北京大学人民医院

主　编　李胜云　郑州大学第一附属医院

　　　　刘　婧　北京大学人民医院

　　　　张景华　郑州大学医学院

副主编　田　京　南方医科大学珠江医院

　　　　史　霆　上海交通大学医学院瑞金医院

　　　　张秀峰　海南医学院

　　　　李　瑛　中南大学湘雅二医院

　　　　王培松　郑州大学第一附属医院

　　　　钱风华　吉林大学中日联谊医院

　　　　王　健　郑州大学第二附属医院

　　　　陈梦欢　郑州大学第一附属医院

编　委　（按姓氏笔画排序）

　　　　于医萍　郑州大学第一附属医院

　　　　于政洋　郑州大学第五附属医院

　　　　王　聪　郑州大学第一附属医院

　　　　石小桥　南华大学

　　　　叶　露　郑州大学第一附属医院

　　　　白　冰　郑州大学第一附属医院

　　　　刘　畅　郑州大学第一附属医院

　　　　齐晓莹　郑州大学第一附属医院

　　　　李亚南　郑州大学第一附属医院

1

李春生　吉林大学中日联谊医院

吴元玉　吉林大学中日联谊医院

宋昭初　郑州大学第一附属医院

张增梅　郑州大学第一附属医院

陈　汶　南华大学

陈珍琳　郑州大学第一附属医院

陈虹钖　郑州大学第一附属医院

尚　进　郑州大学第一附属医院

周新莲　南华大学

底瑞青　郑州大学第一附属医院

郑梦真　郑州大学第一附属医院

段小飞　郑州大学第一附属医院

段国宇　郑州大学第一附属医院

侯国军　郑州大学附属郑州中心医院

贺　伟　郑州大学第一附属医院

都伟浩　吉林大学中日联谊医院

聂柔佳　吉林大学中日联谊医院

徐玉生　郑州大学第一附属医院

徐仲航　吉林大学中日联谊医院

徐宏蕊　郑州大学第一附属医院

徐海莉　郑州大学第一附属医院

郭　玉　西安交通大学第一附属医院

黄新云　南华大学

彭晓燕　郑州大学第二附属医院

韩璐鸿　郑州大学第一附属医院

窦冰华　郑州大学第一附属医院

潘　臻　郑州大学第一附属医院

魏　薇　郑州大学第一附属医院

魏大飞　南华大学

前　言

在医学的浩瀚领域中,临床技能的培养与训练是至关重要的一环。临床医学不仅要求医生具备精湛的技艺,更需在复杂的情境中展现出卓越的判断与沟通技巧。而当前,临床技能训练往往侧重操作性技能,从而在一定程度上忽视了医患沟通等非操作性技能的重要性。为了满足医学人才培养的需求,《临床技能综合训练》应运而生。

本书依托郑州大学"双一流"建设的背景,联合了北京大学、天津医科大学、上海交通大学等国内多所知名院校的专家,共同致力于打造一本全面、实用的临床技能综合训练教材。全书共分为七章,涵盖了医患沟通、内科、外科、妇产科、儿科、急救及护理技能等内容,每章都以真实的临床情境导入,引导学习者进入问题情境,运用正确的临床思维来解决问题,并进一步练习相应的标准化技能操作流程。同时,提供了丰富的临床情境案例,旨在强化临床思维、扩展诊疗思路。此外,本书还从课程管理者的角度,推荐了各种实操培训时应用模型或者标准化病人(SP)的选择。

本书还充分利用了互联网和多媒体技术,实现了纸质教材与电子教学配套资源的有机融合。通过二维码扫描,读者可以轻松获得评分标准、三维动画、视频及操作情景图等内容,使学习更加便捷、高效。

期望《临床技能综合训练》不仅能帮助学习者更好地掌握临床技能,还能为教师提供有力的教学支持。当然,医学教育是一个持续进化的过程,希望广大教师、医学生和接受培训的学员能结合自身实践,提出宝贵的意见和建议,共同推动临床技能培训的完善与发展。

在此,向所有参与编写的专家、教授表示衷心的感谢,没有他们的付出与努力,本书是无法顺利完成的。同时,我们也期待《临床技能综合训练》能成为医学教育领域的一部经典之作,为培养更多的医学人才贡献力量。

编者

2023 年 10 月于郑州

目 录

第一章

医患沟通技能

　　医患沟通,就是医患双方为了治疗患者的疾病,满足患者的健康需求,在诊治疾病过程中进行的一种交流。沟通属于技能,不是本能,需要后天学习和磨炼才能不断提高。本章将阐述医患沟通的重要意义、医患沟通的方法与技巧等,以期提高医务人员的沟通能力。

第一节　医患沟通的重要意义

　　诊疗过程中,医患之间的交流不同于一般的人际沟通。医生需要从交流中获取全面、准确的病史及患者相关信息,同时还要向患者传递诊疗意见、提出配合要求、进行健康宣教;患者在就诊过程中也需向医生讲述疾病的情况及由此产生的痛苦;同时,由于疾病的影响,患者尤其渴望医务人员的理解、关爱和体贴,因而对医务人员的语言、表情、动作姿态、行为方式更为关注、更加敏感。这就要求医务人员必须站在病患的立场上思考和处理问题。医患沟通不仅是构建和谐医患关系的需要,更是诊断和治疗疾病的需要。

一、构建和谐医患关系

　　1. 医患双方是"利益共同体"

　　因为"医"和"患"不仅有着"战胜病魔、早日康复"的共同目标,而且战胜病魔既要靠医生精湛的医术,又要靠患者战胜疾病的信心和积极配合。因此,对抗疾病是医患双方的共同责任,只有医患双方共同配合,积极治疗才能得到比较好的治疗效果。医患双方在抵御和治疗疾病的过程中都处于关键位置,患者康复的愿望要通过医方去实现,医方也在诊疗疾病的过程中加深对医学科学的理解和认识,提升诊疗技能。

　　2. 医患沟通是"双向桥梁"

　　医患沟通是构建和谐医患关系的前提和有效途径,是医疗机构的医务人员在诊疗活动中与患者及其家属在信息传递、情感交流方面构筑的一座双向桥梁。医生面对的是具有自我意识的作为主体存在的患者,是能够做出主体决定、主动进行行为选择的患者,而不是由他人随意摆弄的机器,医疗服务活动中必须尊重患者的自主权,坚持患者自主原则。提高医患沟通能力有利于增强医患互信,可以有效改善医患关系,减少医患纠纷,缓解医患矛盾,营造良好的医疗环境。

二、精准诊断和治疗疾病

1. 医患沟通是诊疗的基础

几乎所有的医疗活动都需要医患双方参与完成,因此,良好的医患沟通是临床诊疗的需要,也是治疗的基础。医患沟通的信息不仅包括病史采集、体格检查、实验室相关检查等患者疾病信息和医者的诊疗信息,还包括相关的价值信念、伦理观念、文化习俗、经济利益、法律规章及情感意志等。其中,病史和体格检查信息的沟通质量,决定了病史采集的可靠程度和体格检查的可信度及疾病判断的正确与否。同时,医生需要将患者关注的病情、诊疗方案、费用选择、风险评估、预后、健康指导、鼓励关爱等信息通过语言等形式传递给患者,并从患者处得到反馈。这种传输与反馈循环贯穿于整个医疗活动,是建立医患互信并获得良好的患者依从性,从而实施和完成诊疗过程的基础。

2. 医患沟通是治疗的良药

诊疗过程中,医生不但要明确疾病,还需要了解疾病的载体——患者,否则就无法精准、全面地诊疗疾病。因为,不同文化背景、社会地位、经济条件、性格特征的个体对同一疾病的态度、反应、决策、希望会有很大差异:有人坦然面对;有人精神崩溃;有人积极配合;有人颓然放弃;甚至有人似乎置身事外,表现出无所谓的态度。医生必须在主动的沟通中去观察分析、体会感受每个患者的实际情况,给出个性化的治疗方案,这样可收到事半功倍的临床效果。

第二节　医患沟通的方法与技巧

　　良好的医患沟通应该成为医生必备的基本技能,是建立良好医患关系、提升医疗服务水平的客观需要。但是,如何在有限的诊疗时间内与患者进行有效的沟通,交流方法显得尤为重要。

一、医患沟通的方法

　　1.语言沟通

　　"良言一句三冬暖,恶语伤人六月寒"。优美的语言能使人身心愉悦,增强机体的抗病力,恶语伤害使患者情绪低落,病情恶化。语言沟通是医患沟通的制胜法宝,也是医患沟通的主要方法。

　　(1)沟通中的"听"

　　1)"听"的四种境界:听到、听明白、听进去、有反应。疾病和疾痛是两个不同的世界,一个是医生的世界,一个是患者的世界。医生在观察与记录疾病,而患者在体验和叙述病痛;医生处在寻找病因与病理指标的客观世界,患者却在诉说身体和心理痛苦经历的主观世界。再多的客观检查指标,也无法替代患者说出正在承受的痛苦。医患沟通的"听"和"说"是密不可分的两个基本活动。但在临床实践中,医务人员往往侧重于"说"这一活动,而忽视了"听"这一活动,往往注重疾病的问诊,而忽视了对患者的倾听。养成善于倾听的习惯是医生高素质的表现。

　　2)"听"的五个层次:听而不闻、虚应地听、选择地听、专注地听以及最高层次的感同身受地倾听,即站在患者的立场,设身处地地聆听。想要感同身受地倾听,需要做到以下几点:①支持,与说话人保持目光交流,使用肢体语言,如适当地点头或作出一些手势动作表示赞同;②专注,不时地用副语言如"哦""嗯"等回应,会让对方感到被尊重、被重视;③投入,通过一些简短的插话和提问,暗示对方你确实对他的话感兴趣,如"您的意思是……""能不能这样理解您的意思……"④回应,在适当的时候给对方一些反应,如当对方不知该用什么词表达时,医生可以用一两个字提示对方,当对方提出问题时,要给予回答,努力尝试用对方的眼睛看世界。倾听的重点是必须用心听清楚、听完整对方的全部意图,甚至要挖掘领会其潜台词,要用心倾听,有效倾听,感同身受地倾听,共情地倾听。

　　(2)沟通中的"说"

　　1)启发患者多"说":在听取患者叙述时,要适应其讲话的风格,尽可能地接收更多、更全面、更准确的信息。不仅要用耳朵听,还应该用眼睛去观察患者。一般来说,医生应该使用开放性的问题,如"能介绍一下刚发病时的情况吗?""能谈谈后来你的感受吗?"等。通过启发患者,尽可能地收集其生理、心理、社会文化等多层面的资料,以利于做出准确的诊断。

2)沟通中的解释:医患沟通过程中的解释就是让患者理解医生所讲。在诊疗过程中,由于患者文化层次不一、对自身疾病认识有限或过度紧张等原因,造成患者对于医生的信息告知不能完全理解或理解偏差,从而影响治疗效果,乃至引起医疗纠纷及医患矛盾。因此,我们在医患沟通过程中,要注意解释环节:首先,观察分析患者所知所想;其次,清楚地向其解释他所关注的问题;最后,要求患者复述交代的内容,确保患者充分理解。

3)沟通中的核实与澄清:在解释问题的后期有一项非常重要的技能,就是核实与澄清患者的理解,即回应、再现,避免无效的沟通交流,甚至导致误解或纠纷:"为了确定我已经解释清楚,请你用自己的话告诉我咱们谈了哪些内容?"让患者把自己理解的信息讲出来,确定是否真的理解清楚了。负面信息的给予往往会导致一定范围的误解,因为在患者与医生的观点存在分歧时,患者可能在医患双方都意识不到的情况下,得出一个与医生想要表达的内容完全不同的版本。所以,医患沟通中一定要注意核实和澄清这个环节,最好的做法就是让患者(或家属)复述一遍医生所告知的核心内容,确保其已经充分理解。

2.非语言沟通

非语言沟通是通过非语言途径所呈现的信息,包括声音、肢体语言等重要部分。除此之外,人们的生理吸引力、沟通的环境、沟通的距离、时间因素、情绪表情等也属于非语言沟通的范畴。人们经常会注意互动中的非语言线索,并赋予其界定人际关系、管理认同等不同的功能。了解如何合理使用非语言沟通手段,建立健康而有效的医患沟通方式,有利于医务人员与患者建立良好的人际关系,促进患者的身心健康。

沟通双方的空间距离也非语言性地传递着关于彼此关系的信息。人们之间的空间距离表达了彼此之间的社交距离。空间距离展现出了人们希望或者允许他人接触的亲密程度。

沟通对象会根据个人情况选择不同的空间距离,由此可划分出不同的关系类型。

45 cm以内的距离被称为亲密距离。如此短的距离及触摸主要发生在比较亲近的人际关系中,通常与羞耻心关系紧密。在医生进行身体检查或者护理时,会侵入这种私密空间,因此需要提前进行告知。

45~120 cm的距离被称为个人距离。这是最舒适的一种距离,我们在友好的关系及私人谈话中都会选择此距离。大多数病史采集谈话会在这种距离中进行。

120~350 cm的距离被称为社交距离,一般适用于购物或公务谈话,大多不会进行私人沟通。

350 cm以上的距离被称为公众距离,适用于正式环境中,信息而不是关系占据主要地位。

3.共情

共情又称为同理心,定义多种多样,它是一项综合能力,包括观察力、洞察力和感受力,是基于认知,能快速准确确定他人的思路、感觉、动机、意图、行为意向的能力,其基础核心是站在患者的角度和位置上,客观地理解患者的内心感受,且把这种理解传达给患者。对于临床医生而言,共情是识别、理解患者的观点和情感,对患者的情感感同身受,并能基于患者的观点和情感主动与患者进行沟通的一种能力。共情是医患沟通的最佳纽带,当人与人之间产生情感连接的时候,沟通就更加轻松高效,可以有效促进医患情感交流,弥合医患分歧,改善医患关系。

二、医患沟通的技巧

1. 一个原则

真诚。真诚是医患沟通的基础,无论沟通内容是什么,只有真诚的态度才能让患者接受和信任,保证沟通的有效性。

2. 两个学会

学会倾听和同理心。先听后说,多听少说。倾听,是首要的沟通交流技巧。倾听过程中,态度要认真,目视对方,聚精会神,可以用点头或微笑等动作表示支持和肯定。而同理心则是沟通的灵魂,换位思考、将心比心能够拉近医患之间的距离,营造相互信任的和谐环境。

3. 三个掌握

掌握患者病情,掌握检查结果,掌握治疗情况。这三个掌握也是患者及家属最关心、最在意的内容。

4. 四个留意

留意患者病情变化,留意患者情绪状态,留意患者对治疗的期望,留意患者费用状况。

5. 五个避免

避免强迫患者接受事实,避免失去耐心没有热情的沟通,避免使用过于专业的词汇沟通,避免使用刺激患者情绪的话语和语气,避免忽略患者感受过于自我的沟通。

6. 六种方式

预防为主的针对性沟通、交换对象沟通、集体沟通、书面沟通、协调统一沟通和实物对照沟通。

(1)预防为主的沟通:在医疗活动过程中,主动发现可能出现问题的苗头,把这类患者及家属作为沟通的重点对象,根据其具体要求有针对性地沟通,力求使其满意。

(2)交换对象沟通:在医生与某位患者家属沟通困难时,换一位医生或主任与患方沟通;当医生不能与某位患者家属沟通时,换一位知识层面高一点的患者家属沟通,让这位家属去说服其他家属。

(3)集体沟通:以举办培训班的形式进行沟通,讲解疾病的起因、发展及治疗过程。这种沟通,不但节约时间,还可促进患者间的相互理解,使患者成为义务宣传员,减少医务人员的工作压力。

(4)书面沟通:为了弥补语言沟通的不足,可实行书面沟通,把一些科普知识、常规问题印到宣传教育手册上,便于患者家属翻阅。

(5)协调统一沟通:当下级医生对某疾病的解释拿不准时,先请示上级医生,然后按照统一的意见进行沟通;对诊断尚不明确或疑难病例,在沟通前,医护人员要进行内部讨论,统一认识后再由上级医生与患者家属沟通。

(6)实物对照沟通:某些疾病,口头和书面沟通都困难,可辅之以实物、图片或视频资料沟通。

三、医患沟通的应用

1. 与不同类型的患者及家属沟通

医患沟通具有一定的特性,针对不同沟通风格需要不同的沟通策略,要因人而异。按沟通风格的不同,大体归结为以下4个类型。

(1)分析型:通常特点为以事为主,具有完美主义者特征,对人对己要求严格,做事系统有规律,注重信息收集、分析,注重细节。沟通策略:按照其系统化及精密化流程给予支持,如提供资料、数据;沟通时要尊重、态度中肯;诊疗方案予以优劣分析且条理清晰、重点突出,最好提供循证医学证据、专家共识或者诊治指南等。

(2)友善型:通常特点为以人为主,喜欢与人合作,愿意投入时间与人沟通。沟通策略:应表现出积极聆听的态度,适时给予认可,让对方感受到被尊重,根据其个人感受等进行讨论并提出意见和建议。

(3)表现型:通常特点为善于表达,有充沛的活力,喜欢与人合作。沟通策略:注意沟通中让对方充分地表达,并给予适当的肯定;不要急于切入主题;要先在思想上达成共识,避免争论,在双方探讨时从各种可能方案中找出解决方法。

(4)驱动型:通常特点以事为主,做事不保守,追求结果,注重实干,喜欢制订高目标并努力实现。沟通策略:通过提问的方式发掘要点,针对其目的提供支持;沟通中语言简明精练、组织得体;诊疗方案优劣对比分析鲜明。

2. 与不同患者群体的沟通

对于不同的患者群体我们需要使用差异化、个体化的沟通策略。

(1)与儿童、青少年的沟通:与儿童、青少年的沟通,需要使用便于他们理解的、生动有趣的语言,要多给予安慰、鼓励和肯定,与其平等交流,并注意多使用形体语言,拉近医患距离。

(2)与老年人的沟通:当诊疗过程中老年患者被评估为决策行为能力下降时,医生往往依靠家庭成员作为替代决策者,导致患者表达机会减少。同时,由于老年人疾病康复进程慢,住院时间长,其与家人及外界缺少情感交流和沟通,易产生疑虑、自卑、孤独感,并逐渐失去主动诉说的兴趣。因此,与老年人的沟通,应该表现出充分的耐心,要注意多倾听、多总结和证实。

(3)与预后不良者的沟通:与预后不良者的沟通,应给予前兆,表达同情,为患者谋求最佳处置方案,不做不实的保证,以免日后因失望而绝望,尽力提供有效的、减少痛苦和提高生活质量的措施;不宜抑制其悲哀,应给予心理和精神层面的支持;酌情指出治疗中的希望。对于临终患者,我们要给予关怀、照护,帮助患者积极面对死亡、摆脱死亡恐惧。

(4)与焦虑倾向者的沟通:与焦虑倾向患者的沟通需要:认真地倾听他们的陈述,做完善的相关化验和检查,以排除器质性疾病,解除其思想顾虑。必要时采用科学的、系统的、针对性的治疗性沟通,给予适当的心理辅导和人文关怀,达到缓解其焦虑情绪的目的。

（5）与骄傲自大者的沟通：与骄傲自大者的沟通，需注意倾听对方的主张，必要时给予肯定，可以针对其自以为是的态度进行因势利导，而尽量避免发生直接争执。

（6）与有宗教信仰者的沟通：与有宗教信仰者的沟通，要注意了解、支持和配合其宗教信仰，并尊重患者的民族风俗习惯。

3.沟通中应注意的问题

（1）在医患初次见面时，医生要充分表达对于患者的理解和尊重，消除患者在陌生的环境中对于疾病的担忧和恐惧，理解患者希望得到医生关注、重视，以及迫切希望遇到一位"技术精湛"的好医生的内心渴望。在这种情境中，在沟通时要表达理解和尊重，构建良好医患关系，并展示医生的医疗能力。

（2）在采集病史的过程中，要给予患者充分表达对于疾病发生发展过程的说明机会，同时，更要允许甚至鼓励患者讲述患病过程的体验、解释、担忧以及由此引发的工作和生活上的不便或者痛苦，需要学会在这个过程中如何保持"有距离的关注"，认识、吸收并从患者的角度理解和解释"病"与"人"，为后续患者参与、达成诊疗方案奠定基础。在沟通时要采用开放式提问，注意核实与澄清关键信息，同时注意使用非语言沟通等技巧。

（3）在向患者解释病情和治疗计划、风险以及费用的过程中，因为医患之间信息的不对等性、医学的专业性以及需要患者充分理解和记忆的信息过多等特点，一定要从患者个体接受能力角度，分段、有序地提供信息，把握信息告知的节奏和数量，及时与患者确认信息的接受程度，确保在取得患者充分知情并授权的基础上形成明确的诊疗计划方案。在沟通时要注意分段提供信息，让患者及家属参与决策。

（4）在即将结束本次诊疗活动前，医生需向患者解释本次诊疗已经完成的治疗过程、患者离院后可能会遇到的不适和突发情况，以及可以寻求解决的办法，如需复诊，还要告知复诊的注意事项和就诊方式等，要让患者充分理解本次就诊所取得的诊疗内容、后续风险以及应对策略，加深对于疾病的认识，并进行健康教育，充分体现医生对于"病"和"人"的双重关注和持续关爱，充分发挥医患关系的社会化职能，推进整个人群健康理念的提升。

第二章

内科技能

第一节　胸腔穿刺术

图片胸腔穿刺术

◆ 临床情境

患者,男,45 岁,以"双下肢水肿 1 个月,加重 5 d"为主诉入院。患者 1 个月前无明显诱因出现双下肢凹陷性水肿,并逐渐加重,近 5 d 水肿加重明显,自觉胸闷、气喘,不能平卧,遂来医院就诊。发病以来,尿量减少,现每天约 500 mL,体重增加 10 kg。

入院后体格检查:心率 96 次/min,双肺呼吸音清,双下肺呼吸音弱,双下肢重度凹陷性水肿。血常规:血红蛋白(Hb)132 g/L,血小板计数(PLT)154×10^9/L,凝血功能无异常。心电图正常。24 h 尿蛋白定量 5.2 g。胸片示双肺中等量胸水,右侧为重。

现患者诉胸闷严重,不能平卧,吸氧不能缓解,心电监护提示 SpO$_2$ 90%。

为缓解患者症状,请行相关处理。

◆ 临床思维

患者为中年男性,双下肢凹陷性水肿,尿蛋白阳性,胸片示双肺胸水。胸闷严重,考虑为双侧胸腔积液压迫引起。患者入院后检查无明确禁忌证,为缓解患者症状,应行胸腔穿刺术。因右侧胸水量大,先行右侧胸腔穿刺引流术,并留取样本,明确胸水性质。操作过程中应遵循胸腔穿刺术的步骤流程,遵守无菌原则,并注意人文关怀,保护患者隐私。

◆ 适应证

1. 各种不明原因的胸腔积液需确定积液的性质和病因。

2. 渗出性胸膜炎积液持续不吸收或有发热不退者。

8

3.恶性肿瘤侵及胸膜引起积液者行胸腔内化疗。

4.化脓性或结核性胸腔积液药物治疗疗效不佳者,应多次穿刺将积液抽净,并可注药。

5.各种原因引起的胸腔积气,均可行胸腔抽气术。

◆禁忌证

1.体质虚弱、病情危重不能耐受穿刺者。

2.对麻醉药过敏者。

3.凝血功能障碍,有出血倾向的患者,尤其对于接受抗凝剂特别是溶栓药物治疗的患者应慎重;血友病患者禁忌穿刺。

4.有精神症状或者不能配合者。

5.穿刺部位或者附近有感染者。

6.疑为胸腔包虫病患者,穿刺可引起感染扩散,不宜穿刺。

◆操作流程

 操作准备

1.操作者准备

(1)操作者着装符合上岗要求,洗手,戴帽子、口罩。

(2)核对患者姓名、性别、床号、住院号及胸片等影像学检查结果,了解患者病情,明确适应证,排除禁忌证。

(3)告知患者及其家属操作目的、必要性及风险,取得患者及其家属同意并签署知情同意书。

2.标准化病人准备

根据培训/考核要求,准备SP。

3.物品准备

(1)模型准备:胸腔穿刺模拟人或其他可满足操作需求的全功能诊疗穿刺术模拟人。

(2)可复用胸腔穿刺包配置:胸腔穿刺针、弯盘、布巾钳2把、止血钳、洞巾、垫巾、纱布2块、灭菌指示卡等。或使用一次性胸腔穿刺包:内有16号或18号带有橡皮管的胸腔穿刺针(带夹子)、5 mL注射器及50 mL注射器各1个、纱布、洞巾(带胶带)、消毒刷子3个、无菌试管数只。

(3)碘伏、无菌棉签、手消毒剂、利多卡因、肾上腺素、标记笔、胶带、无菌手套、注射器、无菌试管、砂轮、抢救车、生活垃圾桶、医疗废物桶、锐器收集盒、有靠背的座椅等,必要时备细菌培养瓶及引流袋。

4.环境准备

温度适宜,光线充足,屏风遮挡。

操作步骤

1.穿刺部位

(1)胸腔积液穿刺部位:应在患者胸部叩诊实音最明显的部位进行穿刺,多量积液穿刺点通常在肩胛下角线或腋后线第7~8肋间;必要时也可选腋中线第6~7肋间或腋前线第5肋间;对于局限性包裹性积液可根据胸片或超声确定穿刺点。

(2)气胸穿刺部位:通常选择患侧胸部锁骨中线第2肋间为穿刺点,局限性气胸则要经叩诊、比照CT等检查结果选择相应的穿刺部位。

2.操作方法

(1)体位:患者面向椅背取端坐位,上身稍前倾,双前臂平置于椅背上缘,前额伏于前臂上。病重者可取半卧位,穿刺侧上肢高举,前臂屈曲,手垫于后枕部。若为卧床患者,可以采取仰卧高坡卧位,患侧略向健侧侧转,便于暴露穿刺部位。

(2)定位:方法同上,定位后标记。

(3)消毒铺巾:常规消毒皮肤,消毒范围以穿刺点为中心,直径约15 cm,消毒2~3遍。检查穿刺包是否在有效期内,打开穿刺包,戴无菌手套,检查穿刺包内器械,铺无菌洞巾。

(4)麻醉:自皮肤至胸膜用利多卡因逐层做局部浸润麻醉,先在穿刺点皮内注射形成皮丘,然后垂直皮肤进针,间断负压回抽,如无血液、胸水或气体吸出,则注射麻药,直至胸膜。如有液体吸出,则提示进入胸膜腔,记录进针长度,作为下一步穿刺大概进针深度。如有鲜血吸出且体外凝集,则提示损伤血管,应拔针压迫穿刺点,待平稳后更换穿刺部位或方向再次穿刺。

(5)穿刺:检查穿刺针通畅性后,用止血钳夹闭针尾连接的橡皮管,一只手固定穿刺部位皮肤,另一只手持穿刺针沿下一肋上缘麻醉处垂直进针,缓缓刺入(刺入前嘱患者不要咳嗽、不要深吸气),当针锋抵抗感突然消失时表示已穿过胸膜壁层达胸膜腔。

(6)抽液:助手协助进行抽液,固定穿刺针,连接注射器,松开止血钳,抽出积液,当抽满注射器时,以止血钳夹闭橡皮管,以防空气进入胸腔。取下注射器,将胸水注入污物缸或注入试管留取标本送检。再将注射器接回橡皮管,放开止血钳重新抽液,如此反复。如不成功,适当改变穿刺针的深度和角度,回吸直到有液体吸出为止。如果是诊断性穿刺,则穿刺抽得50~100 mL液体,分别装入各个标本瓶内,即完成操作。如果是治疗性穿刺,则需进一步抽出胸腔内积液,但胸腔积液引流速度不能过快,第一次抽液量小于700 mL,以后每次引流的液体总量应小于1 000 mL,放液过程中,密切观察患者病情变化。

(7)抽液结束或经穿刺针注药完毕后,拔出穿刺针,稍用力压迫穿刺点片刻,穿刺部位消毒,覆盖无菌纱布,用胶带固定。标本及时送检。

(8)术后送患者回病房,嘱患者卧床休息。密切观察患者的生命体征、胸部体征的变化,尤其是体温和呼吸的变化,注意防治并发症,如出血、复张性肺水肿、气胸、感染、肋间神经损伤、膈肌及膈下脏器损伤等。

（9）用物按要求处理，洗手，及时书写胸腔穿刺记录。

 操作流程图

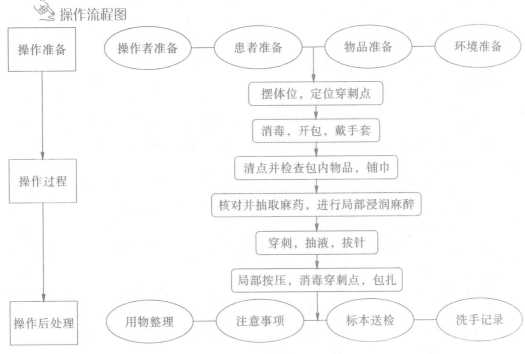

图2-1　胸腔穿刺术操作流程

 评分标准

胸腔穿刺术评分标准

◆ 注意事项

1. 穿刺不成功：原因包括位置深度不够、穿刺针或橡皮管堵塞、液体黏稠、检查时体位与穿刺时体位不一致等。

2. 抗凝剂使用：若抽取蛋白量高的胸腔积液或血性胸腔积液，应在注射器内加 1 mL 肝素液，防止胸腔积液凝固阻塞注射器。

3. 进针部位沿下一肋上缘以免损伤肋间血管、神经。

4. 进针速度要慢，在操作过程中助手用止血钳协助固定穿刺针，防止针头退出或进入过深损伤肺组织。

5. 麻醉时应边进针边回抽，注意观察回抽是否有血液，如有血液则停止注射麻药，并更改进针位置和方向。

6.放液、抽气多少视病情而定,应缓慢为宜,不宜过快,诊断性抽液 50～100 mL 即可。减压抽液首次抽液量不应超过 700 mL,以后每次不超过 1 000 mL。如为脓胸每次尽量抽尽。气胸患者每次抽气量不宜超过 1 000 mL。

7.术中应注意胸膜腔不能与外界直接相通,以免空气进入。始终保持胸腔负压,严格执行无菌操作。

8.密切观察患者,如有头晕、面色苍白、出汗、心悸、胸部压迫感或剧痛、晕厥等胸膜过敏反应或出现连续性咳嗽、气短、咳泡沫样痰等现象时,应立即停止操作并皮下注射 0.1% 肾上腺素 0.3～0.5 mL,或进行其他相应处理。

9.应避免在第 9 肋间隙以下穿刺,以免损伤膈肌及腹腔脏器。

10.操作前应向患者说明穿刺的目的,消除其顾虑;对精神紧张者,可于术前半小时给予地西泮(安定)10 mg 或可待因 0.03 g 以镇静止痛。

11.胸腔穿刺应尽量避免穿刺损伤,穿刺前诊断明确,定位准确,通过叩诊和辅助检查确定积液位置,穿刺时嘱患者放松和勿剧烈咳嗽,勿深吸气,穿刺不宜过深。若穿刺时损伤肺,则应顺势适当将损伤的肺泡抽瘪。

12.若是恶性胸腔积液,可在胸腔内注入抗肿瘤药或硬化剂以诱发化学性胸膜炎,促使脏层与壁层胸膜粘连,闭合胸腔。

13.气胸治疗时,穿刺抽气适用于治疗闭合性气胸,对开放性气胸及张力性气胸只起暂时减压作用。开放性气胸及张力性气胸一般需采取胸腔闭式引流,对破口不愈合或肺持久不复张者必要时需持续负压抽吸治疗。液气胸时宜选择胸腔闭式引流。

14.漏出液与渗出液的鉴别见表 2-1。

表 2-1　漏出液与渗出液的鉴别

项目	漏出液	渗出液
原因	门静脉高压、低蛋白血症等非炎症原因所致	炎症、肿瘤或物理、化学刺激
外观	淡黄,透明或微浊	黄色、红色、脓性或乳糜性
比重	<1.018	>1.018
凝固性	不易凝固	易凝固
蛋白定性	<25 g/L	>30 g/L
糖定量	近似血糖水平	低于血糖水平
李凡他试验(黏蛋白定性试验)	阴性	阳性
蛋白电泳	以白蛋白为主,球蛋白比例低于血浆	电泳图谱近似血浆
细胞总数	$<100×10^6/L$	$>500×10^6/L$
细胞分类	多以淋巴细胞或间皮细胞为主	急性感染多以中性粒细胞为主,慢性感染多以淋巴细胞为主

◆**并发症**

存在的并发症包括胸膜反应、复张性肺水肿、血胸、气胸、皮下气肿、穿刺点出血、胸壁蜂窝织炎、脓胸、空气栓塞、胸腔内感染等。

1. 胸膜反应：往往发生在穿刺早期，常见于紧张、痛觉过敏患者，迷走神经兴奋引起血压下降、出汗、面色苍白。术前可适当给予镇静药物，痛觉敏感患者需麻醉充分，同时胸水放液不能过快等可进行预防。若发生胸膜反应需立即停止操作，吸氧，给予0.1% 肾上腺素0.3~0.5 mL 皮下注射。

2. 复张性肺水肿：往往发生在穿刺中、后期，表现为胸闷、气短、咳泡沫样痰。发生时可予吸氧、利尿、扩血管、强心治疗，使用糖皮质激素处理。

3. 血胸：穿刺针刺伤可引起肺内、胸腔内或胸壁出血。少量出血多见于胸壁皮下出血，一般无须处理。如损伤肋间动脉可引起较大量出血，形成胸腔积血，需立即止血，抽出胸腔内积血。肺损伤可引起咯血，小量咯血可自止，较严重者按咯血常规处理。

4. 胸腔内感染：是一种严重的并发症，主要见于反复多次胸腔穿刺者。多为操作者无菌观念不强，操作过程中引起胸腔感染所致。一旦发生应全身使用抗菌药物，并进行胸腔局部处理，形成脓胸者应行胸腔闭式引流术，必要时外科处理。

★**思考题**

题干：患者，男，19岁，因"突发右侧胸痛6 h"入院。6 h前运动中突然出现右侧撕裂样胸痛，伴右背部疼痛，随后感胸闷、气短，偶有咳嗽，无咳痰、发热、咯血等症状，就诊于我院门诊，行胸部DR提示右侧气胸，遂以"右侧气胸"为诊断收入我科。体格检查：瘦高，痛苦病容，气管向左侧偏移，右侧胸廓扩张度降低，叩呈鼓音，呼吸音减弱，语音、语颤减弱，心率92次/min，律齐，无杂音，腹软无压痛、反跳痛，肠鸣音正常，神经系统检查正常。

要求：为缓解患者胸痛症状，请对该患者行胸腔穿刺抽气治疗。

解题思路：患者为青年男性，突然右侧撕裂样胸痛，向背部放射。胸部体格检查显示气管向左偏移，右侧胸廓扩张度降低，叩诊鼓音。胸部DR显示右侧气胸。对于不同原因引起的胸腔积气，均可行胸腔抽气术，通常选择患侧胸部锁骨中线第2肋间为穿刺点。操作过程中应遵循胸腔穿刺术的步骤流程，不要违反无菌原则，并注意保护患者隐私及人文关怀。

图片腹腔穿刺术

第二节　腹腔穿刺术

◆ **临床情境**

患者,男,60 岁,肝硬化患者。近 3 个月出现腹胀并加重,现自觉腹胀难忍。体格检查:体温36.5 ℃,心率90 次/min,呼吸20 次/min,血压140/80 mmHg,心、肺听诊无异常。腹部膨隆,移动性浊音阳性,脾脏肋下2 cm,质软,无压痛。

为缓解患者腹胀症状,请进行合适操作。

◆ **临床思维**

患者为老年男性,肝硬化病史,逐渐出现的腹胀考虑为肝硬化所致门脉压力增高,血浆自血管渗出至腹腔所致。患者目前腹胀难忍,腹部移动性浊音阳性,急需抽吸腹水缓解症状并明确腹水性质。但需注意的是,在操作前应首先仔细进行体格检查,完善重要辅助检查(如血常规、凝血功能、心电图等),排除禁忌证。

◆ **适应证**

1. 抽液做化验及病理检查,以确定腹腔积液的性质及病原体,协助诊断。
2. 大量腹水时放液以减轻压迫症状。
3. 行人工气腹作为诊断和治疗手段。
4. 腹腔内注射药物。
5. 进行诊断性穿刺,以明确腹腔内有无积液、积脓、积血。
6. 拟行腹水回输术时。

◆ **禁忌证**

1. 严重肠胀气。
2. 因既往手术或腹腔慢性炎症广泛粘连、包块。
3. 妊娠后期。
4. 有肝性脑病倾向或严重电解质紊乱者,不宜放腹水。
5. 疑有巨大卵巢囊肿、多房性肝包虫病。
6. 弥散性血管内凝血或其他有明显出血倾向的疾病。
7. 穿刺部位局部皮肤感染。
8. 躁动不能合作。

◆ 操作流程

 操作准备

1. 操作者准备

(1)操作者着装符合上岗要求,洗手,戴帽子、口罩。

(2)核对患者姓名、性别、床号、住院号及腹部 B 超等影像学检查结果,了解患者病情,告知患者及其家属操作目的、必要性及风险,取得患者及家属同意并签署知情同意书。

(3)掌握腹穿操作相关知识,并发症的诊断与处理。

2. 标准化病人准备

根据培训/考核要求,准备 SP。

3. 物品准备

(1)模型准备:腹腔穿刺模拟人或者其他可满足操作需求的全功能诊疗穿刺术模拟人。

(2)可复用腹腔穿刺包配置:腹腔穿刺针、弯盘、止血钳、洞巾、垫巾、纱布 2 块、灭菌指示卡等。或使用一次性腹腔穿刺包:内有带橡皮管的腹腔穿刺针(带夹子)、5 mL 注射器及 50 mL 注射器各 1 个、纱布、洞巾(带胶带)、消毒刷子 3 个、无菌试管数只。

(3)碘伏、无菌棉签、手消毒剂、利多卡因、肾上腺素、标记笔、胶带、无菌手套、注射器、无菌试管、砂轮、抢救车、生活垃圾桶、医疗废物桶、锐器收集盒等,必要时备细菌培养瓶及引流袋、腹带。

4. 环境准备

温度适宜,光线充足,屏风遮挡。

 操作步骤

1. 穿刺部位

(1)脐与髂前上棘中外 1/3 交点,此处不易损伤腹壁下动脉,通常选择左侧穿刺点。

(2)脐与耻骨连线中点上方 1 cm、偏左或偏右 1.0 ~ 1.5 cm 处,此处无重要器官且易愈合。

(3)少量腹水进行诊断性穿刺时,穿刺前宜令患者先侧卧于拟穿刺侧 3 ~ 5 min,取脐水平线与腋前线或腋中线交界处,如在 B 超引导下穿刺则更准确。

2. 操作方法

(1)体位:患者取平卧位、半卧位或侧卧位,如需大量放腹水,背部先垫好腹带。

(2)定位:方法同上,定位后标记。

(3)消毒铺巾:常规消毒皮肤,消毒范围以穿刺点为中心,直径约 15 cm,消毒 2 ~ 3 遍。检查穿刺包是否在有效期内,打开穿刺包,戴无菌手套,检查穿刺包内器械,铺无菌洞巾。

(4)麻醉:自皮肤至腹膜壁层用利多卡因逐层做局部浸润麻醉,先在皮下注射形成皮丘,再沿皮下、肌肉、腹膜等逐层麻醉,间断负压回抽,回抽无血后注药,直至进入腹腔,并以麻醉针头进入深度估算皮肤至腹腔的距离。

（5）穿刺:检查穿刺针通畅性后,用止血钳夹闭穿刺针尾部的橡皮管,一只手固定穿刺部位皮肤,另一只手持针经麻醉处垂直刺入腹壁,待针锋抵抗感突然消失时,示针尖已穿过腹膜壁层。当患者腹水量大、腹压高时,应采取迷路进针的方法(皮肤与腹膜的穿刺点不在同一直线上),以防止穿刺后穿刺点渗液。

（6）抽液:助手协助进行抽液,一人固定穿刺针,连接注射器,松开止血钳,抽出积液,当抽满注射器时,以止血钳夹闭橡皮管,以防空气进入腹腔。取下注射器,将腹水注入污物缸或注入试管留取标本送检。再将注射器接回橡皮管,放开止血钳重新抽液,如此反复。如不成功,适当改变穿刺针的深度和角度,回吸直到有液体吸出为止。如果是诊断性穿刺,则穿刺抽得 50~100 mL 液体,分别装入各个标本瓶内,即完成操作,其中病理检查需要 250 mL 以上标本。如果是治疗性穿刺,则需连接橡皮管,进一步引流出腹腔内积液,但腹腔积液引流速度不能过快,以输液夹夹持胶皮管,调节放液速度,腹水放出后应计量,随着腹水的流出,将腹带自上而下逐渐束紧,以防腹压骤降而发生虚脱或休克等症状。每次放液量不超过 3 000~6 000 mL,肝硬化患者一次放腹水不超过 3 000 mL。

（7）抽液结束或经穿刺针注药完毕后,拔出穿刺针,稍用力压迫片刻,穿刺部位消毒,覆盖无菌纱布,用胶带固定。标本及时送检。

（8）术后送患者回病房,嘱患者卧床休息。密切观察患者的生命体征,注意保暖,复测体重、腹围及腹部体征等,注意观察有无并发症,如出血、感染、肝性脑病、电解质紊乱、休克等。术后穿刺处如有腹水外溢,可用火棉胶涂抹,及时更换敷料,防止伤口感染。

（9）用物按要求处理,洗手,及时书写腹腔穿刺记录。

操作流程图

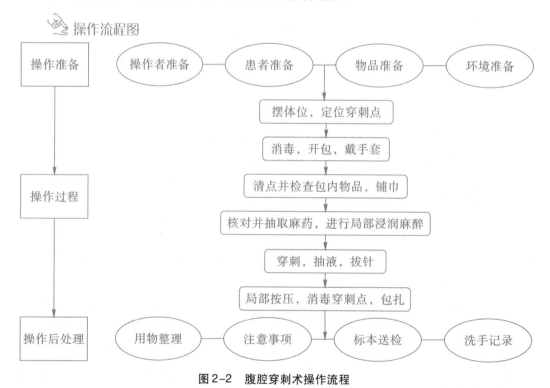

图2-2 腹腔穿刺术操作流程

评分标准

腹腔穿刺术评分标准

◆ 注意事项

1. 腹腔内积液不多,穿刺不成功时,为明确诊断,可行诊断性腹腔灌洗。采用与诊断性腹腔穿刺相同的穿刺方法,把有侧孔的塑料管置入腹腔,塑料管尾端连接一个盛有 500~1 000 mL 无菌生理盐水的输液瓶,倒挂输液瓶,使生理盐水缓缓流入腹腔,当液体流完或患者感觉腹胀时,把瓶放正,转至床下,使腹内灌洗液借虹吸作用流回输液瓶中。灌洗后取瓶中液体做检验。

2. 腹水量多者,用迷路穿刺法,使皮肤到腹膜壁层的针孔不在同一条直线上,以防拔针后腹水自穿刺点漏出。术后按压穿刺点 1~2 min,如按压后仍有腹水自穿刺点漏出,可用蝶形胶带或火棉胶粘贴,可配合使用腹带。

3. 放腹水时若流出不畅,可将穿刺针稍作移动或变换体位。

4. 术后嘱患者平卧,并使穿刺针孔位于上方以免腹水继续漏出。

5. 血性腹水留取标本后应停止放液。

6. 腹带不宜过紧,以免造成呼吸困难。

7. 渗出液诊断的 Light 标准:胸水乳酸脱氢酶(LDH)/血清 LDH>0.6,或胸水 LDH>200 IU/L,或胸水蛋白/血清蛋白>0.5,以上 3 条符合 1 条即可诊断为渗出液。

8. 血清腹水白蛋白梯度(SAAG):是血清与腹水间白蛋白浓度的差值。根据 SAAG 可以将腹水分为两类,SAAG>11 g/L 时,提示腹水与门静脉高压有关;SAAG<11g/L 时,提示腹水由其他原因引起,如胰源性腹水、胆汁性腹膜炎、恶性腹水、乳糜性腹水或结核性腹水。其诊断准确率可达 97%。

9. 血性腹水:最常见病因为腹腔内器官恶性肿瘤或恶性肿瘤合并腹膜转移;结核性腹膜炎,少数见于肝硬化、血液病、慢性肾功能不全、系统性红斑狼疮等。

10. 顽固性腹水:指限制钠的摄入和使用大剂量的利尿剂无效的腹水,或者治疗性腹腔穿刺放腹水后很快复发。

11. 自发性腹膜炎:腹水培养阳性并且腹水中中性粒细胞计数升高,但没有腹腔内的、可手术治疗的感染来源。

12. 腹腔穿刺抽得不凝血或混浊液体,应考虑腹腔内脏器损伤,如肝、脾破裂;消化道器官破裂穿孔;宫外孕破裂出血等。

13. 诊断性腹腔穿刺时,抽得全血样液体,可将全血样液体置玻片上观察。由于腹腔内出血因腹膜的脱纤维作用可使血液不凝,若血液迅速凝固多系穿刺针误刺血管所致,若不能凝固则为腹腔内出血。

◆ 并发症

存在的并发症包括肝性脑病、电解质紊乱、出血、周围脏器损伤、感染、休克、麻醉意外等。肝性脑病:主要临床表现是意识障碍、行为失常和昏迷。可在术前了解患者有无穿刺禁忌证,放液速度不宜过快,注意控制放液量等进行预防。出现症状时停止抽液,按照肝性脑病处理,并维持酸碱、电解质平衡。

◆ 知识拓展

肝性脑病(hepatic encephalopathy):又称肝性昏迷,是指严重肝病引起的、以代谢紊乱为基础的中枢神经系统功能失调的综合征,其主要临床表现是意识障碍、行为失常和昏迷。有急性与慢性脑病之分。其主要病因有重症病毒性肝炎、重症中毒性肝炎、药物性肝病、妊娠期急性脂肪肝、各型肝硬化、门-体静脉分流术后、原发性肝癌以及其他弥漫性肝病的终末期等。主要诱因有上消化道出血、高蛋白饮食、大量排钾利尿、放腹水、便秘、尿毒症、感染、手术创伤,以及使用安眠、镇静、麻醉药等。

★ 思考题

题干:患者,男,65 岁,以"间断腹胀、食欲缺乏 5 余年,加重伴双下肢水肿 1 周"为主诉入院。既往饮酒史 20 余年,每天饮白酒 200 ~ 250 g,无"肝炎""结核"传染病史及其接触史。体格检查:血压 140/80 mmHg。神志清,精神欠佳,全身皮肤黏膜中度黄染,全身浅表淋巴结无肿大,贫血貌,面色晦暗,无光泽,眼睑无水肿,结膜稍苍白无充血,巩膜轻度黄染。双肺呼吸音粗,右下肺呼吸音减低,未闻及干湿啰音。心率 90 次/min,律齐。腹部膨隆呈蛙状腹,可见脐疝,未见胃肠型及胃肠蠕动波,全腹无压痛,无肌紧张及反跳痛,肝区及肾区叩击痛阴性,墨菲征阴性,肠鸣音 4 ~ 5 次/min,双下肢凹陷性水肿。

要求:患者入院后查凝血功能无明显异常,血小板计数 109×10^9/L。为明确诊断,请对患者进行诊断性腹腔穿刺术。

解题思路:患者为老年男性,全身皮肤黏膜中度黄染,巩膜轻度黄染,腹部膨隆呈蛙状腹,可见脐疝,双下肢水肿,结合临床表现,考虑为肝脏病变导致肝源性腹水。为明确该患者的腹水性质,应对该患者进行腹腔穿刺,留取腹水样本进行检测。穿刺时应注意防止穿刺点渗液,遵循无菌操作原则。

图片腰椎穿刺术

第三节　腰椎穿刺术

◆ 临床情境

患者,男,62岁,因外伤后硬膜外血肿行手术治疗。术后2 d患者出现发热,体温最高41 ℃,浅昏迷状态。呼吸23 次/min,血压154/92 mmHg,心率95 次/min。

现为明确颅内病变性质,请行相关处理。

◆ 临床思维

患者为老年男性,硬膜外血肿术后高热,浅昏迷状态,应排除是否合并再出血及颅内感染。行腰椎穿刺术,检查脑脊液常规、生化及细菌涂片、培养。患者病情重,配合度差,应在术前充分与患者家属沟通操作风险,操作过程中密切观察生命体征变化。

◆ 适应证

1. 中枢神经系统感染、变性、脱髓鞘疾病。

2. 怀疑蛛网膜下腔出血而CT扫描阴性者。

3. 某些颅内肿瘤。

4. 脊髓病变、多发性神经根病变。

5. 原因未明的昏迷、抽搐。

6. 椎管造影。

7. 某些疾病的椎管内注射给药和减压引流治疗。

8. 蛛网膜下腔出血及某些颅内炎症时,引流刺激性脑脊液以缓解头痛等临床症状。

9. 测定颅内压力,了解有无颅内压增高或减低。

10. 检查脑脊液的动力学,了解椎管内是否阻塞及其程度。

11. 动态观察脑脊液变化有助于判断病情、预后及指导治疗。

◆ 禁忌证

1. 颅内高压有可能形成脑疝者。

2. 怀疑后颅窝肿瘤者。

3. 有颅底骨折并脑脊液漏者。

4. 穿刺部位皮肤及脊柱有感染者,腰椎有畸形、脊髓低位、开放性损伤或骨质破坏者。

5. 有出血倾向者。

6. 垂危、休克或躁动不能配合检查的患者。

7. 全身严重感染如败血症等不宜穿刺,以免发生中枢神经系统感染。

8. 高位颈段脊髓肿瘤,腰椎穿刺后可致脊髓急性受压,出现呼吸麻痹。

◆ 操作流程

 操作准备

1. 操作者准备

(1)操作者着装符合上岗要求,洗手,戴帽子、口罩。

(2)核对患者姓名、性别、床号、住院号等信息,了解患者病情,告知患者及其家属操作目的、必要性及风险,取得其配合并签署知情同意书。

(3)掌握腰椎穿刺术操作相关知识,并发症的诊断与处理。

2. 标准化病人准备

根据培训/考核要求,准备SP。

3. 物品准备

(1)模型准备:腰椎穿刺模拟人或者其他可满足操作需求的全功能诊疗穿刺术模拟人。

(2)可复用腰椎穿刺包配置:腰椎穿刺针、弯盘、洞巾、垫巾、纱布2块、灭菌指示卡等。或使用一次性腰椎穿刺包:腰椎穿刺针、5 mL 注射器1个、纱布、洞巾(带胶带)、消毒刷子3个、无菌试管数只。

(3)碘伏、无菌棉签、手消毒剂、利多卡因、肾上腺素、测压管、标记笔、胶带、无菌手套、注射器、无菌试管、砂轮、抢救车、生活垃圾桶、医疗废物桶、锐器收集盒,必要时备细菌培养瓶。

4. 环境准备

温度适宜,光线充足,屏风遮挡。

 操作步骤

动画腰椎穿刺

1. 穿刺部位

双侧髂嵴最高点连线与后正中线的交会处,相当于第4腰椎棘突或第3～4腰椎棘突间隙。通常选择第3～4腰椎棘突间隙为穿刺点,有时也可上移或下移1个椎间隙进行。

2. 操作方法

(1)体位:协助患者侧卧于硬板床,靠近床沿,背部和床面垂直,头颈向前胸部屈曲,两手抱膝紧贴腹部,尽量使腰椎后凸,拉大椎间隙,以利进针。对于肥胖、关节炎或脊柱侧弯的患者也可取坐位进行穿刺,专人固定体位,避免移动。

(2)定位:方法同上。定位后标记。

(3)消毒铺巾:常规消毒皮肤,消毒范围以穿刺点为中心,直径约15 cm,消毒2～3遍。检查穿刺包是否在有效期内,打开穿刺包,戴无菌手套,检查穿刺包内器械,铺无菌洞巾。

(4)麻醉:自皮肤至椎间韧带用利多卡因逐层做局部浸润麻醉,先在皮下注射形成皮丘,再垂直进针行逐层麻醉,间断负压回抽,回抽无血后注药。

（5）穿刺:检查穿刺针通畅性后,一只手绷紧并固定穿刺部位皮肤,避免穿刺点移位,另一只手持腰椎穿刺针,垂直于脊背平面,针尖斜面朝向天花板刺入皮下,从正面及侧面察看进针方向是否合适。针头可稍偏向患者头侧,缓慢刺入(成人 4 ~ 6 cm,儿童 2 ~ 4 cm)。针头穿过黄韧带及硬脊膜时有一定的阻力感,当有两次突破感时,表明已穿过硬脊膜进入蛛网膜下腔。将针芯慢慢拨出(以防脑脊液快速流出,造成脑疝),可见脑脊液流出。

（6）测压:连接测压管测量颅内压力,嘱患者全身放松,双下肢和颈部略伸展,平静呼吸,可见测压管内液面缓缓上升,到一定平面后液平面随呼吸而波动,此读数为脑脊液压力。正常侧卧位脑脊液压力为 70 ~ 180 mmH$_2$O。

（7）留取标本:测压后用标本容器收集脑脊液 2 ~ 4 mL 送检,总量不超过 10 mL,包括化验及细菌培养等。若颅内压偏高时放液需谨慎,仅收集测压管中脑脊液,或用针芯控制慢慢放出,最好不要超过 2 mL。

（8）穿刺结束:插入针芯后拔针,局部按压 1 ~ 2 min,消毒穿刺点,覆盖无菌纱布,用胶带固定。标本及时送检。

（9）术后嘱患者去枕平卧休息 4 ~ 6 h。观察术后反应,穿刺点有无渗血、渗液,注意多饮水,预防穿刺后头痛等并发症,保持穿刺部位干燥,24 h 内不宜沐浴,以防发生局部感染。

（10）用物按要求处理,洗手,及时书写腰椎穿刺记录。

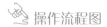 操作流程图

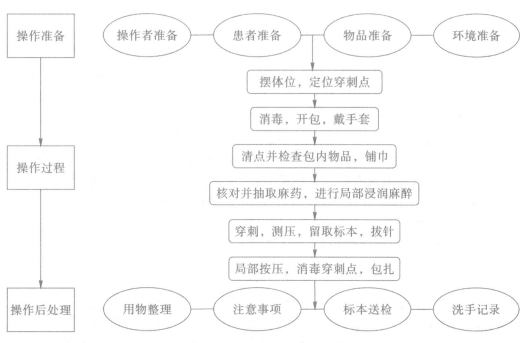

图 2-3　腰椎穿刺术操作流程

评分标准

腰椎穿刺术评分标准

◆ **注意事项**

1. 如果患者颅内压很高又必须进行腰椎穿刺时应用甘露醇静脉滴注降颅压后再行腰椎穿刺。

2. 穿刺测压时发现患者颅内压高,应立即静脉滴注甘露醇降颅压。

3. 穿刺过程,注意观察患者意识、瞳孔、脉搏、呼吸的改变,若病情突变,应立即停止操作,并进行抢救。发现颅内高压或出现脑疝症状,应立即停止放液,快速静脉给予脱水剂或向椎管内注入生理盐水 10～20 mL,如脑疝不能复位,迅速行脑室穿刺。

4. 取脑脊液检查时,第 1 管做细菌学检查,第 2 管做生化检查,第 3 管做常规、细胞学检查,以免因穿刺损伤致细胞检查不准确。

5. 鞘内注射药物,需放出等量脑脊液,药物要以生理盐水稀释,注射应极缓慢。推入药物时勿一次完全注入,应注入、回抽,每次注入多于回抽,如此反复多次,才可完成。

6. 腰椎穿刺失败原因:①穿刺方向不对;②穿刺针选择不对,成人用细针,儿童用粗针都容易穿刺失败;③患者过分紧张,椎间隙未拉开;④脊柱畸形、患者过度肥胖等。

7. 腰椎穿刺损伤的鉴别:当腰椎穿刺发现脑脊液有血时,应鉴别是损伤所致还是非损伤性出血。其方法有:①损伤性出血多有穿刺不顺利。②自行凝固者为损伤性出血,而非损伤性蛛网膜下腔出血,由于脑脊液搏动性流动有去血中纤维素的作用和大量脑脊液稀释的缘故,通常不自凝。③三管法。用 3 个试管取脑脊液,若 3 管颜色由深变浅或转为无色为损伤性出血,而 3 管颜色均匀一致则为非损伤性出血。④离心试验。将血性脑脊液离心后,其上层若无色透明、红细胞形态正常为损伤性出血,而非损伤性出血者红细胞皱缩。⑤血性脑脊液经离心沉降后,其上清液溶血试验阴性者为损伤性出血,阳性者为非损伤性出血(因出血后 2 h 红细胞即溶解,放出氧合血红蛋白)。⑥脑脊液红细胞计数鉴别。损伤性血性脑脊液中红细胞比例与周围血相称,红细胞:白细胞约 700∶1。

◆ **并发症**

并发症包括穿刺后头痛、马尾及脊髓圆锥损伤、小脑或延髓下疝、脑膜炎、蛛网膜下腔或硬膜下腔出血等。

1. 穿刺后头痛:是最常见的腰椎穿刺并发症,见于穿刺后 24 h。患者卧位时头痛消失,坐位时头痛加剧,多为枕部跳痛,可持续 1 周。病因可能是穿刺点渗出或脑组织牵拉、移位。腰椎穿刺后嘱患者去枕平卧 4~6 h，多饮水，尽量用细的穿刺针，穿刺针的针尖斜面与患者身体长轴平行有助于预防穿刺后头痛。低颅压者可于腰椎穿刺放出脑脊液后，注入等量生理盐水，防止加重。术后头痛治疗主要是补充液体如生理盐水 500~1 500 mL，或鼓励患者多饮水；多进咸食，少进甜食，以避免利尿；卧床休息，一般 5~7 d 缓解。

2. 马尾及脊髓圆锥损伤：少见。穿刺过程中患者突然出现感觉异常，如下肢麻木或疼痛，应立即停止穿刺。

◆ 知识拓展

（1）压腹试验：助手用拳头压迫患者腹部 20 s，正常情况下脑脊液在测压管中迅速上升，解除压迫后，脑脊液迅速下降至原水平，提示腰椎穿刺针在蛛网膜下腔。

（2）奎肯试验（Queckenstedt test）：又称压颈试验，其意义是了解蛛网膜下腔有无阻塞。压颈试验前应先做压腹试验。助手先压迫一侧颈静脉 10 s，再压另一侧，最后同时按压双侧颈静脉，正常情况下压迫时液面迅速升高 1 倍左右，解除压迫后 10~20 s 迅速降至原水平，用于评估蛛网膜下腔有无阻塞。如在穿刺部位以上有椎管梗阻，压颈时压力不上升（完全性梗阻），或压力上升、下降缓慢（部分性梗阻），称为压颈试验阳性。如压迫一侧颈静脉脑脊液压力不上升，但压迫对侧上升正常，提示梗阻侧的横窦闭塞。压颈试验的原理是正常脑和脊髓的蛛网膜下腔是相通的，压迫颈静脉→脑内静脉压增高→脑脊液回流受阻→颅内压迅速上升。凡颅内高压者，禁做此试验。

★ 思考题

题干：患者，男，17 岁，以"发热 7 d，加重伴头痛 3 d，抽搐 1 h"为主诉入院。患者 7 d 前受凉后出现咳嗽、流涕等"感冒"症状，体温 38.5 ℃，服用"清开灵、布洛芬"治疗，无明显效果。3 d 前出现头痛症状，逐渐加重，伴呕吐，呕吐物为胃内容物。1 h 前无明显诱因出现抽搐，发作时意识丧失，持续约 1 min 后缓解，体温 39 ℃。遂由家人送至急诊，随后转入神经内科。患者经过降温、止吐、解痉等对症处理后症状好转。

要求：请对患者进行腰椎穿刺术明确诊断。

解题思路：患者为青少年，7 d 前有"感冒"症状，对症治疗后无明显效果，有头痛、抽搐发作伴有意识丧失、高热、呕吐等症状，结合患者的临床表现，考虑可能有中枢神经系统的感染，其病因可能为化脓性脑膜炎、病毒性脑膜炎和结核性脑膜炎等。为明确其中枢神经系统的病变性质，明确诊断，应对患者进行腰椎穿刺术，并留取脑脊液样本进行检验。操作前应与家属充分沟通操作风险。操作时应注意患者生命体征，如有病情变化应及时停止操作。操作过程中应注意保护患者隐私及人文关怀。

第四节 骨髓穿刺术

◆ **临床情境**

患者,男,28岁,因"发热伴皮肤瘀斑3 d"就诊,既往体健。体格检查:体温39 ℃,神志清,精神差,贫血貌,全身皮肤可见多发出血点,口腔扁桃体隐窝处可见2 cm×2 cm血疱,舌尖处可见直径约0.5 cm血疱。浅表淋巴结未触及肿大。双肺听诊呼吸音清,未闻及干、湿啰音,心律齐,未闻及杂音。腹软、无压痛,肝脾肋下未触及。

外院血常规示:白细胞计数(WBC)$0.28×10^9$/L,中性粒细胞计数$0.07×10^9$/L,Hb 54 g/L,PLT $22×10^9$/L。

现为明确患者诊断,请行相关处理。

◆ **临床思维**

患者发热伴有皮肤瘀斑,贫血貌,全身皮肤多发性出血点,血常规提示三系血细胞减少,应行骨髓穿刺术,明确是否为血液系统疾病,应完善骨髓形态学、免疫学、细胞遗传学和分子生物学等检查。患者病情危重,充分与患者家属沟通病情,并告知操作必要性及风险后进行操作,操作过程中密切观察患者生命体征变化。

◆ **适应证**

1. 各类血液病的诊断及治疗随访,全身性肿瘤是否有骨髓侵犯或转移的判定。

2. 不明原因的外周血细胞数量或形态学异常。

3. 不明原因肝、脾、淋巴结肿大及发热原因未明者可做骨髓培养以助诊断,或通过骨髓涂片找寄生虫等。

4. 部分恶性肿瘤的诊断,如多发性骨髓瘤、淋巴瘤、骨髓转移瘤等,以及观察血液病及其他骨髓侵犯疾病的治疗反应及预后判断。

5. 了解骨髓造血功能,指导抗癌药及免疫抑制剂的使用。

6. 骨髓干细胞培养或骨髓移植。

◆ **禁忌证**

1. 严重出血的血友病患者禁忌做骨髓穿刺。有出血倾向或凝血时间明显延长者不宜做骨髓穿刺,但为明确诊断疾病也可做,穿刺后必须局部压迫止血5～10 min。

2. 晚期妊娠的妇女慎做骨髓穿刺,小儿及不合作者不宜做胸骨穿刺。

3. 若骨髓检查非唯一确诊手段,则不宜进行此项检查。

4. 骨髓穿刺局部皮肤感染。

◆ 操作流程

 操作准备

1. 操作者准备

(1) 操作者着装符合上岗要求,洗手,戴帽子、口罩。

(2) 核对患者姓名、性别、床号、住院号、血常规、凝血试验等结果,了解患者病情,告知患者及其家属操作目的、必要性及风险,取得其配合并签署知情同意书。

(3) 掌握骨穿操作相关知识、并发症的诊断与处理。

2. 标准化病人准备

根据培训/考核要求,准备 SP。

3. 物品准备

(1) 模型准备:骨髓穿刺模拟人或者其他可满足操作需求的全功能诊疗穿刺术模拟人。

(2) 可复用骨髓穿刺包配置:骨髓穿刺针、弯盘、洞巾、垫巾、纱布 2 块、灭菌指示卡等。也可用一次性骨髓穿刺包:骨髓穿刺针、5 mL 注射器及 10 mL 注射器各 1 个、纱布、洞巾(带胶带)、消毒刷子 3 个、玻片 5~6 片、抗凝试管数支。

(3) 碘伏、无菌棉签、手消毒剂、利多卡因、肾上腺素、标记笔、胶带、无菌手套、注射器、无菌试管、砂轮、抢救车、生活垃圾桶、医疗废物桶、锐器收集盒,必要时备细菌培养瓶。

4. 环境准备

温度适宜,光线充足,屏风遮挡。

 操作步骤

1. 穿刺部位

(1) 髂前上棘穿刺点:在髂前上棘后 1~2 cm 处,操作方便,易固定,危险性小。

(2) 髂后上棘穿刺点:位于第 5 腰椎~第 1 骶椎水平旁开约 3 cm 一圆钝凸起处,此处骨皮质薄,骨髓腔大,容易刺入。

(3) 腰椎棘突穿刺点:一般取第 3、4 腰椎棘突。

(4) 胸骨穿刺点:位于第 2 肋间隙胸骨体的中线部位。在胸骨柄或胸骨体相当于 1、2 肋间隙的位置,由于胸骨骨髓液含量丰富,当其他部位穿刺失败或仍不能明确诊断时,需做胸骨穿刺。

2. 操作方法

(1) 体位:髂前上棘或胸骨穿刺取仰卧位,髂后上棘穿刺取俯卧位或侧卧位,棘突穿刺取侧卧位或坐位。

(2) 定位:方法同上,定位后标记。

(3) 消毒铺巾:常规消毒皮肤,消毒范围以穿刺点为中心,直径约 15 cm,消毒 2~3遍。检查穿刺包是否在有效期内,打开穿刺包,戴无菌手套,检查穿刺包内器械,铺无菌洞巾。

(4) 麻醉:自皮肤至骨膜用利多卡因行逐层局部浸润麻醉,先在皮内注射形成皮丘,再垂直进针间断负压回抽,回抽无血后注药,逐层麻醉直至骨膜,要求以穿刺点为中心对骨膜进行多点麻醉,即麻醉一个面而非一个点,通过麻醉针头至骨膜的进针深度估计穿刺的深度。

(5)穿刺:检查穿刺针通畅性后,将骨髓穿刺针的固定器固定在适当的长度上(髂骨穿刺约 1.5 cm,肥胖者可适当加长,胸骨穿刺约 1 cm)。操作者用一只手拇指和示指绷紧并固定穿刺部位皮肤,另一只手持针向骨面垂直刺入(胸骨穿刺将针头斜面朝向髓腔,针尖指向患者头部,与骨面呈 30°~40° 缓慢进针 0.5~1.0 cm),接触骨质后,旋转进针,缓缓钻入骨质至阻力感消失,穿刺针能固定在骨内,提示针尖已达骨髓腔。

(6)抽液:拔出针芯,可见针芯前段表面有少许血性液体,提示可能是骨髓。接上 10 mL 或 20 mL 的干燥注射器,注射器提前预留 1~2 mL 空气,缓缓用力抽吸。患者此时可感到一种轻微锐痛,随即可见少许红色骨髓液进入注射器内,若做血细胞学检查,仅需骨髓 0.1~0.2 mL 即可,将骨髓液滴于玻片上,立即涂片数张(具体制片数量视需要而定),以免发生凝固。如需行骨髓液相关检查,应在留取骨髓液涂片标本后,再抽取需要量骨髓液用于染色体、融合基因、流式细胞学等检查。

(7)抽液结束,重新插入针芯,拔出穿刺针,稍用力压迫穿刺点片刻后,穿刺部位消毒,覆盖无菌纱布,用胶带固定。标本及时送检。

(8)术后送患者回病房,嘱患者卧床休息,避免感染。观察术后反应,注意有无出血、感染等并发症。

(9)用物按要求处理,洗手,及时书写骨髓穿刺记录。

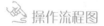 操作流程图

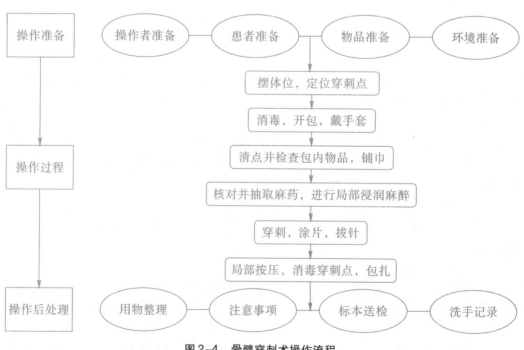

图 2-4　骨髓穿刺术操作流程

评分标准

骨髓穿刺术评分标准

◆ 注意事项

1. 穿刺针和注射器必须干燥,以免发生溶血。

2. 穿刺时用力不宜过猛,尤其是做胸骨穿刺时。

3. 针头进入骨质后避免摆动过大,以免断针。

4. 一次穿刺失败时需重新穿刺,若穿刺针管内染有血迹,则应更换穿刺针再穿,否则可导致所取骨髓液凝固,影响检查结果的准确性。

5. 骨髓造血组织分布不均,有时需多次从不同部位抽取骨髓液检查,方能协助诊断。

6. 多次干抽时应进行骨髓活检。

7. 穿刺时应注意观察患者面色、脉搏、血压,如发现患者精神紧张、大汗淋漓、脉搏快等休克症状时,立即停止穿刺,并做相应处理。

8. 抽不出骨髓液可能是因为穿刺部位不佳,未达到骨髓腔;针管被皮下组织或骨块阻塞;某些疾病可能出现干抽,如骨髓纤维化、骨髓有核细胞过度增生、部分恶性肿瘤浸润骨髓。骨髓穿刺时如因组织块堵塞穿刺针管而抽不出骨髓液,应重新插入针芯,稍加旋转或再钻入少许或退出少许,拔出针芯再行抽吸。如仍吸不出骨髓成分或仅能吸出少许稀薄血液,则为干抽,需要更换其他部位再穿,或者做骨髓活检。

◆ 并发症

并发症包括穿透胸骨内侧骨板,伤及心脏和大血管,穿刺针被折断在骨内,局部皮肤出血和红肿感染等。

穿透胸骨内侧骨板,伤及心脏和大血管:很罕见,但很危险!这是胸骨穿刺时用力过猛或穿刺过深发生的意外。因此,胸骨穿刺时固定穿刺针长度很重要,缓慢左右旋转骨髓穿刺针刺入,且开始用力时一定要轻,尤其是对于骨质疏松症和易发生骨折的多发性骨髓瘤患者。

◆ 知识拓展

1. 判断骨髓取材良好的指标:抽取骨髓一瞬间,患者有特殊的疼痛感。抽取的骨髓液内含有骨髓小粒。显微镜下可见骨髓特有的细胞如巨核细胞、浆细胞、组织细胞、原始及幼稚粒、红细胞。骨髓细胞分类计数中杆状核细胞与分叶核细胞之比大于血片细胞分类中的杆状核细胞与分叶核细胞之比。

2. 胸骨骨髓穿刺优点:首先,胸骨体部位主要是红髓,骨髓液含量较其他穿刺部位丰富,是骨髓造血的最后堡垒,当其他部位抽吸失败时,可选择胸骨穿刺,得到较理想的骨髓标本;尤其对增生低下的疾病,如再生障碍性贫血的诊断有较重要的诊断价值。其次,也是小儿骨髓穿刺的穿刺部位之一。缺点:因胸骨较薄,约1.0 cm,其后方为心房和大血管,穿刺时需十分谨慎小心,动作不可粗暴,严防穿刺损伤,同时该处不能行骨髓活检术。该部位穿刺时患者常容易紧张、害怕,需向患者做好操作前的解释和安慰工作。

3. 白血病的MICM:MICM即为形态学(morphologic)、免疫学(immunologic)、细胞遗传学(cytogenetic)和分子生物学(molecular biologic)分型。该分型检查需行骨髓穿刺,抽吸骨髓液0.1~0.2 mL涂片,做形态学检查或细胞化学染色;抽吸2~3 mL,放入无菌肝素抗凝管内,做细胞流式检查,即免疫学分型;取同样标本,做染色体分析,即细胞遗传学检查;同样标本,用PCR技术检测肿瘤分子生物学检查(如融合基因检测)。

4. 骨髓穿刺与骨髓活检的区别:骨髓穿刺是抽吸骨髓液,涂片做细胞形态学检查。而骨髓活检是取骨髓组织,做组织病理学检查。骨髓活检取出的材料保持了完整的骨髓组织结构,可以较全面地了解骨髓的组织形态,此点优于骨髓穿刺涂片,例如在对骨髓增生程度的判断、骨髓纤维化程度的判断、骨髓转移性肿瘤的诊断阳性率等方面,骨髓活检优于骨髓穿刺。而对单个细胞形态的分析上,则不及骨髓穿刺涂片。

5. 骨髓移植时需做人类白细胞抗原(HLA)6个位点的配型,即HLA-A、HLA-B、HLA-C、HLA-DR、HLA-DQ、HLA-DP。HLA-A、B、C位点上的基因编码的抗原成分称为Ⅰ类抗原,是组织排斥反应的主要抗原。HLA-DR、DQ、DP位点上的基因编码的抗原成分称为Ⅱ类抗原,与免疫应答及免疫调节有关。因此在骨髓移植中要做HLA配型。

★ 思考题

题干:患者,女,25岁,2个月前出现月经量增多,曾做妇科检查及妇科彩超,均未见异常。1周前患者洗澡时发现双下肢皮肤散在瘀点、瘀斑,未予重视,随后双上肢与躯干皮肤逐渐出现瘀点、瘀斑,遂来就诊。查血常规:WBC 5.6×10⁹/L,Hb 122 g/L,PLT 13×10⁹/L。体格检查:全身皮肤散在瘀斑,浅表淋巴结无肿大,肝脾未触及。既往健康状况良好。

要求:为明确患者诊断,请为其行骨髓穿刺术。

解题思路:患者皮肤多处位置散在瘀点、瘀斑,月经量增多,妇科疾病已排除,实验室检查发现血小板减少,为明确其血小板减少的原因,应对患者进行骨髓穿刺术。操作前应与家属充分沟通操作风险。操作时应注意患者生命体征,如有病情变化应及时停止操作。穿刺过程中应遵循骨髓穿刺术的步骤流程,不要违反无菌原则,并注意人文关怀、保护患者隐私。

图片心包穿刺术

第五节　心包穿刺术

◆ 临床情境

患者,男,38岁,因"胸痛、气促1周"就诊。该患者同时伴有午后低热、咳嗽、盗汗。体格检查发现消瘦,心包积液,胸骨左缘3、4肋间皮肤可见大片带状疱疹,沿肋间分布,伴有颈静脉怒张、奇脉体征。心脏B超示液性暗区前心包12 mm,后心包30 mm(患者已经吸氧,进行心电监护,建立静脉通路)。

请判断是否可行心包穿刺,如可行,请进行操作。

◆ 临床思维

患者为中年男性,颈静脉怒张、奇脉体征,心脏超声显示液性暗区前心包12 mm,后心包30 mm,提示患者有心包积液。为缓解患者临床症状,进行积液检查,需要对患者进行心包穿刺术。由于患者心前区有大片带状疱疹,故穿刺点应选剑突下与左肋缘相交的夹角处,自剑突下进针,针体与腹壁呈30°~40°,向上、向后并稍向左刺入心包腔的后下部。当刺入心包腔时,感到阻力突然消失,并有心脏搏动感,注意退针少许,以免划伤心脏,成年人进针深度3~5 cm。操作过程中应密切关注心电监护指标及患者生命体征变化,并严格遵守无菌原则。

◆ 适应证

1. 抽液协助诊断:了解心包积液性质,进行常规、生化检查。

2. 缓解心包积液引起的压迫症状。

3. 心包内注射药物。

◆ 禁忌证

1. 出血性疾病:如严重血小板减少,PLT<50×10^9/L,正在接受抗凝治疗者。

2. 心包积液不确定或积液量甚少。

3. 心包积液位于心后。

4. 疑穿刺部位有感染者或合并菌血症或败血症。

5. 烦躁不安,或有精神性疾病不能合作。

◆ 操作流程

 操作准备

1. 操作者准备

(1) 操作者着装符合上岗要求,洗手,戴帽子、口罩。

（2）核对患者姓名、性别、床号、住院号、血常规、凝血试验等结果，了解患者病情，核查心脏超声或胸部影像学检查结果，告知患者及其家属操作目的、必要性及风险，取得配合并签署知情同意书。

（3）掌握心包穿刺术操作相关知识、并发症的诊断与处理。

2. 标准化病人准备

根据培训/考核要求，准备 SP。

3. 物品准备

（1）模型准备：可满足操作需求的全功能诊疗穿刺术模拟人。

（2）心包穿刺包配置：心包穿刺针、止血钳、弯盘、洞巾、垫巾、纱布 2 块、灭菌指示卡等。

（3）碘伏、无菌棉签、手消毒剂、利多卡因、肾上腺素、标记笔、胶带、无菌手套、注射器、无菌试管、砂轮、生活垃圾桶、医疗废物桶、锐器收集盒，备抢救车、心电监护仪、心电图机、除颤仪、呼吸机，抢救药品如肾上腺素，必要时备细菌培养瓶等。

4. 环境准备

温度适宜，光线充足，屏风遮挡。

动画心包穿刺

 操作步骤

1. 穿刺部位

（1）剑突下穿刺点：剑突下与左肋缘相交的夹角处。

（2）心尖部穿刺点：左侧第 5 肋间，心浊音界内侧 1~2 cm 处。

（3）心脏超声定位处。

2. 操作方法

（1）体位：患者取坐位或半卧位。

（2）进行心电监护，检查患者血压和心率，并做记录，必要时建立静脉通路。

（3）定位：方法同上，定位后标记。

（4）消毒铺巾：常规消毒皮肤，消毒范围以穿刺点为中心，直径约 15 cm，消毒 2~3 遍。检查穿刺包是否在有效期内，打开穿刺包，戴无菌手套，检查穿刺包内器械，铺无菌洞巾。

（5）麻醉：自皮肤至心包壁层用利多卡因行逐层局部浸润麻醉，先在穿刺点皮下注射形成皮丘，再沿穿刺方向逐层局部浸润麻醉，间断负压回抽，回抽无血后注药，直至进入心包腔。

（6）穿刺：检查穿刺针通畅性后，用止血钳夹闭穿刺针尾部的橡皮管，一只手拇指、示指绷紧并固定穿刺部位皮肤，另一只手持穿刺针按选定部位及所需方向缓慢推进。若自左侧第 5 肋间或第 6 肋间心浊音界内 2 cm 左右进针，使针自下而上，向脊柱方向缓慢刺入；若自剑突下进针，针体应与腹壁呈 30°~40°，向上、向后并稍向左刺入心包腔后下部。当刺入心包腔时，感到阻力突然消失，并有心脏搏动感，退针少许，以免划伤心脏。穿刺过程中应注意患者反应及心电监护指标（有无期前收缩等）。

（7）抽液：操作者确认穿刺针进入心包腔后，固定并保持穿刺针深度，助手将注射器接于橡皮管上,松开止血钳,缓慢抽液。当注射器吸满后,应先用止血钳夹闭橡皮管以防空气进入,再取下注射器。首次抽液不超过 200 mL,以后每次逐渐增加,最多不超过 500 mL。

（8）抽液结束,拔除穿刺针,压迫穿刺部位片刻,消毒穿刺部位,覆盖无菌纱布,用胶带固定。

（9）标本送检:①心包液体送检生化、常规,并根据临床拟诊疾病送检各项相关检查;②如考虑为结核性时应送检结核抗体（TB-Ab）、病原学检查等;③考虑为癌性时应送检癌胚抗原（CEA）、病理检查等。

（10）术后送患者回病房,嘱患者卧床休息。继续心电监护,观察患者术后反应。

（11）用物按要求处理,洗手,及时书写心包穿刺记录。

操作流程图

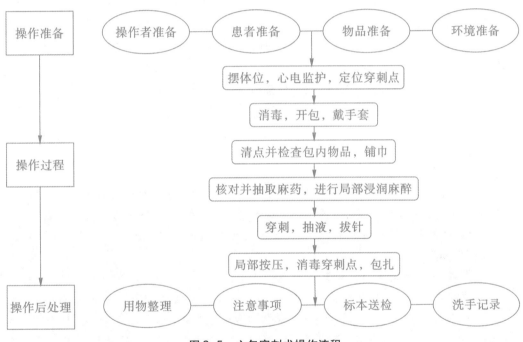

图2-5　心包穿刺术操作流程

评分标准

心包穿刺术评分标准

◆ **注意事项**

1. 穿刺点的选择

（1）心前区穿刺点：穿刺针经过皮肤、浅筋膜、深筋膜和胸大肌、肋间外韧带、肋间内肌、胸内筋膜、纤维性心包及壁层心包，进入心包腔。成人进针深度为 2～3 cm。

（2）剑突下穿刺点：穿刺针经过皮肤、浅筋膜、深筋膜和腹直肌、膈肌胸肋部、膈筋膜、纤维性心包及壁层心包，进入心包腔。成人进针深度为 3～5 cm。

2. 穿刺角度

（1）剑突下进针：针体与腹壁呈 30°～40°，向上、向后并稍向左刺入心包腔后下部。

（2）心尖部进针：若自左侧第 5 肋间或第 6 肋间心浊音界内 2 cm 左右进针，使针自下而上，向脊柱方向缓慢刺入。

◆ **并发症**

1. 麻醉副作用。

2. 胸膜及心包反应、损伤肋间肌肉或神经、心肌损伤、心脏压塞、心动过速、低血压等。

3. 气胸、血胸与咯血、心包感染或结核播散、气体栓塞。

4. 急性左心衰竭、心搏及呼吸骤停，其他不可预料的意外。

★ **思考题**

题干：患者，男，55 岁，以"胸痛、气促 1 周"为主诉就诊。近 2 个月来体重下降 10 kg，伴乏力。体格检查：消瘦，右颈部可扪及 2 个绿豆大小淋巴结，质硬、无压痛，颈静脉怒张。X 射线胸片示"普大心"，心脏 B 超示液性暗区前心包 20 mm，后心包 25 mm。

要求：请对患者进行心包穿刺术。

解题思路：患者为中年男性，心脏 B 超示液性暗区前心包 20 mm，后心包 25 mm，体格检查有颈静脉怒张表现，综合患者临床症状、体征及影像学检查结果，可以判断患者有心包积液，并出现了心脏压塞的症状。为减轻其心脏压塞症状，需对患者进行心包穿刺。穿刺前应与患者及其家属沟通，说明穿刺目的及风险，消除其紧张情绪，签署知情同意书，必要时给予镇静剂，核对凝血功能和血常规检查等，排除操作禁忌证。穿刺过程中应密切关注患者心电监护指标及生命体征变化，遵循无菌原则，并注意保护患者隐私，体现人文关怀。

第六节　心电图操作技术

◆ **临床情境**

患者,男,70岁,以"间断胸痛1周,加重并持续1 h"为主诉入院,患者既往心绞痛病史6年。入院后立即心电监护,建立静脉通路,给予吸氧等对症支持治疗。心电监护示:血压75/55 mmHg,心率100次/min。

请对患者进行心电图检查。

◆ **临床思维**

患者为老年男性,既往有心绞痛病史6年。1 h前症状加重,至医院后应立即评估患者病情,对于胸痛、胸闷、上腹部不适等可疑急性冠脉综合征患者,应立即给予心电图检查。操作过程中注意人文关怀,去除电极时避免暴力拉扯。

◆ **适应证**

1. 心脏节律的确定。

2. 心律失常的分析诊断。

3. 是临床诊断心肌梗死和观察其演变的可靠方法。

4. 是房室肥大、心肌缺血、药物和电解质紊乱等的辅助诊断手段。

5. 心脏起搏器植入前后患者的心电监测。

6. 手术前评估和手术中心脏监护的措施。

7. 各种危重患者抢救时的心电监护。

◆ **禁忌证**

各种原因致胸前皮肤大面积破损、烧烫伤或药疹等。

◆ **操作流程**

 操作准备

1. 操作者准备

(1)操作者着装符合上岗要求,洗手,戴帽子、口罩。

(2)核对患者姓名、性别、床号等信息,了解患者病情。

(3)向患者及家属解释心电图检查的目的、方法和要求,并取得其同意及配合。

2. 标准化病人准备

根据培训/考核要求,准备SP。

3.物品准备

(1)模型准备:心电图机模拟人。

(2)心电图机、导联线、导电糊、棉球、酒精、心电图记录纸、笔、报告单等。

4.环境准备

温度适宜,光线充足,屏风遮挡。

 操作步骤

1.连接心电图机

按顺序检查并连接好心电图机的地线、电源线、导联线。

2.接通电源

打开心电图机开关,检查或安装心电图记录纸。

3.检查

检查各导联记录的同步性、灵敏度、阻尼及频响。

4.摆放体位

洗手,协助患者仰卧(必要时也可采取半卧位等),嘱患者放松肢体,平静呼吸,充分暴露手腕、足踝及前胸。

5.皮肤处理

使用酒精去脂,必要时剃毛发。将导电糊涂于放置电极处的皮肤上或涂于探查电极接触皮肤面。

6.严格按照标准安放常规12导联心电图探查电极

(1)肢体导联:电极放置应选择双侧腕关节内侧和踝关节上方内侧。RA:右上肢,LA:左上肢,RL:右下肢,LL:左下肢。

(2)胸前导联:①肋间隙的选择。先找到胸骨角(Louis角),两侧分别与左右第2肋软骨相连,第2肋骨下面的肋间隙为第2肋间隙,依次向下数肋间至第4肋间隙、第5肋间隙。②选择胸前导联电极位置。V1,胸骨右缘第4肋间;V2,胸骨左缘第4肋间;V3,V2与V4连线中点(常先确定V4位置);V4,左锁骨中线第5肋间;V5,左腋前线V4同一水平处;V6,左腋中线V4同一水平处。③若病情需要记录18导联心电图时,加做V7、V8、V9、V3R、V4R、V5R导联。V7,左腋后线V4同一水平;V8,左肩胛线V4同一水平;V9,左脊柱旁线V4同一水平;V3R,右胸对应V3位置;V4R,右胸对应V4位置;V5R,右胸对应V5位置。

7.描记心电图

(1)设定纸速为25 mm/s。

(2)观察基线是否稳定,有无交流电或其他干扰,如有应设法排除,待波形稳定,按下心电图机的记录按钮,描记心电图。

(3)每个导联记录长度不少于3个完整的心动周期,并同步记录节律导联(V1,Ⅱ导联)。必要时可延长标定的记录时间(常规记录为10 s)。

(4)对于电压过高而描记失真的导联,应选用1 mV=10 mm的标准电压做补充记录。

8.将探查电极从患者身上取下

先取胸导联,后取肢体导联,协助清洁皮肤,整理患者衣物及床单元。告知患者的检查结果或取结果报告的时间、地点等相关事宜。

9.操作后处理

(1)记录完整的心电图,标明患者姓名、性别、年龄、检查日期和时间,加做导联要标明导联名称,不能仰卧的患者注明其体位。

(2)关闭心电图机,拔掉电源,拔除地线,整理好导联线、电源线、地线,为下次使用做好准备。

操作流程图

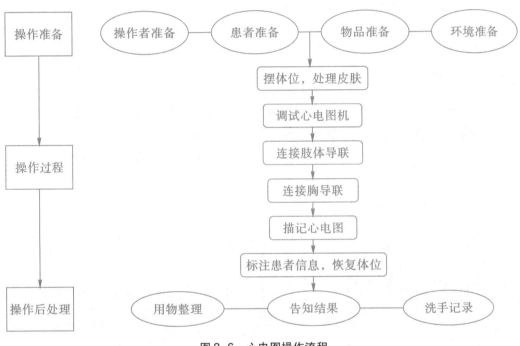

图2-6　心电图操作流程

评分标准

心电图操作评分标准

◆注意事项

1. 若怀疑右位心时,常规记录后,加做反接肢体导联和胸导联(左右上肢反接,V1、V2 反接及加做 V3R、V4R、V5R、V6R)。

2. 女性乳房下垂者应托起乳房,将 V3、V4、V5 的电极安置于乳房下的胸壁上,而不应该安置在乳房上。

3. 对急性缺血性胸痛的患者,首次心电图检查必须加做 V7、V8、V9、V3R、V4R、V5R,并将胸前各导联放置部位用记号笔做标记,以便以后进行动态比较。

4. 描记 V7、V8、V9 导联时,患者不能采取侧位,而必须采取仰卧位,可选取扁平电极。

5. 安置肢体导联时,不能仅以导联线的颜色分辨上、下肢或左右,必须按照标记符号进行辨识。

★ **思考题**

题干:患者,女,45 岁,甲状腺癌术后 1 个月,术后化疗,行常规心电图检查。
要求:患者心电图如下,请阅心电图并进行适当处理。

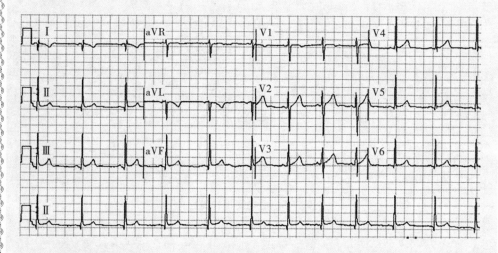

解题思路:患者为中年女性,甲状腺癌术后化疗,需做常规心电图检查。根据心电图检查报告,I 导联主波向下,II 导联和 III 导联图形互换,aVR 导联和 aVL 导联图形互换,主要表现为肢导联改变,胸导联没有影响,说明心电图左、右手肢体导联接反。操作者应能够正确判断心电图问题所在,此时需重做心电图,注意准确放置各导联位置。

图片三腔双囊管技术

第七节　三腔双囊管技术

◆ 临床情境

患者,男,65 岁,5 年前诊断为酒精性肝硬化,胃镜示食管静脉曲张。3 d 前出现少量呕血,至社区医院就诊,给予输液治疗后仍间断反复呕血。今晨患者再次出现呕血,呕血量约 200 mL,紧急给予止血、输血等对症治疗,该社区医院无胃镜设备,遂拟行三腔双囊管置入术辅助止血。

为尽快止血,请为患者行三腔双囊管置入操作。

◆ 临床思维

患者为老年男性,有肝硬化病史,胃镜显示食管静脉曲张,反复呕血,考虑发生食管静脉曲张破裂出血可能。目前经药物、输血等治疗效果无法止血,社区医院无胃镜下紧急止血条件,为尽快止血,可使用三腔双囊管插管进行局部压迫止血。

一般三腔双囊管压迫止血时,先充胃囊,观察止血效果,如无法止血时加充食管囊。操作过程中密切关注患者病情变化,并可沟通联系转上级医院进一步治疗,需做好解释沟通和情绪安抚工作。

◆ 适应证

适用于一般止血措施难以控制的门静脉高压症合并食管-胃底静脉曲张破裂出血的患者。

1.经输血、补液、应用止血药物难以控制的出血。

2.手术后、内镜下注射硬化剂或套扎术后再出血,一般止血治疗无效。

3.不具备紧急手术的条件。

4.不具备紧急内镜下行硬化剂注射或套扎术的条件,或内镜下紧急止血操作失败。

◆ 禁忌证

1.坚决不接受三腔双囊管压迫止血治疗。

2.近期胃、食管连接部手术史,咽喉、食管肿瘤或手术致食管狭窄。

3.严重心脏衰竭、呼吸衰竭,病情危重,生命体征不平稳或躁动不合作。

4.合并胸腹部动脉瘤。

◆ 操作流程

操作准备

1. 操作者准备

(1)操作者着装符合上岗要求,洗手,戴帽子、口罩。

(2)核对患者姓名、性别、床号、住院号、血常规、凝血试验等结果,了解患者病情。

(3)告知患者操作目的、必要性及注意事项,获取患者配合并签署知情同意书。

2. 标准化病人准备

根据培训/考核要求,准备SP。

3. 物品准备

(1)模型准备:三腔双囊管操作模拟人或者其他可满足操作需求的模型。

(2)三腔双囊管、治疗碗、治疗盘、弯盘、无菌手套、无菌纱布数块、无菌棉签、胶带、生理盐水、液状石蜡、50 mL注射器、止血钳、治疗巾、负压吸引器、血压计、听诊器、牵引架、滑轮、沙袋、记录表、手消毒剂、生活垃圾桶、医疗废物桶、锐器收集盒等。

4. 环境准备

温度适宜,光线充足,屏风遮挡。

操作步骤

1. 携用物至床旁,洗手,再次确认患者的病情、体征,测量患者脉搏和血压,查看检查报告,确认信息无误。

动画三腔双囊管

2. 检查患者有无鼻息肉、鼻甲肥厚、鼻中隔偏曲。选择健侧鼻腔,清除鼻腔内结痂及分泌物。协助患者取侧卧位或平卧位头偏向一边,胸前铺巾,口角放置弯盘。

3. 术前检查三腔双囊管的胃管是否通畅,将充好气体的食管囊和胃囊置于盛水的治疗碗中确认是否漏气,并测试两个气囊的注气量及达到的压力是否合适(一般胃囊需注气200~300 mL,食管囊需注气100~150 mL);对三个腔进行识别并分别贴上标记。

4. 将胃囊及食管囊内气体抽尽,再用液状石蜡充分润滑三腔双囊管及患者鼻腔。测量插管长度,并做标记。自预定鼻腔内插入三腔双囊管,管端达咽喉部(10~15 cm)时,嘱患者做吞咽动作,当达到65 cm处时判断三腔双囊管是否已达胃部:①胃管内抽出胃液;②胃部听诊有气过水声;③放入清水中无气泡逸出。用注射器向胃囊内注入空气200~300 mL,接血压计测压(囊内压40~50 mmHg,即5.33~6.67 kPa),将开口部反折弯曲后,用血管钳夹住,向外牵拉三腔双囊管,遇阻力时表示胃囊已达胃底部,用宽胶带固定于患者面部。使用绷带连接三腔双囊管及0.5 kg沙袋,通过滑轮固定于床架上持续牵引,调整角度使床架与鼻尖呈45°,三腔双囊管不能压迫鼻翼或上唇。经胃管抽出全部血液,将胃管连接于胃肠减压器,通过引流液了解压迫止血是否有效。

5. 若观察仍有活动性出血,继续用注射器向食管囊注入空气100~150 mL(囊内压30~40 mmHg,即4.0~5.33 kPa),用止血钳夹闭。定时测两囊压力,要保持胃囊内压40~50 mmHg,即5.33~6.67 kPa,食管囊内压30~40 mmHg,即4.0~5.33 kPa,如压力下降,则应适当充气维持。取纱布擦净患者鼻腔周围及面部血渍、污迹,撤去治疗巾、去手套,贴标识,标明管道的名称及时间。

6. 放气与拔管。食管囊每8～12 h放气1次,胃囊每12～24 h放气1次,每次放气时间15～30 min,并将三腔双囊管向胃内插入少许以减轻胃底部压力,改善局部黏膜血液循环,减压后定时抽取胃内容物观察有否再出血。每次充气前需口服液状石蜡15 mL,以润滑食管黏膜,防止囊壁与黏膜粘连。气囊压迫一般为3～4 d,如继续出血可适当延长,出血停止24 h后,放气再观察24 h,如无出血可拔管。拔管时尽量将两囊内的气体抽尽,先服液状石蜡20～30 mL,然后拔管。

操作流程图

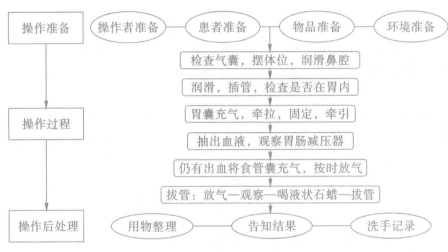

图2-7　三腔双囊管置入术操作流程

评分标准

三腔双囊管置入术评分标准

◆ 并发症

1. 鼻咽部及食管损伤:由于大出血患者烦躁不安,治疗不配合,操作者强行插管,且食管黏膜处于痉挛状态中,容易损伤食管黏膜,甚至黏膜下层、肌层组织,严重可导致瘢痕狭窄。

预防与处理:为尽可能减少上述并发症发生的可能性,置管前应充分润滑,缓慢插入,操作者操作轻柔,并尽可能提前安抚患者,取得更好的配合;置管完成后,牵拉方向与鼻孔呈一条直线,定时放气,充气及拔管前嘱患者口服液状石蜡 15 mL,定期检查患者鼻腔,如发现破损等情况,及时处理。

2. 呼吸困难:出现呼吸困难最主要的原因是插管后充气时,胃囊未完全通过贲门,从而使胃囊嵌顿在贲门和食管下端,也可能是气囊缓慢漏气或充气不足,牵拉导致胃囊脱出阻塞喉部,从而导致呼吸困难甚至窒息。

预防及处理:插管过程中应时刻观察患者反应,如因为插入深度不够导致呼吸困难,应立即将气囊放气;如因胃囊破裂或漏气导致食管囊压迫喉部或气管,应立刻将囊内气体放尽,解除堵塞,根据病情需要考虑是否重新置入三腔双囊管;如因胃囊充气不足引起三腔双囊管外滑,导致气囊压迫咽喉部及气管,应将囊内气体放尽后重新置入胃内,置入深度超过之前管身标记,并重新充气。因此插管前务必按照插胃管法量好置入深度,在管上做好标记,插管时尽量将置管长度超过标记处,将胃囊充气再慢慢往后拉,直到有阻力感为止。

3. 心动过缓:可能是膨胀的气囊压迫胃底,导致迷走神经张力突然升高所致。

预防及处理:应立即抽出胃囊内气体,并给予吸氧。此外,牵引物过重也可能导致贲门、膈肌过度牵拉上提,顶压心尖导致心律失常。

4. 其他:三腔双囊管操作过程中如误入气管,可能导致吸入性肺炎;患者不配合,操作者插管操作用力不当可能导致食管穿孔;如三腔双囊管压迫时间过长、压力过大,容易造成食管黏膜缺血、坏死,甚至穿孔等。

★ 思考题

题干:患者,男,45 岁,因肝硬化食管静脉曲张破裂出血,行三腔双囊管置入术后成功止血,观察出血停止已 24 h。

要求:患者病情稳定,无再次出血,请为患者拔除三腔双囊管。

解题思路:患者为中年男性,肝硬化食管静脉曲张破裂出血,采用三腔双囊管置入术后成功止血,现患者已达到拔除三腔双囊管的指征,可先将食管囊放气后观察有无出血,如无出血可在放松牵引后将胃囊放气,随后胃内留管 24 h 未见出血,可口服液状石蜡 15 mL 后拔管。

第三章

外科技能

第一节　消毒铺巾

◆ 临床情境

患者,男,65 岁,以"反复上腹胀痛 6 个月"为主诉入院。完善检查后,诊断为"胃癌",拟行"胃癌根治术"。现麻醉完毕,安置为仰卧位。

请为该患者进行手术区域消毒铺巾。

◆ 临床思维

胃癌根治术常规选择上腹部正中切口,消毒范围上至两乳头连线,下至耻骨联合,两侧至腋中线,消毒完毕后常规铺巾。操作过程中需注意消毒方法、范围和铺巾顺序,遵守无菌原则。

◆ 适应证

外科手术前常规操作。

◆ 操作流程

 操作准备

1.操作者准备

(1)手术前一天对患者进行术区皮肤准备,保持清洁。

(2)操作者着装符合上岗要求,洗手、戴帽子、口罩,换手术用鞋,必要时穿戴其他防护用品。

(3)与巡回护士、麻醉医师共同核对患者信息,确认手术部位,并在手术安全核查表上签字。

(4)外科手消毒。

2.物品准备

(1)模型准备:无菌操作训练模型或者其他可满足操作需求的模型。

(2)无菌敷料包:包含4块治疗巾、3块中单、1块大单。无菌器械包:包含消毒钳1把、消毒弯盘1个、布巾钳4把。

(3)其他:无菌手术衣、碘伏、无菌纱布、无菌手套、无菌桶及持物钳、手消毒剂、医疗废物桶、生活垃圾桶等。

3.环境准备

温度适宜,宽敞明亮,清洁干燥,适合无菌操作。

操作步骤

1.核对信息,检查手术部位皮肤及标识。

2.操作者外科手消毒后双手保持拱手姿势,从护士手中接过盛有碘伏、无菌纱布的消毒弯盘与消毒钳,左手持消毒弯盘,右手持消毒钳,消毒钳头部朝下夹住无菌纱布,浸蘸消毒液(消毒钳头部始终低于钳尾)。

3.第一遍消毒开始时,先向患者肚脐中滴入数滴消毒液,浸润消毒。而后由手术区中心开始,由内向外消毒切口周围至少15 cm范围(清洁切口皮肤消毒采用离心形消毒方式,即由内向外消毒;感染伤口或肛门、会阴的消毒采用向心形消毒方式,即由外向内消毒)。

4.左右两边对称叠瓦状消毒,每次覆盖前一次的1/3~1/2,消毒不留空隙。

5.共消毒3遍,每次范围不大于前一次,最后1块纱布蘸净脐中消毒液。

6.消毒结束后,操作者从器械护士双手内侧接过治疗巾(治疗巾向下反折1/4,前3块反折边朝向操作者,第4块反折边朝向器械护士),按照切口足侧(相对污染侧)、对侧、头侧、己侧的顺序铺治疗巾。治疗巾距离皮肤10 cm以上高度放下,避免污染双手。

7.用4把布巾钳于交角处固定。

8.操作者与器械护士一起铺巾单,中单边缘对齐手术切口,足侧超过手术台,头侧超过麻醉架。铺单时注意保护手部不受污染。

9.铺完中单后,操作者应再用手消毒剂涂擦双手及手臂,穿手术衣,戴无菌手套,铺大单。

10.铺大单时洞口对准手术区,指示大单头部的标记应位于切口头侧,两侧铺开后,先向头端展开,盖住麻醉架,再向足端展开,盖住手术托盘及床尾,遮盖除手术区以外身体所有部位,两侧和足端应垂下超过手术台边缘30 cm。

操作流程图

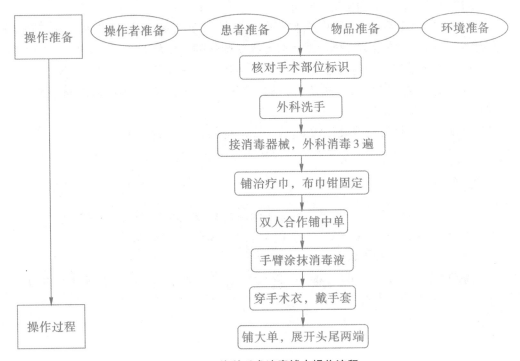

图 3-1　外科手术消毒铺巾操作流程

评分标准

外科手术消毒铺巾(上腹部)评分标准

◆ **注意事项**

1. 消毒范围要求覆盖切口周围至少 15 cm,术野周围及托盘铺巾层数为 4~6 层,敷料边缘下垂至少 30 cm。

2. 清洁伤口应以切口为中心向四周消毒,感染伤口或肛门处手术则应由手术区外周开始向感染伤口或肛门处消毒。

3. 已经接触消毒范围边缘或污染部位的消毒纱布不能返擦清洁处。

4. 手术区皮肤消毒范围应至少包括手术切口周围 15 cm 的区域。如手术时有延长切口的可能,则应适当扩大消毒范围。

5.消毒腹部皮肤时,先在肚脐中滴数滴消毒溶液,待皮肤消毒完毕后再擦净。

6.操作者双手勿与患者皮肤或其他未消毒物品接触,消毒钳不可放回手术器械台。

7.操作者与器械护士的手不能接触,应于器械护士两手之内侧接治疗巾。

8.铺巾时每块治疗巾的反折部靠近切口,且反折部向下。

9.操作者如未穿手术衣、戴手套,则即使已行外科手消毒、涂抹手消毒剂,仍不能接触无菌敷料,靠近手术区部位,铺单时手只能接触敷料的边角部。

10.如操作者铺治疗巾时已穿手术衣,则铺治疗巾顺序为己侧→足侧→对侧→头侧。

11.放下的无菌敷料如需调整位置,只能由手术区向外移动,不能由外向手术区移动。如有必要,需重新铺巾。

12.无菌敷料如被污染或疑似污染,应当立即更换。

★ **思考题**

题干:患者,男,36岁,因腹部外伤致结肠破裂行"结肠部分切除术",术后切口感染,经拆线、敞开引流、换药治疗1周后,拟行切口二期缝合。

要求:请为患者行术前手术区消毒铺巾。

解题思路:术后切口感染,属于污染伤口,污染伤口手术消毒需要采取向心形消毒方式,即由外向内消毒。

图片穿脱无菌手术衣、戴脱无菌手套

第二节　穿脱无菌手术衣、戴脱无菌手套

◆ 临床情境

患者,男,36岁,以"劳累后腰疼伴右下肢放射痛3 d"为主诉入院。已确诊为"腰椎间盘突出症",拟于今日行"腰椎间盘摘除+植骨融合内固定术"。

作为助手参与本次手术,请正确穿脱无菌手术衣、戴脱无菌手套(已完成外科手消毒)。

◆ 临床思维

为保证手术无菌操作,接触手术区域及无菌物品之前,必须穿无菌手术衣,戴无菌手套,穿戴前也应注意观察无菌手术衣和手套完整性,穿戴过程中注意穿戴步骤,避免造成无菌手术衣和无菌手套污染。

◆ 操作流程

 操作准备

1.操作者准备

(1)操作者着装符合上岗要求,洗手,戴帽子、口罩。

(2)操作者在穿无菌手术衣与戴无菌手套前必须进行外科手消毒,涂抹手消毒剂并晾干。

2.物品准备

无菌手术衣、无菌手套、无菌桶及持物钳等。

3.环境准备

温度适宜,宽敞明亮,清洁干燥,适合无菌操作。

 操作步骤

1.穿无菌手术衣、戴无菌手套

(1)抓取一件折叠的无菌手术衣,选择较宽敞的地方站立,面向无菌区,辨认无菌手术衣的前后及上下,用双手分别提起无菌手术衣的衣领两角。抖开无菌手术衣,内面朝自己,有腰带的一面向外。

(2)将无菌手术衣略向上抛起,顺势双手同时插入袖管,双臂向前伸直,不可高举过

肩,也不可向外张开,待巡回护士在后面协助穿衣,使双手伸出袖口(若为无接触戴手套,双手不伸出袖口),不得用未戴手套的手拉衣袖或接触其他部位。

(3)由巡回护士从背后系好颈部和背部的衣带。穿好无菌手术衣后,双手应举在胸前,上不过肩,下不过脐,左右不过腋前线。

(4)戴无菌手套

1)常规戴无菌手套法:选用与自己双手尺码相一致的无菌手套1副,由巡回护士拆开外包,操作者取出内层套袋。自手套袋内捏住两只手套套口的反折部一并取出,先将一只手伸入手套内,再用已戴好手套的手指插入另一只手套的反折部,以助另一只手伸入手套内,先后整理两个无菌手术衣袖口,将手套反折部翻回盖住无菌手术衣袖口。注意在未戴手套前,手不能接触手套外面,已戴手套后,手套外面不能接触皮肤。手套外面的润滑粉需用无菌生理盐水冲净。

2)无接触戴手套法:穿上无菌手术衣后,双手不出袖口。左手在袖口内手掌朝上摊平,右手隔着衣袖取左侧手套放于左手手掌上,手套的手指指向自己,拇指相对。左手四指隔着衣袖将手套的双层折边抓住,右手隔着衣袖将另一侧反折边翻于袖口上,然后将单层折边向上提拉并包住左手。右手隔着衣袖向上提拉左手衣袖,左手伸出衣袖并迅速伸入手套内。同样方法戴右手手套。

(5)包背式手术衣:解开并提起前襟的腰带,将右叶腰带递给已戴好手套的手术人员,或由巡回护士用无菌持物钳夹持,自身向左后旋转,使腰带绕穿衣者1周,穿衣者自行在左侧腰间系紧(传统后开襟手术衣需要双手交叉提左右腰带略向后递送,由护士在身后系紧腰带)。

(6)穿好无菌手术衣、戴好手套,在等待手术开始前,应将双手互握置于胸前。双手不可高举过肩、垂于腰下或双手交叉放于腋下。

2. 脱手术衣

(1)他人协助脱衣法:操作者解开腰带,双手向前微屈肘,由巡回护士解开衣带将手术衣肩部向肘部翻转,然后再向手的方向脱下,手套的腕部顺势翻转于手上。

(2)单人脱手术衣法:操作者自行解开腰带,由巡回护士解开背后的衣带,操作者左手抓住手术衣右肩,自上拉下,使衣袖翻向外。同法拉下手术衣左肩,脱下全部手术衣,使衣里外翻,保护手臂及洗手衣裤不被手术衣外面所污染。最后脱下手术衣扔于污衣袋中。

3. 脱手套

(1)一只手捏住另一只手套口外面,翻转脱下;将脱下手套的手插入另一只手套内将其翻转脱下。

(2)将脱下的手套污染面内卷,投入医疗废物桶中。

操作流程图

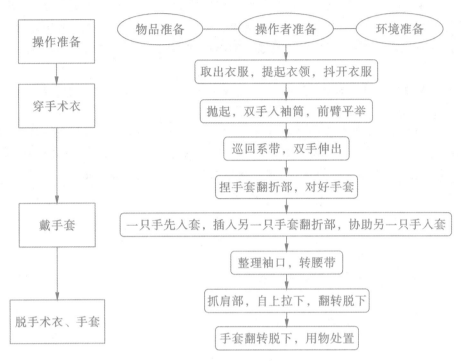

图 3-2　穿脱无菌手术衣、戴脱无菌手套操作流程

评分标准

穿脱无菌手术衣、戴脱无菌手套评分标准

◆ 注意事项

1. 穿无菌手术衣过程中不可触及非无菌区域,若穿戴过程中发现无菌手术衣破损或可疑污染时需立即更换。

2. 巡回护士向后拉衣领时,不可触及无菌手术衣表面。

3. 穿无菌手术衣的人员必须戴好手套,方可解开腰间活结或接取腰带,未戴手套的手不可拉衣袖或触及其他部位。

4. 感染手术或特殊手术时手术人员应戴双层手套,有条件者内层为彩色手套。

★ **思考题**

题干:患者,男,42 岁,车祸致右下肢胫腓骨骨折,完善术前相关检查后,拟于今日行"右下肢胫腓骨骨折切开复位内固定术"。术前实验室检查乙肝五项显示:乙肝表面抗原(HBsAg)阳性、乙肝表面抗体(HBsAb)阴性、乙肝 e 抗原(HBeAg)阳性、乙肝 e 抗体(HBeAb)阴性和乙肝核心抗体(HBcAb)阳性。

现患者仰卧于手术台,已完成术区消毒。

要求:请正确穿无菌手术衣、戴无菌手套。

解题思路:患者实验室检查显示乙肝表面抗原(HBsAg)阳性、乙肝 e 抗原(HBeAg)阳性、乙肝核心抗体(HBcAb)阳性,属于乙肝"大三阳"。为做好职业防护,术中应尽量使用一次性物品,穿一次性无菌手术衣,戴双层无菌手套。

图片切开缝合、
止血打结

第三节　切开缝合、止血打结

◆ **临床情境**

患者,男,47岁,半小时前被玻璃划伤左臂,自行使用毛巾压迫伤口后,来我院就诊。入院查体:神志清楚,痛苦面容,生命体征平稳,左前臂可见一长约 4 cm 的伤口,边缘规整,无明显异物,可见少量出血。现已完成患者伤口的冲洗、消毒、麻醉及铺巾。

你作为操作者已完成外科手消毒,穿手术衣并戴无菌手套,请对患者伤口行进一步的探查及处理。

◆ **临床思维**

患者受伤半小时,伤口内未见明显污染,边缘整齐,但仍有少量出血,应充分探查伤口,如确认无重要神经、血管损伤,且无感染征象,可在结扎止血后行一期缝合。打结时避免出现假结和滑结。

◆ **操作流程**

 操作准备

1. 操作者准备

(1)告知患者手术的目的并取得患者的配合。

(2)操作者着装符合上岗要求,洗手,戴帽子、口罩,特殊需要时穿戴其他防护用品。

(3)外科手消毒。

2. 物品准备

(1)模型准备:外科切开缝合模型或其他可满足操作需求的模型/模块。

(2)医用缝线、刀柄、镊子、持针器、止血钳、手术剪、无菌洞巾、无菌纱布、注射器、无菌手套、手术刀片、碘伏、缝针、利多卡因、生活垃圾桶、医疗废物桶、锐器收集盒。

3. 环境准备

温度适宜,宽敞明亮,清洁干燥,适合无菌操作。

 操作步骤

1. 手术准备

(1)外科手消毒后手术区域消毒。

(2)穿手术衣,戴无菌手套后清点、整理器械台上物品。

(3)铺洞巾,局部浸润麻醉。

2. 切开

(1)对准无人区,正确安装刀片。

(2)用拇指和示指在切口两侧固定皮肤。

(3)皮肤切开,持刀方法正确,切开的手法正确:垂直下刀,水平走刀,垂直出刀。

(4)切口长度适中,切口整齐,深度均匀。

3. 止血

(1)压迫止血:适用于较广泛的创面渗血;对较大血管出血一时无法显露出血点时,可暂时压迫,在辨明出血的血管后,再进行结扎止血。

(2)局部药物止血法:用可以吸收的止血药物填塞或压迫出血、渗血处,以达到止血目的。常用的有明胶海绵、羟甲基纤维素纱布及中草药提取的止血粉等。

(3)结扎止血:结扎止血是常用的止血方法,先用止血钳的尖端对准出血点准确地夹住,然后用适当的丝线结扎或缝扎。

1)单纯结扎止血:先用止血钳尖钳夹出血点,然后将丝线绕过止血钳下的血管和周围少许组织,结扎止血。结扎时,持钳者应先抬起钳柄,当结扎者将缝线绕过止血钳后,下落钳柄,将钳头翘起,并转向结扎者的对侧,显露结扎部位,使结扎者打结方便。当第1道结收紧后,应随之放开并抽出止血钳,结扎者打第2道结。遇到重要血管在打好第1道结后,应在原位稍微放开止血钳,以便第1道结进一步收紧,然后再夹住血管,打第2道结;重复上述步骤进行第2次结扎,必要时进行缝扎止血。

2)缝扎止血:适用于较大血管或重要部位血管出血。先用止血钳钳夹血管及周围少许组织,然后用缝针穿过血管端和组织并结扎,可行单纯缝扎或8字形缝扎。

4. 结扎

(1)单手打结法:其特点为简便迅速,故而常用。

(2)双手打结法:其特点为结扎较牢固,但速度较慢。

(3)器械打结法:即止血钳打结法,操作者用持针器或止血钳打结,适用于深部狭小手术视野的结扎、肠线结扎或结扎线过短时。

5. 缝合

(1)皮肤缝合选择三角针,组织缝合选择圆针,穿好合适型号的缝线。

(2)持针器夹针位置正确(于缝针的中后 1/4 ~ 1/3 处)。

(3)一只手持镊,另一只手持持针器,握持方法正确。

(4)缝合切口:缝合手法正确,垂直进针,旋转持针器顺缝针弧度将针穿过组织并到达出针点后,顺缝针弧度旋转拔出缝针,不留死腔。

(5)打结手法正确,两个单结绕线方向相反,拉线用力均匀,松紧适度。

(6)剪线手法正确(靠、滑、斜、剪),线头长短适中。

(7)针距、边距恰当。

操作流程图

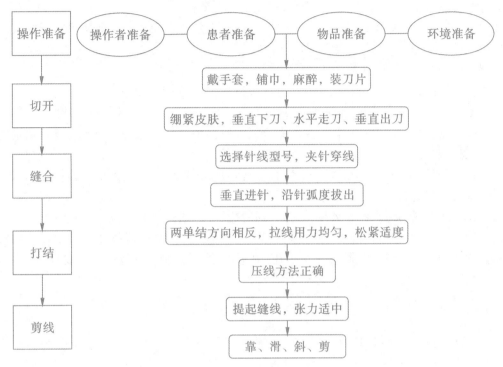

图 3-3 切开缝合、止血打结操作流程

评分标准

切开缝合、止血打结评分标准

◆ 注意事项

1. 切开皮肤时,一般方法为垂直下刀、水平走刀、垂直出刀,要求力度均匀,皮肤和皮下组织一次切开,避免多次切割和斜切。

2. 切开皮下组织、止血后,用治疗巾覆盖切口创缘四周,以避免深部组织污染。

3. 切开时应防止损伤深部组织器官。

4. 缝合方法种类繁多,不同部位、不同组织常采用不同的缝针、缝线及缝合方法。污染严重以及化脓感染的伤口,不能进行缝合。

5. 结扎常用的有方结、外科结、三重结。其中方结最为常用,对于大血管或有张力缝合后的多用外科结,对于较大的动脉及张力较大的组织缝合则多用三重结。

6. 打结要点:两手用力要相等,两手用力点及结扎点三点在一个面成一线,不能向上提拉,以免撕脱结扎点造成再出血。打第2道结时,第1道线结注意不能松扣。如打结不牢固,会引起术后出血以及瘘的产生,造成组织不愈合。

7. 无论打方结、外科结还是三重结时,前后手的方向必须相反。即两手前后交叉牵拉,否则即成滑结。

8. 打结时两手用力必须均匀,若仅拉紧其中1根,易形成滑结。

9. 单手打结时,切不可用同一操作方法进行两次,否则将形成假结。

10. 渗血较多时,可用热生理盐水纱布压迫创面3~5 min,可较快控制渗血。

11. 出血量大、病情危急时,可用纱布条或纱布垫填塞压迫止血,一般3~5 d病情稳定后再逐步取出。

12. 缝合时,应当对组织进行分层缝合,严密对合,勿留死腔,上述操作是保证伤口愈合的前提,不同的组织对合将导致伤口不愈合。

13. 根据不同的组织器官类型,选择适当的缝针、缝线和缝合方法。粗丝线可耐受较大的张力和避免脆性组织割裂;细丝线可减少组织反应;可吸收缝线在伤口愈合后被机体组织吸收而不留异物;无损伤针线可用于血管吻合,可避免在血管内壁形成血肿。

★ 思考题

题干:患者,男性,18岁,以"额头外伤2 h"为主诉入我院急诊科,询问病史得知患者头部撞击门把手,自行用纱布按压。经初步检查,去除纱布后可见左侧眉弓上方2 cm处一横行裂口,长约4 cm,有活动性出血(经探查确定为小动脉破裂)。

要求:作为操作者已完成外科手消毒,穿手术衣、戴无菌手套,并对患者伤口进行清洁及消毒铺巾,请进行下一步处理(入院时已经注射破伤风抗毒素)。

解题思路:根据题目提示,患者头部伤口可见小动脉破裂,需要结扎破裂的小动脉,并完成皮肤缝合和打结。

图片体表脓肿切
开引流术

第四节 体表脓肿切开引流术

◆ **临床情境**

患者,男性,33 岁,以"发现左臀部肿块伴低热 2 周"为主诉就诊,入院后给予抗感染治疗。今体格检查发现:左臀部外侧局部红肿,压痛明显,有波动感,与正常组织分界清楚。

请对患者左臀部肿块行进一步处理。

◆ **临床思维**

患者左臀局部感染,经抗感染治疗后,局部脓肿已有明显波动感,且与正常组织分界明显,可行脓肿切开,彻底清除脓液并引流,以减少毒素吸收,防止感染扩散。脓液做细菌培养及药敏试验,以进一步指导抗感染治疗。

◆ **适应证**

体表组织的化脓性感染伴脓肿形成。

◆ **禁忌证**

1. 全身出血性疾病。
2. 化脓性炎症早期,脓肿尚未形成,以及抗生素治疗有效,炎症有吸收消散趋势。

◆ **操作流程**

 操作准备

1. 操作者准备

(1)操作者着装符合上岗要求,洗手,戴帽子、口罩,特殊需要时穿戴其他防护用品。

(2)核对患者信息,了解患者病情,测量生命体征(体温、心率、血压、呼吸),评估全身状况。

(3)向患者解释操作的目的,告知其操作过程和可能的风险,说明需要配合的事项(操作过程中需保持体位,如有不适及时报告),签署知情同意书。

(4)掌握体表脓肿切开引流术操作相关知识、并发症的诊断与处理。

(5)术前协助患者体位摆放,剪去毛发,清洗局部皮肤,局部若涂有油质类药物时,可用松节油轻轻擦去。

2. 标准化病人准备

根据培训/考核要求,准备 SP。

3. 物品准备

（1）模型准备：脓肿切开模型或其他可满足操作需求的模型或模块。

（2）切开缝合包配置：弯盘 2 个、止血钳 2 把、组织钳 1 把、持针器 1 把、镊子 2 把、消毒杯 1 个、刀柄 2 个、线剪 1 把、组织剪 1 把、洞巾 1 个、治疗巾 1 个、纱布数块、灭菌指示卡等。

（3）其他：尖刀片、手术针线、无菌培养瓶、碘伏、利多卡因、注射器、无菌生理盐水、过氧化氢溶液、凡士林纱条、听诊器、血压计、无菌橡胶引流管、无菌手套、胶带、抢救车、生活垃圾桶、医疗废物桶、锐器收集盒等。

4. 环境准备

温度适宜，宽敞明亮，清洁干燥，适合无菌操作。

操作步骤

1. 体位及定位

根据脓肿部位协助患者取舒适体位，暴露手术部位。检查脓肿周围皮肤，触诊有波动感，确定脓肿范围及波动感最明显处，标记切口。

2. 消毒铺巾

（1）准备：操作者洗手，正确打开器械包，清点器械，投放无菌用品，正确戴无菌手套，在消毒小杯内放入数个棉球或纱布，助手协助倒入适量碘伏。

（2）消毒：使用碘伏消毒手术区域 3 遍（消毒范围应包括切口周围至少 15 cm，消毒方向由内向外）。

（3）铺巾：铺无菌洞巾，洞巾中心对准操作区域。

3. 麻醉

体表脓肿可采用利多卡因局部浸润麻醉，但应注意注射药物时应从远处逐渐向脓腔附近推进，避免针头接触感染区域。

4. 切开及排脓（深部脓肿宜先穿刺定位）

（1）在脓肿波动明显处，用尖刀做适当的刺入。然后用刀向上反挑一切口，可见脓液排出，注射器抽取适量脓液，做细菌培养及药敏试验。

（2）用纱布蘸尽脓液，以手指伸入脓腔，探查其大小、位置以及形状，据此考虑是否延长切口，并清除坏死组织。

（3）脓腔内有纤维隔膜将其分隔为多个小房者，应用手钝性分离，使其变为单一大脓腔，以利引流。

（4）生理盐水与过氧化氢溶液反复交替冲洗干净脓腔，无菌纱布覆盖，撤洞巾。

（5）更换手套，无菌纱布拭净脓腔，检查有无活动性出血。

（6）术中切忌动作粗暴而损伤血管导致大出血，或挤压脓肿造成感染扩散。

5. 引流

（1）脓液排尽后，应使用凡士林纱布引流。将凡士林纱布条一端送到脓腔底部，充填脓腔，纱条另一端留置于脓腔外。注意引流口宽松无狭窄，引流物不应填塞过紧。消毒切口，外部以无菌纱布包扎。

（2）术后第 1 天，更换包扎敷料及引流条，根据引流液量及脓腔愈合情况，逐步更换为盐水引流条，并最终拔除。

（3）因局部解剖关系切口不能扩大或脓腔过大者,可在两极做对口引流,充分敞开脓腔,以过氧化氢溶液和生理盐水冲洗脓腔。

6.标本处理

记录脓肿部位、大小、脓液量与性质,将脓液做细菌培养及药敏试验。

7.患者管理

协助患者整理衣物,恢复体位。向患者交代注意事项:保持敷料干燥清洁,定期换药,如有渗湿及时告知医护人员。

8.整理与记录

整理物品,垃圾分类放置。洗手,完成操作记录。

操作流程图

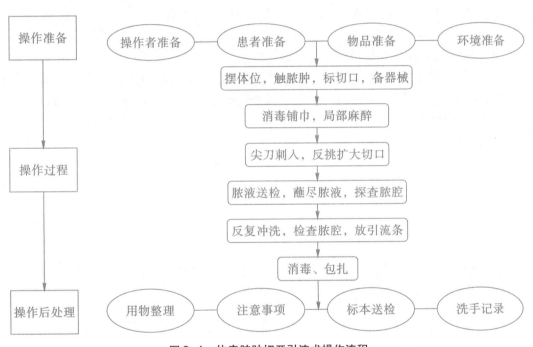

图3-4 体表脓肿切开引流术操作流程

评分标准

体表脓肿切开引流术评分标准

◆ **注意事项**

1.消毒应由相对清洁区向相对不洁区,若脓肿破溃应由外向内消毒。

2.在波动最明显处做切口。

3.切口至脓肿最低位,长度足够,以利引流。

4.切口方向选择与大血管、神经干、皮纹平行,避免跨越关节,以免瘢痕挛缩而影响关节功能。

5.切口不要穿过脓腔壁而达到正常组织,以免感染扩散。

6.脓肿切开后切口经久不愈,可能与脓腔引流不畅、异物存留或冷脓肿等有关。

7.彻底清除脓液时如遇脓腔出血过多,需填塞纱布或凡士林纱条压迫止血。

★ **思考题**

题干:糖尿病患者,男性,60 岁,发现背部肿块伴低热 2 周,已抗感染治疗 1 周,局部红肿、疼痛、有明显波动感,与正常组织分界清楚。B 超提示背部肌层可见液性暗区,提示脓肿形成。

要求:对患者肿块行进一步处理。

解题思路:糖尿病患者,B 超提示脓肿已形成,需将脓肿切开进行排脓、引流,必要时需使用"+"或者"++"切口,积极抗感染治疗,并同时加强基础疾病控制。

图片换药与
拆线术

第五节　换药与拆线术

一、换药术

◆ **临床情境**

患者,男,65岁,3 d前行"腰椎间盘摘除+椎间融合内固定术",术后患者一般情况良好,既往体健,无高血压、糖尿病等其他疾病。

请对患者伤口进行适当处理。

◆ **临床思维**

患者3 d前行"腰椎间盘摘除+椎间融合内固定术",该手术不经过炎症区域、呼吸道、消化道及泌尿生殖道等,为Ⅰ类手术切口,患者术后一般情况良好,如无特殊反应,应为无菌伤口,可行常规换药,并注意观察伤口愈合情况。

◆ **适应证**

1. 术后无菌伤口,如无特殊反应,3 d后第1次换药。

2. 伤口有血液或液体流出,需换药检视并止血。

3. 感染伤口,分泌物较多,需每天换药。

4. 新鲜肉芽创面,隔1~2 d换药。

5. 严重感染或置引流管的伤口及粪瘘等,应根据引流量的多少决定换药的次数。

6. 有烟卷、皮片、纱条等引流物的伤口,换药1~2次/d,以保持敷料干燥。

7. 硅胶管引流伤口,隔2~3 d换药1次,引流3~7 d更换或拔除时给予换药。拔除引流管后需置入纱条引流,避免引流口皮肤过早闭合、引流不畅,影响痊愈。随后伴随每日引流物的减少,换药至伤口愈合。

◆ **操作流程**

 操作准备

1. 操作者准备

(1)操作者着装符合上岗要求,洗手,戴帽子、口罩,特殊需要时穿戴其他防护用品。

(2)核对患者信息,了解伤口情况,告知患者换药的目的、操作过程及可能出现的情况。

（3）协助患者采取相对舒适、适宜操作的体位，注意保护患者隐私，注意保暖，避免患者着凉；对于伤口较复杂或疼痛较重的情况，可适当给予患者镇痛或镇静药物应用，以解除患者的恐惧及不安。

2. 标准化病人准备

根据培训/考核要求，准备 SP。

3. 物品准备

（1）模型准备：多功能模拟人或其他可满足操作需求的模型。

（2）换药包配置：弯盘 2 个、镊子 3 把、线剪 1 把、纱布数块等。

（3）碘伏、生理盐水、无菌棉球若干、无菌桶及持物钳、根据伤口所选择的无菌敷料、胶带、无菌手套、引流物、凡士林纱条、探针、注射器、汽油或松节油、无菌棉签、手消毒剂、医疗废物桶、生活垃圾桶等。

（4）根据伤口需要酌情备用胸、腹带或绷带。必要时备酒精灯、火柴、穿刺针等。

4. 环境准备

温度适宜，宽敞明亮。根据用品多少、参与人员多少、伤口大小及操作的复杂程度，可选择在病房或换药室进行。一些需要辅以麻醉措施的换药，必要时需要进入手术室进行。

操作步骤

1. 一般换药方法

（1）揭去敷料，暴露伤口：在做好换药准备后，用手揭去外层敷料，将污染敷料内面向上放在弯盘中，再用镊子轻轻揭去内层敷料。如分泌物干结致敷料黏附于伤口，可用盐水湿润后再揭下，以免损伤肉芽组织和新生上皮。

（2）观察伤口，了解渗出：关注揭下敷料吸附的渗出物，观察伤口有无红肿、出血，有无分泌物及其性质，注意创面皮肤、黏膜、肉芽组织的颜色变化。如有引流管，还要注意观察引流管状况。

（3）清理伤口：用双手执镊操作法，一把镊子可直接接触伤口，另一把镊子专用于从换药碗中夹取无菌物品，递给接触伤口的镊子（两镊不可相碰，镊子尖应保持尽量向下）。先以碘伏棉球自内向外消毒伤口周围皮肤 2 次（如引流管周围有分泌物，在消毒皮肤时暂不触及，需另用碘伏棉球擦拭引流管周围分泌物并消毒），然后以盐水棉球轻轻拭去伤口内脓液或分泌物，拭净后根据不同伤口，适当安放引流物（纱布、凡士林纱布条、皮片或引流管）。

（4）覆盖伤口，固定敷料：根据引流物种类或伤口渗出程度决定所需纱布量，盖上无菌干纱布，以胶带粘贴固定，胶带粘贴方向应与肢体或躯体长轴垂直。一般情况下，敷料宽度占粘贴胶带长度的 2/3，胶带距敷料的边缘约 0.5 cm 或使用无菌敷贴覆盖。如创面广泛、渗液多，可加用棉垫。关节部位胶带不易固定时可用绷带包扎。

2. 缝合伤口的换药

(1)更换敷料:一般在缝合后第3天检查有无创面感染现象。如无感染,切口及周围皮肤消毒后用无菌纱布盖好,对缝线有脓液或缝线周围红肿者,应挑破脓头或拆除缝线,按感染伤口处理,定时换药。

(2)引流:对于手术中渗血较多或有污染、放置皮片或硅胶管引流的伤口,如渗血、渗液湿透外层纱布,应随时更换敷料。盖纱布时,先将若干纱布用剪刀剪一"Y"形缺口,夹垫于引流管与皮肤之间以免管壁折叠、皮肤受压造成坏死。

(3)取出引流物:引流物(如皮片、硅胶管等)一般在手术后24~48 h取出,局部以碘伏消毒后,更换无菌敷料。烟卷引流在换药时,要一只手用镊子夹住其边缘,适度上下提拉,同时用针筒插入中央乳胶管抽吸积液。如需更换,须在术后5~7 d待窦道形成后方可实行。拔除后应先以纱条引流替代,视伤口渗出量多少决定纱条是否可以取出。"T"形引流管一般在术后2~3周视全身和局部引流状况给予拔除,必要时需行造影确认是否可以拔管。双套管的更换或拔除则视患者局部引流状况而定,最好在术后5~7 d以后更换。

(4)伤口异常:如果患者伤口疼痛或3~4 d后尚有发热,应及时检查伤口是否有感染的可能。一般手术后2~3 d,由于组织对缝线的反应,针眼可能稍有红肿,可用碘伏湿敷;如见针眼有小水疱,应提前拆去此针缝线;如局部红肿范围大,并触到硬结,甚至波动,应提前拆除缝线,伤口敞开引流,按感染伤口处理。

(5)拆线:详见后续拆线部分内容。

3. 不同创面的换药

(1)浅、平、洁净的创面:用无菌盐水棉球拭去伤口渗液后,干纱布保护,1~2 d换药1次。

(2)肉芽过度生长的创面:正常的肉芽色鲜红、致密、洁净、表面平坦、易出血。如发现肉芽色泽淡红或灰暗,表面呈粗大颗粒状,水肿发亮高于创缘,可将其剪除,再用盐水棉球拭干,压迫止血;若肉芽轻度水肿,可用3%~10%高渗盐水湿敷。

(3)脓液或分泌物较多的创面:此类伤口宜用消毒溶液湿敷,以减少脓液或分泌物。湿敷药物视创面情况而定,可用1:5 000呋喃西林或漂白粉硼酸溶液等。每天换药2~4次,同时可根据创面培养的不同菌种,选用敏感的抗生素。对于有较深脓腔或窦道的伤口,可用生理盐水或各种有杀菌去腐作用的溶液进行冲洗,伤口内放置适当的引流物。

(4)慢性顽固性溃疡:此类创面由于局部循环不良、营养障碍、早期处理不当或特异性感染等原因,长期溃烂,久不愈合。处理此类创面时,首先找出原因,改善全身状况。搔刮创面、红外线照射、高压氧治疗、局部用生肌散等,都有利于促进肉芽生长。

4. 患者管理

覆盖敷料,垂直肢体长轴粘贴胶带。协助患者整理衣物,恢复体位,交代注意事项。

5. 整理与洗手

整理用物,垃圾分类处理,洗手。

操作流程图

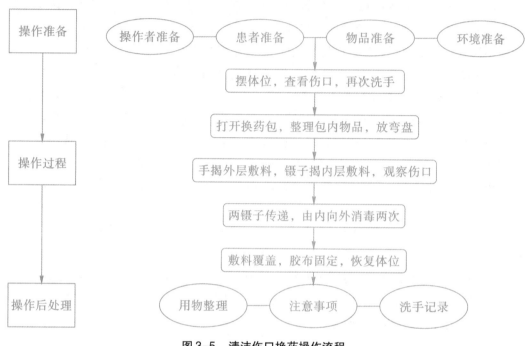

图3-5　清洁伤口换药操作流程

评分标准

清洁伤口换药评分标准

◆ **注意事项**

1. 严格执行无菌操作技术:操作前做好手卫生。凡接触伤口的物品,均须无菌,防止污染及交叉感染。各种无菌敷料从容器中取出后,不得放回。污染的敷料须放入弯盘或污物桶内,不得随便乱丢。

2. 换药次序:给多个患者换药时,每个换药操作前、后均要规范洗手,先处理清洁伤口,再处理污染伤口,避免交叉感染。对特异性感染伤口,如气性坏疽、破伤风等,应在最后换药或指定专人负责。

3. 特殊感染伤口的换药：如气性坏疽、破伤风、铜绿假单胞菌等感染伤口，换药时必须严格执行隔离技术，除必要物品外，不带其他物品。用过的器械要专门处理，敷料要焚毁或深埋。

4. 换药时伤口分泌物识别：①血液，血性、淡血性、鲜红血性、陈旧血性；②血浆，淡黄色清亮液体；③脓液，颜色、气味、黏稠度等根据细菌种类而不同；④空腔脏器漏出液，胆汁、胰液、胃肠道液体和尿液等。

◆ 知识拓展

1. 常用引流物

（1）凡士林纱条：用于新切开的脓腔或不宜缝合的伤口。优点是保护肉芽和上皮组织，不与创面粘连，易于撕揭而不疼痛。缺点是不易吸收分泌物，不适宜渗出物较多或深部伤口。

（2）纱布引流条：生理盐水或药液浸湿后的纱布条对脓液有稀释和吸附作用。用于切开引流后需要湿敷的伤口。

（3）硅胶引流条：用于术后渗血或脓腔开口较小的伤口。

（4）烟卷引流：将纱布卷成长形作引流芯，然后用乳胶皮片包裹，形似香烟。主要利用管芯纱布的毛细管作用引流，质地柔软，表面光滑，多用于腹腔引流或肌层深部脓肿的引流。

（5）硅胶引流管：用于腹腔引流、深部感染引流，或预防深部感染。

（6）双腔引流管：为平行的管，顶端均有数个侧孔，一个管进空气，另一个管用于引流。

（7）双套引流管：是将一根细的引流管套入另一根粗的引流管，各自的顶端也均有数个侧孔，粗管可进入空气，细管用于引流。双腔管和双套管主要用于腹腔内较深部位和分泌物持续大量产生区域的引流。有的双套管在粗细管间还有一根毛细管，可用于持续滴注药物或冲洗液。

（8）特殊管状引流物：多为适应某些空腔脏器的特点或特殊的引流功能要求而制。如"T"形管引流，专门用于胆管引流；蕈状导尿管引流，用于膀胱及肾盂造口，也用于胆囊造口的引流。

2. 引流物的选择、放置与拔除

（1）引流物的选择：①切口内少量渗液用硅胶皮条引流物；②脓液较多时用烟卷引流；③脏器腔内或腹腔引流用硅胶管、双腔或双套管引流；④脓腔引流用硅胶皮条、凡士林纱条或纱布引流条引流。

（2）引流物的放置：①脓腔应先排净脓液，清洗，吸干余液后再放引流物；②探明伤口深度、方向、大小，将引流物一端放置于底部，向上稍拔出少许，使之与底部肉芽稍有距离，另一端放在伤口的浅面以利肉芽由底部向上生长；③腹腔引流最好应另做切口引出，以免影响主要切口的愈合;④纱布引流时应去除碎边,以防异物遗留在伤口内;⑤引流物应妥善固定;⑥长期放置引流物时,应定期更换引流物。

（3）引流物的拔除:①术后预防性引流一次性拔除;②脓腔引流逐渐拔除;③拔除时去除固定缝线,松动、旋转,使其与周围组织充分分离;④多条或多根引流物应逐条或逐根拔除;⑤应注意拔除引流物的数量、完整性,注意有无残留物。

★ **思考题**

题干:患者,男,69岁,2 d前行"腰椎管扩大减压术",目前患者生命体征稳定,切口无明显渗血、渗液,24 h引流量50 mL,为血性液体。

要求:对患者手术切口行正确处理。

解题思路:患者术后2 d,切口无明显渗血、渗液,24 h引流量50 mL,为血性液体,排除脑脊液漏,可给予拔除引流管。应正确消毒切口及引流管后予以拔管,拔管后注意对手术切口再次消毒。

二、拆线术

◆ 临床情境

患者,男,65岁,于8 d前行"胃癌根治术"。术后患者恢复顺利,手术切口无明显渗出,无线头反应。请对患者伤口进行适当处理。

◆ 临床思维

患者8 d前经行"胃癌根治术",现患者手术切口无明显渗出,无线头反应,证明伤口愈合良好,已满足拆线要求。可对患者伤口常规消毒后进行拆线,拆线完毕后再次消毒,无菌纱布覆盖伤口。

◆ 适应证

1. 正常手术切口,已到拆线时间,切口愈合良好,局部及全身无异常表现者。

2. 拆线时间头面颈部手术后4~5 d;下腹部、会阴部手术后6~7 d;胸部、上腹部、背部、臀部手术后7~9 d;四肢手术后10~12 d;近关节处手术和减张缝线需14 d。

3. 术后伤口有红、肿、热、痛等明显感染者,应提前拆线。

◆ 操作流程

操作准备

1. 操作者准备

（1）操作者按上岗要求穿工作衣，洗手，戴帽子、口罩，特殊情况按要求穿防护服，检查并修剪指甲。给多个患者拆线操作时，每个操作前、后均要规范洗手。

（2）核对患者信息，了解伤口愈合情况，告知患者拆线换药的目的、操作过程及可能出现的情况。

（3）协助患者采取相对舒适、适宜拆线操作、伤口暴露最好的体位，注意保护患者隐私，注意保暖，避免患者着凉；如拆线过程较复杂或有不适，操作之前需要给予充分的解释，以解除患者的恐惧并获得更好的配合。

2. 标准化病人准备

根据培训/考核要求，准备 SP。

3. 物品准备

（1）模型准备：多功能模拟人或者其他可满足操作需求的模型或模块。

（2）拆线包：弯盘 2 个、镊子 3 把、线剪 1 把、纱布数块、灭菌指示卡等。

（3）其他：碘伏、生理盐水棉球、根据伤口所选择的敷料、胶带卷、无菌手套、手消毒剂、医疗废物桶、生活垃圾桶等。

4. 环境准备

温度适宜，光线充足，根据拆线部位和操作的复杂程度，可以选择在病房或换药室进行。

操作步骤

1. 消毒

取下切口上的敷料，依次用碘伏由内至外消毒缝合切口及周围皮肤 5～6 cm，待干。

2. 剪线

用镊子夹起线头轻轻提起，把埋在皮内的线段拉出针眼之外 1～2 mm，将剪尖插进线结下空隙，紧贴针眼，在由皮内拉出的部分将线剪断。

3. 拉线

随即将皮外缝线向切口的缝线剪断侧拉出，动作要轻巧。如向对侧硬拉可能因张力原因使切口被拉开，且造成患者疼痛。

4. 覆盖

碘伏消毒，覆盖敷料，胶带固定。

5. 患者管理

协助患者整理衣物,恢复体位,交代注意事项。

6. 整理与洗手

整理用物,垃圾分类处理,洗手。

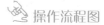 操作流程图

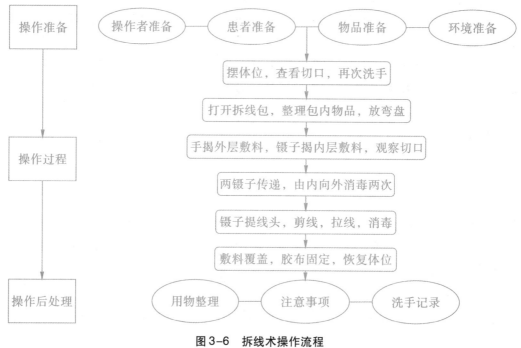

图3-6 拆线术操作流程

评分标准

拆线术评分标准

◆ 注意事项

1. 延迟拆线的指征:①严重贫血、消瘦,轻度恶病质者;②严重失水或水、电解质紊乱尚未纠正者;③老年体弱及婴幼儿患者伤口愈合不良者;④伴有呼吸道感染,咳嗽没有控制的胸、腹部切口;⑤切口局部水肿明显且持续时间较长者;⑥有糖尿病史者;⑦服用糖皮质激素者;⑧腹内压增高,大量腹水等。

2.**间断拆线**:对于切口长、局部张力高,患者营养情况较差以及有其他不利于切口愈合因素的患者,在到了常规拆线时间时,有时可先间断拆去一半的缝线,余下的在 1～2 d 后拆除。这样既可以减轻延迟拆线造成皮肤针眼瘢痕,也可以确保切口的安全愈合。

3.**蝶形胶带的使用**:拆线后如发现切口愈合不良、裂开,可用蝶形胶带在酒精灯火焰上消毒后,将切口两侧拉合固定,包扎。

4.拆线后切口 24 h 内避免沾湿;短期(6～8 周)内避免剧烈活动,以免由于张力变化对伤口形成不利的影响。老年、体弱和服用糖皮质激素者的活动更为延后。

★**思考题**

题干:患者,女,85 岁,因左侧股骨转子间骨折行"左侧人工股骨头置换术"。患者体胖,术中为充分暴露手术部位,手术切口长约 18 cm。术后对患者切口行常规换药,伤口张力较大,未见红肿、渗出等异常情况。

要求:今天为术后第 14 天,请对患者切口行适当处理。

解题思路:关节部位手术切口一般拆线时间为术后 14 d,但考虑患者为老年女性,手术切口较长,同时患者体胖导致切口张力较大,应行间断拆线,评估切口情况,2 d 后再将缝线全部拆除。

图片体表肿
物切除术

第六节　体表肿物切除术

◆临床情境

患者,女,50岁,2 d前因背部脂肪瘤来我院,拟行"背部脂肪瘤切除术"。已完善血常规、凝血功能、传染病、胸片及心电图等术前检查,均无明显异常,请行进一步处理。

◆临床思维

患者脂肪瘤可按照体表肿物切除流程进行操作,已完善术前检查,排除禁忌,操作过程中注意正确进行局部麻醉,完整切除瘤体,遵守无菌原则,切除组织后送病理检查。

◆适应证

全身各部位的体表肿物,如皮脂腺囊肿、表皮样囊肿、皮样囊肿、腱鞘囊肿、扁平疣等,以及一些体表的良性肿瘤,如纤维瘤、脂肪瘤、表浅血管瘤等。

◆禁忌证

1.全身出血性疾病者。
2.肿物合并周围皮肤感染情况者。

◆操作流程

 操作准备

1.操作者准备

(1)操作者着装符合上岗要求,洗手,戴帽子、口罩,特殊需要时穿戴其他防护用品。

(2)核对患者信息,测量生命体征(心率、血压、呼吸等),完善必要的相关辅助检查,评估全身状况,确定对手术的耐受性。

(3)向患者解释操作目的、操作过程和可能的风险;告知需要配合的事项(操作过程中需保持体位,如有头晕、心悸、气促等不适及时报告),取得患者配合并签署知情同意书。

(4)嘱患者术前清洗局部,剪去毛发,局部若涂有油类药物时,可用松节油轻轻擦去,术前协助患者摆放体位。

(5)掌握体表肿物切除术相关操作知识、并发症的诊断与处理方法。

2.标准化病人准备

根据培训/考核要求,准备SP。

3.物品准备

（1）模型准备:体表肿物切除模型或者其他可满足操作需求的模型或模块。

（2）切开缝合包配置:弯盘2个、止血钳2把、组织钳1把、持针器1把、镊子2把、消毒杯1个、刀柄2个、线剪1把、组织剪1把、洞巾1个、治疗巾1个、纱布数块、灭菌指示卡等。

（3）其他:尖刀片、圆刀片、手术针线、培养瓶、碘伏、利多卡因、注射器、注射用生理盐水、福尔马林(甲醛)溶液的标本瓶、抢救车、听诊器、血压计、无菌手套、胶带、手消毒剂、医疗废物桶、生活垃圾桶、锐器收集盒等。

4.环境准备

温度适宜,宽敞明亮,屏风遮挡。

操作步骤

1.体位定位

根据体表肿物部位协助患者取舒适体位,触摸肿物情况并标记切口位置。

2.消毒铺巾

（1）准备:操作者外科手消毒,戴手套,在消毒杯内放入数个棉球或纱布,助手协助倒入适量碘伏。

（2）消毒:使用碘伏由内向外消毒手术切口周围至少15 cm区域,消毒2~3遍。

（3）铺巾:铺无菌洞巾,切口位于洞巾中心。

3.麻醉

在肿物周围使用利多卡因行局部浸润麻醉,拟行皮肤切口处加做皮内麻醉。

4.肿物切除

（1）根据肿物大小不同而采用梭形或纵行切口(手术切口应平行于皮纹方向,避开关节、血管等部位)。

（2）待局部麻醉起效后,切开皮肤,将一侧皮缘提起,沿肿物或囊肿包膜外做钝性或锐性分离。

（3）按相同方法分离肿物的另一侧及基底部,直到肿物完整摘除。对于囊肿而言,若分离时不慎剥破囊肿,应先用注射器抽吸留取内容物后再用纱布擦除,然后继续将囊肿完全切除。如果是腱鞘囊肿,需将囊肿连同其颈部的病变组织以及周围部分正常的腱鞘与韧带彻底切除,以减少复发机会。

（4）缝合切口:一般不放置引流物,根据肿物部位,多于术后5~7 d拆线。

5.标本处理

记录肿物的位置、外形、大小、质地、表面是否光滑及与周围组织的毗邻关系等;若为囊肿,还需描述囊壁及囊内容物情况。将标本置于福尔马林溶液标本瓶中,送病理检查。

6.患者管理

协助患者整理衣物,恢复体位。交代注意事项:保持敷料干燥清洁,定期换药,如有渗湿及时告知医护人员,等待病理结果。

7.整理与洗手

整理用物,垃圾分类处理,洗手。

8. 记录

完成操作记录,记录肿物的位置、外形、大小、硬度、性质及与周围组织毗邻关系等。

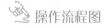 操作流程图

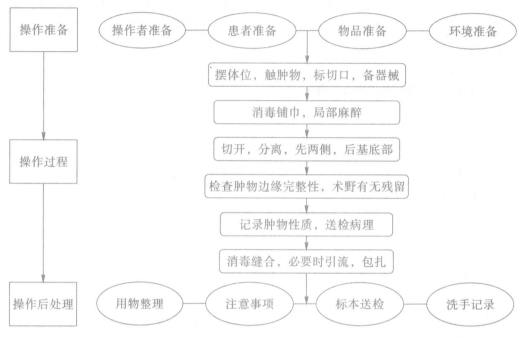

图 3-7 体表肿物切除术操作流程

 评分标准

体表肿物切除术评分标准

◆ 注意事项

1. 若肿块病理检查结果为恶性,需再次手术扩大切除范围,或行相关后期治疗。

2. 合并感染的体表肿物(如皮脂腺囊肿),术后易发生切口感染,可考虑术中引流(如橡皮片引流)。

3. 若皮脂腺囊肿术中破裂,则极易复发。

◆ 并发症

1. 出血:出血少,可以局部加压包扎;出血多,需打开切口止血。

2. 感染:局部热敷,更换敷料,必要时伤口引流及使用抗生素。

3. 复发:了解病变性质后,再次行手术治疗。

★ 思考题

题干:患者,女,30 岁,左肩部可见一海绵状血管瘤,大小约 3.0 cm×2.0 cm,拟行手术切除。

要求:请为患者行体表肿物切除。

解题思路:患者体表血管瘤,可行体表肿物切除术,操作应严格遵循无菌原则,注意保护患者隐私,体现人文关怀,避免并发症的发生。

第七节　胸腔闭式引流术

一、胸腔闭式引流管置入术

◆ 临床情境

患者,男,21 岁,瘦高体型,3 h 前剧烈运动后出现右侧胸痛伴胸闷,急来我院就诊。入院体格检查:急性面容,呼吸 22 次/min,心率 93 次/min,血压 132/84 mmHg,右侧胸廓饱满,呼吸活动度降低,叩诊呈鼓音,呼吸音减弱。胸部正位片提示右肺萎陷,压缩 60%,胸膜腔积气。

诊断明确后,请对患者行进一步治疗。

◆ 临床思维

患者瘦高体型,剧烈运动后出现单侧胸痛,体格检查示右侧胸廓饱满、叩诊鼓音、呼吸音减弱,提示自发性气胸。胸部正位片示肺压缩 60%,可明确诊断为右侧大量自发性气胸。对于此类患者,入院后应立即给予吸氧、心电监护等一般处理,同时为充分引流胸腔内积气、促进肺复张,需要尽早行胸腔闭式引流术,手术切口应选择右侧锁骨中线与第 2 肋间隙交点处。

◆ 适应证

1. 中等或者大量自发性气胸,开放性气胸,张力性气胸。

2. 复发性气胸或者经胸膜腔穿刺抽气后肺复张不满意。

3. 医源性损伤所致气胸。

4. 在机械通气治疗中出现气胸,但仍须进行机械辅助呼吸。

5. 顽固性气胸,需胸腔内注药行胸膜固定术治疗。

6. 中等量以上血胸或者血气胸。

7. 气胸合并胸腔内感染,疑有早期脓胸。

8. 急性或慢性脓胸,需引流胸腔内脓液。

9. 伴支气管胸膜瘘或食管胸膜瘘的脓胸或脓气胸。

10. 大量或者顽固性胸腔积液需彻底引流,以便于诊断和治疗(特别是 pH 值<7.2,葡萄糖<40 mg/dL,LDH>1 000 IU)。

11. 保守治疗无效的乳糜胸,需要引流乳糜或者胸膜固定。

12. 开放或者胸腔镜手术致胸膜腔开放,术后需置管引流。

13. 恶性肿瘤胸膜转移,需胸膜腔内注射药物行抗肿瘤治疗。

◆ **禁忌证**

1. 有凝血功能障碍。

2. 重症血小板减少。

3. 正在接受抗凝治疗,有出血倾向。

4. 肝性、肾性胸腔积液,持续引流将导致大量蛋白质和电解质丢失,手术要慎重。

5. 胸腔广泛粘连及多灶性包裹性积液。

6. 纤维板形成后的结核性脓胸。

7. 主支气管阻塞伴全肺不张。

8. 巨大肺大疱,操作时有可能导致大疱破裂为相对禁忌证。

9. 胸部外伤,置管时需警惕是否合并膈肌破裂。

◆ **操作流程**

 操作准备

动画胸腔闭式引流

1. 操作者准备

(1)操作者着装符合上岗要求,洗手,戴帽子、口罩及无菌手套,特殊需要时穿戴其他防护用品。

(2)了解病史并对患者进行详细胸部体格检查,测量心率、血压、呼吸等生命体征,必要时监测血氧饱和度,结合影像学资料及体格检查阳性体征,再次确认手术部位。

(3)向患者解释胸腔闭式引流术的目的、操作过程、潜在的手术风险,消除患者的恐惧、焦虑情绪,争取患者的配合,告知胸腔穿刺术、胸腔探查术等备选治疗方案,签署知情同意书。

(4)掌握胸腔闭式引流术操作的相关知识,能正确诊治常见并发症;张力性气胸应首先行胸膜腔穿刺术,胸腔抽气减压,生命体征平稳后尽早行闭式引流术;外伤性血胸还应补液治疗以维持循环功能。

2. 标准化病人准备

根据培训/考核要求,准备SP。

3. 物品准备

(1)模型准备:胸腔闭式引流模型或者其他可以满足操作需求的模型。

(2)胸腔闭式引流手术包配置:弯盘2个、止血钳2把、持针器1把、镊子2把、消毒杯1个、刀柄1个、线剪1把、洞巾1个、治疗巾1个、纱布数块、灭菌指示卡等。

(3)其他:尖刀片、圆刀片、手术针线、碘伏、利多卡因、注射器、胸腔闭式引流装置、胸腔闭式引流管(气胸选择24～28 F引流管、胸腔积液选择28～32 F引流管、脓胸选择32～36 F引流管)、胸腔闭式引流连接配套管、治疗床、抢救车、无菌手套、无菌纱布、无菌生理盐水、无菌棉签、胶带、手消毒剂、医疗废物桶、生活垃圾桶、锐器收集盒等。

4. 环境准备

温度适宜,宽敞明亮,屏风遮挡。

操作步骤

1. 体位

根据患者情况采取坐位或者半坐位,取半坐位时协助患者靠近床旁,利于操作,上肢抬高抱头或者置于胸前,头转向对侧。部分体位受限患者,亦可在侧卧位或者半侧卧位进行。操作时需要注意的是,这种体位下患者膈肌位置稍高,穿刺时注意避免损伤膈肌及膈下器官,如肝、脾等。

2. 切口选择

(1)操作前再次核对患者信息、病变左右侧。

(2)通过叩诊、听诊结合胸部 X 射线或 CT 片,确定切口位置。

(3)手术切口选择:气胸手术切口推荐选择锁骨中线第 2 肋间,此处远离锁骨下血管及胸廓内动静脉,穿刺相对安全。表面无厚大的胸大、小肌群覆盖,穿刺路线较短,且置管后不易移位或者脱落。胸腔积液者肋间切口一般可选择腋前线第 4、5 肋间,此处位于由背阔肌前缘、胸大肌外侧缘、经乳头的水平线所构成的"安全三角"内,肌肉相对少。也可选择腋中线第 6、7 肋间,此处可作为日后做进一步胸腔镜探查手术的观察孔。脓胸手术切口宜选择胸腔最低位肋间引流,往往需要依据超声、CT 等影像学检查协助定位。此外,部分患者的气胸、胸腔积液可呈包裹性,可参考脓胸手术的定位原则选择合理的手术切口。膈神经受损、膈疝等情况下,手术切口选择时需认真规划,避免造成其他损伤。

3. 消毒、铺巾

以切口为中心,由内向外消毒切口及周围皮肤,消毒范围距切口≥15 cm,消毒 3 次,不留空隙。铺无菌洞巾,切口位于洞巾中心。

4. 麻醉

用注射器吸入利多卡因,注入皮下,形成皮丘;沿切口方向,形成一个约 2.0 cm 长局部皮肤麻醉区域;沿切口逐层浸润麻醉各层组织,直至肋骨骨膜,注射时注意回抽,避免穿刺进入血管;再斜向上进针,针尖行走于肋骨上缘,进针过程始终保持负压,当负压降低、出现落空感时提示已经进入胸膜腔,此时退针少许,将剩余利多卡因注入以麻醉胸膜,麻醉完毕。为了验证穿刺位置,以注射器进行回抽,可有积液或气体抽出。

5. 切口、分离

(1)沿皮肤麻醉区域,平行于肋间做 1.0~2.0 cm 的切口,切开皮肤、皮下浅筋膜。

(2)中号止血管钳伸入切口,两把交替,平行于肋间钝性分开胸壁各层肌肉,斜行向上向内逐渐分离,止血钳尖端置于肋骨上缘,继续向深部分离肋间肌直至胸膜,注意避免损伤肋间神经及血管束。

(3)止血钳刺破壁层胸膜,此时可有明显突破感,提示已经进入胸膜腔,切口中有液体溢出或气体喷出,注意止血钳尖勿伤及肺组织,同时注意保护操作者,避免职业暴露。

(4)如胸腔内有局部粘连(如包裹性积液),可以用戴无菌手套的手指循通道进入胸腔,分离可能存在的粘连,保证引流效果。

6. 置管

(1)用一把止血钳撑开、扩大创口,用另一把止血钳沿长轴夹住引流管前端,顺着撑开的止血钳将引流管送入胸腔,前端朝向胸膜腔顶部,在患者呼气时引流管内出现雾气或有大量积液外流,可确认引流管前段已置入胸腔。

(2)调整引流管置入深度,确认所有侧孔均在胸膜腔内,一般其末端侧孔距皮缘至少3 cm,为了防止侧孔退出到皮下引起皮下气肿,5 cm 以上的深度较为合适。如用蕈形管做引流,则使蕈形头刚好留在胸腔内。

(3)退出止血钳,助手协助把引流管远端接水封瓶或闭式引流袋,水面没过管腔下端3～4 cm,观察水柱波动是否良好,必要时调整引流管的位置。

7. 固定引流管

用皮针、缝线紧密缝合切口1～2针,并用缝线将引流管固定于胸壁,局部消毒,置管处用无菌开口辅料覆盖,胶带固定。

8. 穿刺后的观察

(1)症状:有无心悸、气促、胸痛、头晕,有无咳嗽及咳泡沫样痰等症状。

(2)体征:有无皮下气肿、面色苍白、呼吸音减弱、血压下降等。

(3)必要时术后立即行胸部 X 射线或者超声检查以评价引流管位置,评估胸腔残余积液、积气量。

9. 患者管理

协助患者整理衣物,恢复体位。交代注意事项:引流瓶放置于低垂部位,保持引流通畅,适当锻炼呼吸功能,及时换药,定期复查胸片。

10. 整理与洗手

整理物品,垃圾分类处理,洗手。

11. 记录

完成操作记录,记录引流物的性状及引流量。

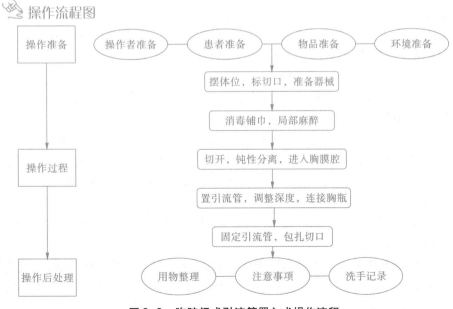

操作流程图

图 3-8　胸腔闭式引流管置入术操作流程

评分标准

胸腔闭式引流管置入术评分标准

◆ **注意事项**

1. 置管后及时复查 X 射线片或 CT 以明确肺复张情况及引流管位置,若怀疑引流不通畅,临床症状未缓解时应立即复查;应注意观察胸腔漏气情况、水封瓶中液体波动情况及引流液的性状及引流量。

2. 避免引流管打折、扭曲,尽量不要夹闭。定期挤压引流管以保持管腔通畅。如为单腔引流瓶,不宜抬高超过置管平面以防引流液倒流入胸腔。

◆ **并发症**

1. 胸膜反应:穿刺时或者置管过程中及胸腔置管后出现心悸、气促、头晕,面色苍白、血压下降,需考虑胸膜反应,应立即停止操作,平卧、吸氧、皮下注射 0.1% 肾上腺素0.3 ~ 0.5 mL。

2. 出血:多由引流的位置靠近肋骨下缘,损伤肋间血管所致,少数由引流管所致胸腔内粘连带断裂。亦偶有损伤膈肌血管或患者凝血功能差。极端情况下可由直接损伤心脏、大血管引起。主要表现为活动性出血,出现低血压、出血性休克,需要输血、输液,甚至胸腔镜或开胸探查止血。设计切口时应该仔细规划,置管时需轻柔、细致操作,将损伤概率降至最低。

3. 引流不畅或皮下气肿、积液:多由于插管的深度不够或固定不牢致使引流管或其侧孔位于胸壁软组织中,或引流管被凝血块、纤维素条索堵塞。引流管连接不牢,大量漏气也可造成皮下气肿。置管后需稳妥固定,防止引流管移位。血胸或者引流内容物为稠厚的脓液时,需定期挤压引流管,谨防堵塞。部分情况下,需调整引流管位置甚至重新置管或胸带加压包扎。

4. 复张性肺水肿:对于肺萎陷时间较长者,大量排出积气或积液后,受压肺泡快速复张后引起复张性肺水肿,患者突然出现气促、咳泡沫样痰等症状。置管后排放气体或液体速度不能过快,交替关闭、开放引流管,可预防肺水肿及纵隔摆动的发生。治疗以限制液体入量、利尿为主,必要时可给予小剂量激素。

5. 肺不张:对于肺受压时间过长、实变或肺内存在严重漏气者可能出现复张欠佳,需长期带管或进一步手术。

6. 重要脏器损伤:穿刺过于暴力可能致肺损伤;穿刺置管部位选择过低,可能有损伤肝、脾、膈肌的危险。故应尽量避免暴力置管操作,尽可能避免在肩胛下角线第 9 肋间和腋后线第 8 肋以下操作,胸腔粘连者建议在 B 超或 CT 引导下放置引流管。

7.其他并发症:包括心律失常、胸痛、局部皮肤感染,予对症处理。

◆ 知识拓展

1.Seldinger 置管法:适用于体质较差患者、非交通性气胸患者或者意图引流浆液性胸腔积液者。常规皮肤消毒、铺巾,局部麻醉,穿刺针连接 5 mL 注射器,自体表定位点穿刺,负压状态下进针,有落空感时提示进入胸膜腔,此时可抽出气体、液体或者脓液。自穿刺针侧孔或者尾部向胸膜腔内置入导丝 10～15 cm 后退出穿刺针,用尖刀片扩大皮肤切口,扩张器扩张穿刺孔道后退出扩张器,循导丝向胸膜腔置入导管,调整合适深度后退出导丝,导管连接胸腔闭式引流瓶或者引流袋,利用缝线将引流管固定于胸壁,局部消毒,置管处用无菌开口敷料覆盖,胶带固定。

2.套管针穿刺置管法。

(1)带针引流管穿刺置管法:常规皮肤消毒、铺巾,局部麻醉,尖刀切开皮肤后以带针引流管直接向胸膜腔内穿刺,有落空感时提示穿刺成功,继续向内送针,估计引流管头端进入胸膜腔后向外退出针芯,同时继续向胸膜腔内递送引流管,直至胸管最后侧孔距皮缘 3～5 cm 后结束。连接胸腔闭式引流瓶/引流袋,用皮针、缝线妥善将引流管固定于胸壁,局部消毒,置管处用无菌开口敷料覆盖,胶带固定。

(2)带芯金属套管置管法:常规皮肤消毒、铺巾,局部麻醉,尖刀切开皮肤后以带芯金属套管(多为三通)向胸膜腔内穿刺,有落空感时提示穿刺成功,边拔除针芯边从套管内送入引流管至预定深度。连接胸腔闭式引流瓶/引流袋,用皮针、缝线可靠固定引流管于胸壁,局部消毒,置管处用无菌开口敷料覆盖,胶带固定。

3.经肋床置管引流法:切口应定位在脓腔底部。局部消毒、铺巾,利多卡因局部浸润麻醉,沿肋骨做 5～7 cm 长切口,切开胸壁肌肉,暴露肋骨,切开骨膜后剪除一段 2～3 cm 长的肋骨。经肋床切开脓腔,吸出脓液,分开粘连,安放一根较粗的闭式引流管。2～3 周后如脓腔仍未闭合,可将引流管剪断改为开放引流。

★ 思考题

题干:患者,女性,65 岁,8 d 前因肺癌行"右肺上叶切除及纵隔淋巴结清扫术",术后持续低热,右胸疼痛,伴刺激性咳嗽。1 d 前咳嗽加重,咳大量脓臭痰,伴胸闷。查体:气管居中,右上胸腔叩诊鼓音,右肺呼吸音低,肺尖部未闻及呼吸音,心脏及腹部检查无特殊。血常规 WBC $13.1×10^9$/L,C 反应蛋白(CRP)5 mg/L,降钙素原 0.75 ng/mL。床旁胸片检查提示右侧上胸部较大的气液平面。

要求:已经对患者行吸氧,监护,痰培养检查,经验性抗感染治疗,请对该患者进行进一步处理。

解题思路:根据患者情况,考虑为肺叶切除术后支气管胸膜瘘继发的胸腔包裹性脓气胸,可根据脓气胸位置进行合理定位,需要通畅引流脓液、排出积气,促进肺复张。

二、胸腔闭式引流管拔除术

◆ 临床情境

患者,男,21 岁,5 d 前因右侧胸痛、胸闷、气促急诊住院,检查后确诊为右侧自发性气胸,随即行胸腔闭式引流术,术后右侧胸腔排出大量气体,恢复顺利。近 24 h 内,胸瓶内水柱波动小,咳嗽后胸瓶内无气体逸出。CT 示:肺复张良好,胸腔无明显积气。

请根据患者病情恢复情况,为患者行进一步处理。

◆ 临床思维

患者自发性气胸,行胸腔闭式引流术后。近 24 h 内,胸瓶内水柱波动小,咳嗽后胸瓶内无气体逸出,证明胸腔内气体已完全排出,可以进行拔管操作。

◆ 适应证

开胸术后或者出于引流胸膜腔内气体、液体、脓液目的而留置的胸腔闭式引流管,当其观察、治疗目的达到后,即可拔除。拔除前需要满足以下条件。

1. 气体引流:引流管通畅,液面波动幅度小,嘱患者咳嗽或者深呼吸时无气体逸出,提示无活动性漏气,可以拔除引流管。

2. 液体引流:引流液呈浆液性,颜色清亮,24 h 内引流液体量少于 100 mL,或者小于 2 mL/(kg·d)时可以考虑拔管。亦有文献表明,浆液性引流液少于 300 mL/d 时即可拔除引流管。

3. 胸片或者 CT 显示:胸腔积气或积液已完全排出,肺复张良好,无明显积气与积液。

4. 特殊情况的胸腔闭式引流管拔管还需满足以下条件。①脓胸:胸腔内感染已控,每日引流脓液少于 10 mL。②食管胸膜瘘、支气管胸膜瘘引起的脓胸:造影检查证实瘘口已闭合,且症状、体征消失者;部分慢性顽固性食管胸膜瘘、支气管胸膜瘘患者,结合影像学资料,临床推测除了瘘口及引流管周围形成小的窦道外,余胸膜腔已经闭锁,形成致密粘连者,可以逐步向外退出闭式引流管。③机械通气患者气胸:已停机械通气,且气胸完全吸收。

◆ 禁忌证

1. 引流不完全:胸腔积气或积液未完全排出,肺复张不全。
2. 每日引流量较大。
3. 漏气:咳嗽时仍有大量气泡逸出。
4. 每日引流量少于 200 mL 但胸液颜色较深,仍呈乳糜、血性或者脓性,推测复发概率较大。
5. 胸腔内感染未控制。
6. 造影检查支气管胸膜瘘未愈合,或症状、体征未消失。
7. 造影检查食管胸膜瘘未愈合,或检查已愈合但尚未恢复进食。

8.仍需要机械通气的气胸或血气胸。

 操作流程

 操作准备

1.操作者准备

(1)操作者着装符合上岗要求,洗手,戴帽子、口罩及无菌手套,特殊情况时穿戴其他防护用品。

(2)了解病史并详细进行胸部体检,结合术后复查胸片或者 CT 等影像学资料,再次确认已达拔管指征,提前测量患者生命体征(心率、血压、呼吸、体温)等。

(3)向患者解释拔除胸腔闭式引流管的目的、操作过程,拔管后气胸、胸腔积液复发等风险,消除患者紧张情绪,取得患者配合并签署知情同意书。

(4)掌握胸腔闭式引流管拔除术操作相关知识、并发症的诊断与处理。

2.标准化病人准备

根据培训/考核要求,准备 SP。

3.物品准备

(1)模型准备:胸腔闭式引流模型或者可以满足操作需求的模型。

(2)拆线包:弯盘 2 个、镊子 3 把、线剪 1 把、纱布数块、灭菌指示卡等。

(3)其他:碘伏、无菌棉球、无菌纱布、无菌贴膜、凡士林纱布、无菌手套、胶带、无菌桶及持物钳、手消毒剂、医疗废物桶、生活垃圾桶等。

4.环境准备

温度适宜,宽敞明亮,屏风遮挡。

 操作步骤

1.体位

根据引流管位置及患者的体力情况选择合理的体位,可以采取仰卧位、斜坡仰卧位、坐位,甚至立位,必要时双手抱头。

2.消毒铺巾

准备器械,揭开敷料,戴无菌手套,消毒皮肤及一小段与皮肤接触的引流管 5~6 cm,铺巾。

3.拔管

(1)剪断引流管固定缝线。

(2)轻轻转动引流管,确认引流管未被缝线缝住,必要时将引流管角度和位置做轻微调整,嘱患者咳嗽,挤出可能存在的少量包裹的气、液体。嘱患者深吸气后或者深呼气后屏气,操作者一只手持引流管,将胸腔闭式引流管迅速拔出。拔管同时,另一只手适度施压,利用引流管口周围软组织封闭胸壁切口,避免胸膜腔与外界交通。

(3)用纱布覆盖伤口,必要时内层先覆盖一层凡士林纱布,或者用不透气的无菌贴膜封闭伤口,或用带针线缝合伤口,最后对伤口进行加压包扎。

4. 拔管后的观察

观察患者有无突发气促、胸闷症状,有无面色苍白、呼吸音减弱,拔管贴膜处有无液体、气体逸出。气胸患者拔管后常规检查立位呼气相胸片了解胸腔内恢复情况。

5. 患者管理

协助患者整理衣物,恢复体位。

6. 整理与洗手

整理物品,垃圾分类处理,洗手。

7. 记录

完成操作记录,记录引流物的性状及引流量。

 操作流程图

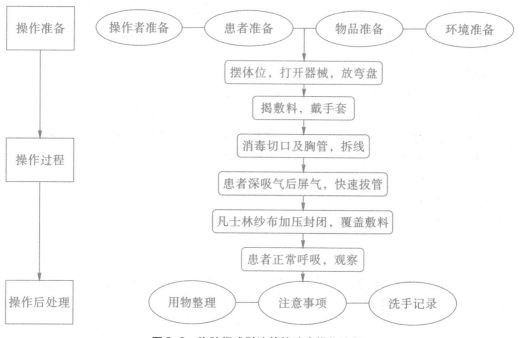

图 3-9　胸腔闭式引流管拔除术操作流程

评分标准

胸腔闭式引流管拔除术评分标准

◆ **注意事项**

1. 上述介绍为传统胸腔闭式引流拔管方法,也有部分患者置管时留缝线备拔管时应用。此时需助手配合,操作者拔管、患者屏气时,助手迅速打结,关闭切口。

2. 慢性脓胸行胸腔开放引流管的患者,经长期引流,胸膜腔及纵隔已粘连固定,残腔局限,拔管对患者屏气无严格要求。

3. 全肺切除术后患者,一侧胸腔空虚,经调整引流管开放及关闭,已保持纵隔中立位,此时拔除引流管时需保持引流管夹闭状态,以防引流出大量积液、积气或屏气时纵隔再次移位,引流管拔除后多需对引流口进行缝合、加压包扎。

4. 气胸患者拔管,拔管前是否行闭管试验存在争议。一般在拔管前先夹闭引流管 12～24 h,观察模拟拔管状态下患者的耐受情况、开放后是否有漏气,再决定是否拔除引流管。

◆ 并发症

1. 气胸复发:拔管后再次出现胸闷、气促,体格检查患侧呼吸音减低,叩诊呈鼓音,复查胸片示患肺再次被压缩,一般是拔管时患者屏气不佳、配合不好,气体自切口进入,或肺破口未能完全愈合,气胸再次发作所致。气胸量少时可密切观察或行胸膜腔穿刺排气,气胸量大时需再次置管引流。

2. 出血:表现为拔管口有鲜血流出,严重者呈失血性休克表现,复查胸片见肋膈角变钝或消失,胸腔积血。多因拔管时伤及肺内粘连带或切口肋间血管出血。但偶有损伤膈肌血管、患者凝血功能差,引起活动性出血,出现低血压、出血性休克,需要输血、输液,甚至胸腔镜或开胸探查止血。

3. 引流口排液:多由于胸腔内残留少许积液自切口溢出,无须特殊处理,予加压包扎即可。同时纠正可能合并的心力衰竭、肝肾功能不全等引起胸腔积液的原因。

4. 引流管折断留置胸腔内:多因置管时缝线不慎缝住引流管,拔管时被内部缝线切断所致。残段引流管距胸壁切口较近者可自体外拔出,掉入胸腔者需经胸腔镜或开胸探查取出引流管。

5. 其他并发症:包括伤口感染、愈合不佳、窦道形成等,给予清创等对症处理。

★ 思考题

题干:患者,男,65 岁,主诉:食管癌根治术后 56 d。56 d 前,患者因食管癌行食管癌根治术,术后 6 d 被证实发生"吻合口胸膜瘘",经胃肠减压、营养管管饲、胸腔引流并积极静脉营养支持、抗炎、对症治疗,病情稳定。近来一般情况可,患者体温正常,体重增加,每日胸腔引流出少量脓性分泌物,造影检查示瘘口愈合,局部无明显脓腔。

要求:如何处理胸腔引流管?

解题思路:食管胸膜瘘、支气管胸膜瘘引起的脓胸患者,造影检查证实瘘口愈合、胸膜腔闭锁,可进行引流管拔除,在拔管时患者无须屏气。

第八节　耻骨上膀胱穿刺造瘘术

◆ 临床情境

患者,男性,33 岁,建筑工人。8 h 前因不慎从脚手架坠落,会阴部骑跨于硬物,后出现排尿困难。入院后查体:会阴部有血肿,尿道口滴血,伤后未排小便,骨盆无压痛,直肠指诊前列腺正常,指套无血染。经尿道外口行导尿术失败,请行进一步治疗。

◆ 临床思维

患者尿潴留,尿道损伤经尿道外口行导尿术失败,同时不伴有骨盆骨折、脏器损伤,可行耻骨上膀胱穿刺造瘘术,应完善术前检查,排除禁忌。

◆ 适应证

1.梗阻性膀胱排空障碍所致的尿潴留,如前列腺增生症、尿道狭窄、尿道结石等,且导尿管不能插入。

2.阴茎和尿道损伤,如外伤、战伤等。

3.泌尿道手术后确保尿路的愈合,如尿道整形、吻合手术和膀胱手术后。

4.化脓性前列腺炎、急性前列腺炎、尿道炎、尿道周围脓肿等。

◆ 禁忌证

1.膀胱空虚,术前无法使之充盈。

2.有下腹部及盆腔手术史,穿刺膀胱有造成腹腔脏器损伤的危险。

3.膀胱内充满血块或黏稠脓液,穿刺造瘘管周径小,不能满意引流。

4.出血性疾病。

5.膀胱挛缩。

6.过于肥胖,腹壁太厚。

◆ 操作流程

 操作准备

1.操作者准备

(1)操作者着装符合上岗要求,洗手,戴帽子、口罩及无菌手套,特殊需要时穿戴其他防护用品。

（2）核对患者信息，了解病史、病情，测血小板、凝血功能，测血压、脉搏等生命体征，与患者进行充分沟通交流，交代手术必要性，缓解患者焦虑，取得患者合作，并签署手术同意书。

（3）如患者尚存在或部分存在控尿功能，可嘱其暂不排尿，使膀胱充盈后进行穿刺；如为尿潴留患者，可根据膀胱内积存尿液量进行穿刺；如为留置导尿患者，可在严格无菌操作下，经导尿管灌注生理盐水使膀胱充盈后进行穿刺。

（4）协助患者进行局部皮肤准备，刮除操作区域体毛。

2. 标准化病人准备

根据培训/考核要求，准备 SP。

3. 物品准备

（1）模型准备：耻骨上膀胱穿刺造瘘操作模型或者可以满足操作需求的模型。

（2）膀胱穿刺造瘘包配置：弯盘 2 个、止血钳 2 把、持针器 1 把、镊子 2 把、消毒杯 1 个、刀柄 1 个、线剪 1 把、洞巾 1 个、治疗巾 1 个、纱布数块、灭菌指示卡等。

（3）膀胱穿刺套管针、合适型号导尿管、一次性引流袋、碘伏、无菌纱布、局部麻醉药、注射器、尖刀片、手术针线、无菌手套、胶带、听诊器、血压计、无菌桶及持物钳、手消毒剂、医疗废物桶、生活垃圾桶、锐器收集盒。

4. 环境准备

温度适宜，宽敞明亮，屏风遮挡。

动画耻骨上膀胱穿刺造瘘

操作步骤

1. 体位

协助患者取仰卧位。

2. 充盈膀胱

膀胱叩诊，确认膀胱充盈，如无尿潴留，又能置入导尿管者，可注入生理盐水 400 mL，充盈膀胱。

3. 消毒铺巾

选择耻骨联合上方 2 横指处为穿刺点，标记。以切口为中心消毒、铺巾。

4. 麻醉

采用长针头注射局部麻醉药达膀胱壁做浸润麻醉，然后以长针头与腹壁呈垂直方向刺入，回抽吸出尿液，证实进入膀胱及了解穿刺深度。

5. 穿刺

在穿刺部位做 1~2 cm 的皮肤切口。将膀胱穿刺针通过皮肤切口，垂直方向刺入，当达腹直肌前鞘或腹白线有阻力感时，稍加压力即能通过，可继续刺入，如遇落空感即已进入膀胱；拔出套管针芯，可见尿液流出，再将穿刺针外鞘向内送入 2~3 cm；沿套管外鞘插入与其相应管径的球囊导尿管；向导尿管球囊内注生理盐水 5~10 mL，拔出穿刺针外鞘。

6. 引流与送检

引流尿液送检,避免快速放尿,首次不超过 500 mL。

7. 固定与包扎

助手将导尿管与尿袋连接。用丝线缝合伤口,并固定导管。包扎伤口。

8. 记录

记录引流尿液性状。

9. 患者管理

协助患者整理衣物,恢复体位。交代注意事项:尿袋放置于低垂部位,保持导尿管通畅。

10. 整理与洗手

整理物品,垃圾分类处理,洗手。

11. 观察

定时观察引流尿液情况。

操作流程图

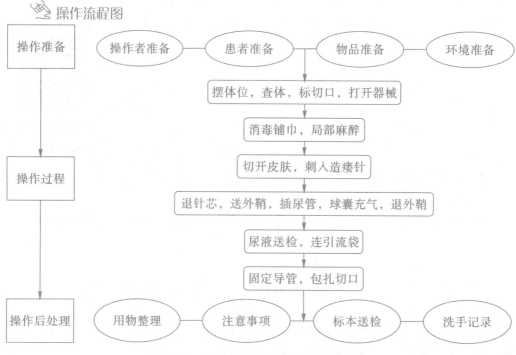

图 3-10　耻骨上膀胱穿刺造瘘术操作流程

评分标准

◆**注意事项**

1. 术中密切观察患者,如发现头晕、恶心、心悸、脉速等应停止操作,做相应处理。

2. 如患者有腹部手术史,尤其是下腹部有瘢痕,应注意询问病史及手术情况,避免腹膜或肠管位置较低、存在粘连等情况,导致穿刺损伤。

3. 可在术前进行B超检查,了解穿刺径路是否有肠管等,穿刺亦可在B超引导下进行。

4. 严格无菌操作,防止感染。

5. 局部麻醉药一般使用利多卡因,如需使用普鲁卡因,术前应皮试。

6. 事先准备并检查好穿刺造瘘套管针,建议两手握针,一只手持穿刺针顶端向下用力,另一只手握紧穿刺针外壁控制刺入深度,以防突然用力过猛导致失手刺入太深而伤及膀胱底部、三角区甚至直肠等。

7. 引流管粗细应适当,以恰好可通过穿刺套管为宜;可使用气囊导尿管,穿刺成功后向气囊注水,以发挥固定作用;牵拉尿管后气囊贴于膀胱前壁并堵塞膀胱瘘口,可避免造瘘管脱出和(或)尿外渗。

8. 应分次间断缓慢放尿,避免膀胱突然排空导致出血,或使心血管功能不全的患者发生休克等。

9. 导管应连接清洁容器,并定期更换。

10. 应注意引流导管的位置,过深可能刺激膀胱三角区,过浅则可能使引流管前端位于膀胱外,导致引流不畅。造瘘管或血块刺激膀胱三角区及膀胱底部时,表现为阴茎头和尿道外口反射痛、尿频、排尿用力及耻骨上区疼痛,应在术中注意调整导管位置,正确缝合和止血。出现这种情况,可给予解痉剂,低压冲洗膀胱,调整导管位置。

11. 局部伤口感染:可酌情应用抗生素,并注意定期更换敷料。

12. 可使用生理盐水或1:2 000呋喃西林溶液间歇冲洗膀胱,以预防尿垢沉积、影响尿液引流、继发感染和结石。

★**思考题**

题干:患者,男,65岁,因"尿频、排尿等待、尿线细5年,加重伴排尿困难5 h"入院。患者近5年来无明显诱因出现排尿次数增多,夜尿4次左右,每次尿量约200 mL,偶伴尿急,无尿痛,无血尿。5 h前不能自主排尿,自觉下腹胀痛难忍,遂至我院急诊科就诊,以"前列腺增生与急性尿潴留"为诊断收住我院。查体:急性病容,耻骨上区叩诊呈浊音,按压有明显的尿意。

要求:入院后经尿道外口留置尿管困难,为尽快缓解患者症状,请行相关操作。

解题思路:根据病情,考虑患者为前列腺增生引起的梗阻性膀胱排空障碍,从而出现的急性尿潴留。经尿道口留置尿管困难,为缓解患者症状,可考虑行耻骨上膀胱穿刺造瘘术,术前应完善术前检查,排除禁忌。

第九节　手法复位技术

◆临床情境

患者,女,66 岁,以"右腕部疼痛、肿胀及活动受限 1 h"为主诉入院。入院查体:右腕部肿胀,压痛明显,活动明显受限,无指端麻木,末梢血运好。X 射线检查示:右侧桡骨远端骨折,呈银叉畸形。

请对患者行手法复位并妥善固定。

◆临床思维

患者 X 射线结果提示右侧科利斯(Colles)骨折,为常见前臂闭合性骨折,骨折时间较短,且查体显示无血管、神经损伤,可在局部麻醉后对患者行手法复位并妥善固定。

◆适应证

1. 新鲜的闭合骨折。
2. 稳定和易于外固定的骨折。
3. 脱位后易于手法复位的关节。

◆禁忌证

1. 开放性骨折。
2. 肢体高度肿胀难以复位及固定。
3. 关节内骨折。
4. 骨折并发重要的血管、神经损伤。
5. 整复后不易维持复位的不稳定骨折和关节脱位。
6. 手法复位时易导致重要血管、神经损伤。
7. 患者无法配合麻醉和(或)操作。

◆操作流程

操作准备

1. 操作者准备

(1)操作者着装符合上岗要求,洗手,戴帽子、口罩,必要时按要求穿戴其他防护用品。

(2)核对患者信息,测量患者的生命体征,评估患者的一般情况,仔细查阅患者的影像学资料,明确脱位关节或骨折的部位、移位情况、是否稳定等。

(3)告知患者手法复位的优点和缺点,向患者解释手法复位的具体步骤,以及在操作过程中应配合的事项(如充分放松患肢肌肉,有不适时随时告知操作者),签署知情同意书。

(4)操作者熟练掌握手法复位的相关技术,对于手法复位中出现的并发症及复位失败等情况给予妥善处理,助手协助患者摆放体位并显露出患部。

2.标准化病人准备

根据培训/考核要求,准备 SP。

3.物品准备

治疗车、碘伏、利多卡因、手消毒剂、无菌手套、无菌棉签、无菌注射器、无菌桶及持物钳、生活垃圾桶、医疗废物桶、锐器收集盒。

4.环境准备

温度适宜,宽敞明亮,屏风遮挡。

 操作步骤

1.体位

根据具体的患肢和需要进行的手法复位操作而采取不同的体位。以常见的 Colles 骨折为例,患者取直立坐位,患肢外展。

2.消毒

以骨折部位的血肿为中心,用碘伏由内向外环形消毒 2 遍。

3.麻醉

以无菌注射器吸入利多卡因,取骨折部位肿胀最明显处进针,回抽后将利多卡因注射入血肿内,等待 5~10 min。

4.肌松弛位

将患肢关节置于肌松弛的体位,以减少肌肉对骨折段的牵拉。

5.手摸心会

手法复位前的必要步骤。将 X 线片显示的骨折情况和患者肢体的实际情况结合起来,在操作者头脑中构成一个骨折移位的立体形象。复位前必须先触摸骨折部位,原则是先轻后重,由浅及深,从远到近,两头相对,以了解骨折断端在肢体的具体方位。

6.对准方向

将远端骨折段对准近端骨折段所指的方向。

7.拔伸牵引

对骨折段施以适当的牵引力和对抗牵引力,在患肢远端,沿其纵轴牵引,矫正骨折移位。牵引时必须同时施以对抗牵引以稳定近端骨折段。根据骨折移位情况施以不同的拔伸手法以矫正短缩、成角和旋转移位。

8. 反折、回旋

反折手法用于具有较锐尖齿的横形骨折,操作者两手拇指抵压于突出的骨折端,其余两手各指环抱下陷的另一骨折端,先加大其原有成角,两手拇指再用力下压突出的骨折端,待两拇指感到两断端已在同一平面时,即可反折伸直,使两断端对正。回旋手法用于有背向移位,也称"背靠背"的斜形骨折(即两骨折面因旋转移位而反叠),先判断发生背向移位的旋转途径,然后以回旋手法循原途径回旋复位。

9. 端提、捺正

端提手法用于矫正前臂骨折的背、掌侧方移位,操作者在持续手力牵引下,两拇指压住突出的骨折远端,其余各指握住骨折近端向上提拉。捺正手法用于矫正前臂骨折的内、外侧方移位,使陷者复起、突者复平。

10. 掰正、分骨

尺、桡骨和掌、跖骨骨折时,骨折段可因成角移位及侧方移位而互相靠拢,此时可采用掰正手法。操作者用两手拇指及其余各指分别挤捏骨折背侧及掌侧骨间隙,矫正成角移位和侧方移位,使靠拢的骨折两端分开。儿童青枝骨折仅有成角移位时,可采用分骨手法。操作者用两手拇指压住成角的顶部,其余四指分别掰骨折远、近段即可矫正。

操作流程图

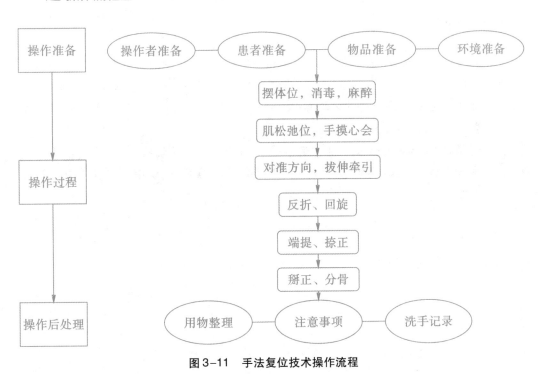

图 3-11 手法复位技术操作流程

评分标准

手法复位技术评分标准

◆ 并发症

1.麻醉药物过敏:注射局部麻醉药时出现心悸、气促、面色苍白等表现,应立即停止注射,并给予抗过敏药物。

2.手法复位失败可能由以下原因引起:①适应证选择不当,如极度不稳定的骨折;②受伤时间过久,局部软组织肿胀严重;③患者不能充分配合;④操作手法不当。一次手法复位失败,可待患者稍事休息后再次尝试手法复位,若再次失败,应转为切开复位,切不可反复多次尝试和粗暴操作。

3.罕见并发症:包括复位过程中骨折端损伤血管、神经,出现患肢麻木、苍白、皮温下降等,应立即停止操作,转为切开复位,并探查、修复相应的血管、神经。

★ **思考题**

题干:患者,女,76岁,以"摔伤后左腕部疼痛、肿胀及活动受限 1 h"为主诉入院,患者疼痛难忍。查体:痛苦面容,左侧腕部肿胀、触痛明显,伴活动明显受限。行X射线检查后示左侧桡骨远端Colles骨折。

要求:请为患者进行手法复位术。

解题思路:老年女性左侧桡骨远端骨折,如无血管、神经损伤,可使用手法复位。患者年龄偏大,疼痛难忍,复位时可给予麻醉药物应用,缓解疼痛并可取得较好的配合。

图片小夹板
固定术

第十节　小夹板固定术

◆ 临床情境

患者,男,36岁,以"摔伤后右腕部疼痛、肿胀及活动受限1 h"为主诉入院。体格检查无血管、神经损伤情况。行X射线检查后诊断为右侧前臂Colles骨折。

请对患者行手法复位后使用小夹板固定。

◆ 临床思维

患者右侧前臂Colles骨折,骨折时间较短且不伴血管、神经损伤,可在局部麻醉后对患者行手法复位并使用小夹板妥善固定。

◆ 适应证

常用于肱骨、桡骨、尺骨、胫腓骨、桡骨远端以及踝关节等部位的骨折。

◆ 禁忌证

1.移位明显的不稳定骨折,手法复位效果不佳。

2.骨折伴有软组织严重肿胀、开放性损伤、感染及血液循环障碍。

3.躯干骨、股骨骨折及一些关节附近的骨折。

4.骨折伴神经损伤症状。

5.过度肥胖的患者,小夹板固定欠牢固,作为相对禁忌证。

◆ 操作流程

 操作准备

1.操作者准备

(1)操作者穿工作衣,洗手,戴帽子、口罩。

(2)核对患者信息,向患者说明行小夹板外固定的必要性,消除患者的紧张情绪并取得其配合,确认骨折部位,评估骨折的移位情况,预计加压点的位置。根据肢体轮廓制作合适大小的纸垫。

(3)协助患者处于合适的体位,兼顾患者的舒适及操作者的操作,并协助患者去除衣物,充分显露患肢,行皮肤消毒、局部麻醉及手法复位等治疗。

2. 标准化病人准备

根据培训/考核要求,准备SP。

3. 物品准备

夹板、绷带、剪刀、衬套或棉纸、纸压垫、医疗废物桶、生活垃圾桶等。

4. 环境准备

温度适宜,宽敞明亮,屏风遮挡。

 操作步骤

以临床常见的伸直型桡骨远端骨折为例。

1. 安放衬垫

助手协助维持复位。在病肢固定范围套衬套或缠绕2层棉纸。

2. 安放纸压垫

要根据骨折线的位置、骨折移位情况及肢体的轮廓大小制作合适尺寸的纸压垫。加压点的选择要准确,并按照下面的顺序放置并用胶带固定,以免遗漏。

(1)骨折远端,桡骨背侧。

(2)骨折近端,桡骨掌侧。

(3)骨折远端,桡侧。

(4)骨折近端,尺侧。

3. 安放小夹板

选用合适规格的小夹板,长度不超过相邻两关节,总宽度大约为肢体周径的4/5。按照规定顺序和界限放置小夹板,由助手扶托稳固,以便下一步的捆扎固定。

(1)背侧板,远端平掌骨近端。

(2)掌侧板,远端平腕关节。

(3)桡侧板,远端平第一掌骨基底。

(4)尺侧板,远端平尺骨茎突。

4. 捆扎小夹板

捆扎小夹板的绷带或布条长短要适宜,先捆扎骨折部位的1条,然后向远、近端等距离分别再各捆扎1条。捆扎带缠绕2周,拉紧后把结打在背侧板和桡侧板之间。打结要把握好松紧度,以打好结后捆扎带能被上、下牵拉1 cm为宜。

5. 悬吊固定

采用绷带双悬吊。绷带一端从最远端的捆扎带穿过,另一端从最近端的捆扎带穿过。将患肢置于胸前,绷带两端绕于患者颈后打活结固定。

6. 观察末梢血液循环

捆扎完毕后应检查患肢末端的血液循环情况。操作者以拇指按压患肢指甲以观察甲床毛细血管充盈时间,一般在3 s以内。除此之外,还可以联合触诊患肢的指腹张力及皮肤痛、触觉来评估末梢血液循环情况。

7. 功能锻炼

指导患者进行掌指关节、指间关节、肘关节的功能锻炼。

8. 整理与洗手

整理物品，垃圾分类处理，洗手。

9. 记录

完成操作记录。

操作流程图

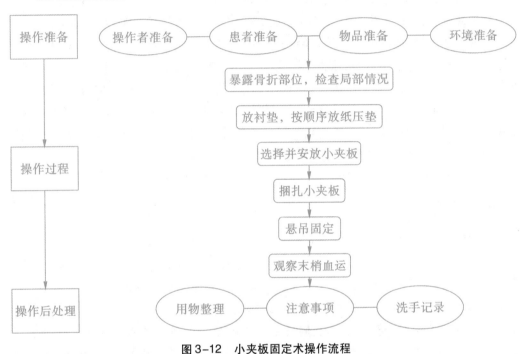

图 3-12　小夹板固定术操作流程

评分标准

小夹板固定术评分标准（Colles 骨折）

◆ 并发症

1. 皮肤压疮：多发生于骨骼隆起处。主要原因是未加衬垫或衬垫不够，或捆扎过紧、肢体肿胀。早期表现患处剧烈疼痛，还会出现肢体末端血液循环异常。应及时发现，及时处理。处理措施为松解调整捆扎带，骨突部位增加衬垫。儿童及意识不清者使用夹板要勤于观察,避免压疮。

2.骨筋膜室综合征:骨折早期因局部血肿及软组织损伤,肿胀会持续加重。特别手法整复后会加重软组织反应。此时使用夹板固定,即使按照常规松紧程度固定也会发生捆扎带变得过紧。当压力达到一定程度可使肌肉血液循环出现障碍,形成缺血—水肿—缺血的恶性循环。严重时可导致肌肉坏死和挛缩,甚至出现肢体坏疽。临床表现为患肢剧烈疼痛,肌肉被动牵拉试验阳性,严重时出现患肢感觉异常及末梢血液循环障碍。在小夹板固定早期,捆扎不可过紧。应密切观察,高度警惕骨筋膜室综合征的发生,一旦怀疑,应及时处理,松解捆扎带,抬高患肢促进静脉回流,减轻肿胀,必要时行筋膜室切开减压。

3.神经麻痹:主要发生在腓骨小头、尺骨鹰嘴等骨骼隆起且有神经浅出的部位。未加衬垫或衬垫不足,造成神经压迫,导致神经麻痹症状。临床表现为神经支配区域麻木不适,严重时可导致肢体运动功能障碍。该并发症重在预防,熟悉表浅神经的解剖,予以充分保护可避免。出现相应症状时,应早期发现并及时解除压迫,神经功能即可恢复。

4.固定不牢,骨折移位,畸形愈合:小夹板固定范围有限,并非坚强固定,骨折容易发生再移位。固定松弛后未及时发现和处理,会造成骨折移位甚至畸形愈合。固定期间应勤于观察,每周应行 X 射线片检查及调整松紧 1～2 次,直至骨折愈合。

★ **思考题**

题干:患者,女,74 岁,20 min 前摔倒后出现左腕下垂、活动受限伴腕关节疼痛。侧位 X 射线片显示左侧桡骨远端骨折,骨折远端向掌侧移位;正位 X 射线片显示骨折远端向尺侧移位。既往无高血压病史。检查患者生命体征平稳。

要求:请对患者行手法复位后使用小夹板固定。

解题思路:患者老年女性,左侧桡骨远端骨折,患侧腕部下垂且骨折远端向掌侧、尺侧移位,可诊断为史密斯(Smith)骨折。同时骨折不伴血管、神经损伤,且一般体征平稳。可使用小夹板固定。夹板固定时注意加压点位置为骨折远端,桡骨掌侧及尺侧;骨折近端,桡骨背侧及桡侧。

图片石膏绷带固定术

第十一节　石膏绷带固定术

◆临床情境

患者,女,34岁,20 min前因车祸伤致左足外伤。体格检查:患者生命体征平稳,外踝关节肿胀。X射线片显示右侧腓骨远端骨折且无明显移位。

请为患肢选择合适的骨折固定方法并操作。

◆临床思维

患者因车祸导致足外伤,腓骨远端骨折且无明显移位,且没有明显的开放性损伤,可使用石膏托固定。操作时应注意安放衬垫,预防压疮。

◆适应证

1.骨折及脱位复位后,维持肢体的位置,防止再次移位。

2.血管、神经、肌腱、韧带等组织损伤行吻合或缝合后,维持肢体特殊体位,以减少损伤部位的张力,促进组织的修复。

3.骨与关节炎症时肢体功能位的固定,可减轻炎症、预防挛缩。

4.骨折内固定后的辅助外固定。

5.畸形矫正后维持矫形位置及关节融合术后的固定。

◆禁忌证

1.存在软组织缺损的开放性骨折。

2.骨折后肢体肿胀严重,皮肤张力较高,存在张力性水疱者。

3.肢体已经存在压疮等皮肤血液循环障碍所致损伤时。

◆操作流程

操作准备

1.操作者准备

(1)操作者着装符合上岗要求,洗手,戴帽子、口罩,必要时按上岗要求穿戴其他防护用品。

(2)核对患者信息,向患者说明行石膏外固定的必要性,消除患者的紧张情绪并取得其配合。

(3)协助患者处于合适的体位,兼顾患者的舒适及操作者的操作,并协助患者去除衣物,充分显露患肢,行皮肤消毒、局部麻醉及手法复位等治疗。

（4）维持复位,确定固定范围,测量固定所需的长度。对于骨干骨折来说,固定范围一般需要固定骨折部位的近端及远端的关节。对于干骺端骨折来说,固定范围需根据骨折位置、移位情况、稳定程度等情况来综合决定。

（5）用于减轻骨骼隆起部位压迫的纱布块或折叠的棉纸。常见的骨骼隆起部位有桡骨茎突、尺骨茎突、尺骨鹰嘴、髌骨、腓骨小头、内踝、外踝、足跟等。

2. 标准化病人准备

根据培训/考核要求,准备 SP。

3. 物品准备

石膏绷带、温水、绷带、棉衬及袜套、剪刀、手套、石膏等。

4. 环境准备

温度适宜,宽敞明亮,屏风遮挡。

 操作步骤

1. 石膏托

（1）安放衬垫:确定固定范围、测量所需石膏托的长度后,裁剪相应长度的袜套或缠绕2层棉纸。

（2）预防压疮:在骨骼隆起的部位,以纱布块或折叠的棉纸贴敷,避免压迫。

（3）裁剪石膏:按所需长度折叠石膏条带。一般前臂石膏需要 10 层左右;上肢可根据具体情况增加 1~2 层;小腿需要 14~16 层。裁剪石膏,使其宽度可包围肢体周径的 2/3 左右。

（4）浸泡石膏:将裁剪好的石膏条带卷成圆柱状,手掌堵住两端横放浸入水中。入水动作宜轻柔,以防石膏粉过多流失。等石膏浸透、气泡排空后,两手掌相对挤出多余水分直至石膏卷不再滴水为止。在操作台面上将石膏卷展开抹平,成为待塑形的石膏条带。

（5）塑形固定:将石膏条带置于伤肢的背侧或者后侧。用手掌按压,使石膏条带敷贴于肢体上。助手用手掌托举以维持位置。石膏条带在跨越关节处可在两侧适度剪开后抹平。操作者先将浸湿的绷带缠绕 2 层固定。在缠绕过程中,绷带不能有皱褶和扭转;缠绕时应注意力度适中,以保证松紧度适宜;后一层绷带要与上一层重叠至少 1/3。固定可靠后,调整肢体关节的角度,达到治疗所需的位置。一般要求固定关节于功能位。用手掌再次塑形,使石膏贴合肢体的轮廓。

（6）加强固定:塑形完毕后再继续用干绷带缠绕固定。上肢可用三角巾悬吊固定于颈部。

（7）修整两端:两端应修整得圆滑、平整,避免压迫皮肤。远端应显露出手、足,以便于观察末梢血液循环。

（8）功能锻炼:根据骨折情况,指导患者进行功能锻炼。

2. 石膏夹板

（1）安放衬垫:确定固定范围、测量所需石膏托的长度后,裁剪相应长度的袜套或缠绕2层棉纸。

（2）预防压疮:在骨骼隆起的部位,以纱布块或折叠的棉纸贴敷,避免压迫。

（3）裁剪石膏：按所需长度折叠石膏条带。上肢层数在 12 ~ 14 层,下肢可略增加至 14 ~ 16 层。裁剪石膏,使其宽度可包围肢体周径的 1/3 ~ 1/2。

（4）浸泡石膏：将裁剪好的石膏条带卷成圆柱状,手掌堵住两端横放浸入水中。入水动作宜轻柔,以防石膏粉过多流失。等石膏浸透、气泡排空后,两手掌相对挤出多余水分直至石膏卷不再滴水为止。在操作台面上将石膏卷展开抹平,成为待塑形的石膏条带。

（5）夹板塑形：将两个石膏条带分别置于伤肢的伸侧或者屈侧。用手掌按压,使石膏条带敷贴于肢体上。助手用手掌托举以维持位置。石膏条带在跨越关节处可在两侧适度剪开后抹平。操作者先将浸湿的绷带缠绕 2 层固定。在缠绕过程中,绷带不能有皱褶和扭转;缠绕时应注意力度适中,以保证松紧度适宜;后一层绷带要与上一层重叠至少 1/3。固定可靠后,调整肢体关节的角度,达到治疗所需的位置。一般要求固定关节于功能位。用手掌再次塑形,使石膏贴合肢体的轮廓。

（6）加强固定：塑形完毕后再继续用干绷带缠绕固定。上肢可用三角巾悬吊固定于颈部。

（7）修整两端：两端应修整得圆滑、平整,避免压迫皮肤。远端应显露出手、足,以便于观察末梢血液循环。

（8）功能锻炼：根据骨折情况,指导患者进行功能锻炼。

3. 石膏管型

（1）安放衬垫：确定固定范围、测量所需石膏托的长度后,裁剪相应长度的袜套或缠绕 2 层棉纸。

（2）预防压疮：在骨骼隆起的部位,以纱布块或折叠的棉纸贴敷,避免压迫。

（3）安放石膏托：按所需长度折叠石膏条带制备石膏托。层数在 6 ~ 8 层,下肢可略增加。裁剪石膏,使其宽度可包围肢体周径的 2/3 左右。将裁剪好的石膏条带卷成圆柱状,手掌堵住两端横放浸入水中。入水动作宜轻柔,以防石膏粉过多流失。等石膏浸透、气泡排空后,两手掌相对挤出多余水分直至石膏卷不再滴水为止。在操作台面上将石膏卷展开抹平,成为待塑形的石膏条带。将石膏条带置于伤肢的背侧或者后侧。用手掌按压,使石膏条带敷贴于肢体上。助手用手掌托举,以维持位置。石膏条带在跨越关节处可在两侧适度剪开后抹平。

（4）缠绕管型：将石膏绷带浸湿,对掌挤出多余水分后,在石膏托及肢体衬垫上,由近及远滚动,后一层绷带要与上一层重叠至少 1/3,适度用力使石膏绷带平展,贴敷于石膏托及相邻层面,反复缠绕 12 ~ 14 层。关节部位的缠绕应采用"8"字法,在缠绕过程中,绷带不能有皱褶和扭转;缠绕时应注意力度适中,以保证松紧度适宜。在操作者缠绕的过程中,助手应同时用手掌抹平,以达到塑形及美观的效果。

（5）修整两端：两端应修整得圆滑、平整,避免压迫皮肤。远端应显露出手、足,以便于观察末梢血液循环。

（6）功能锻炼：根据骨折情况,指导患者进行功能锻炼。

操作流程图

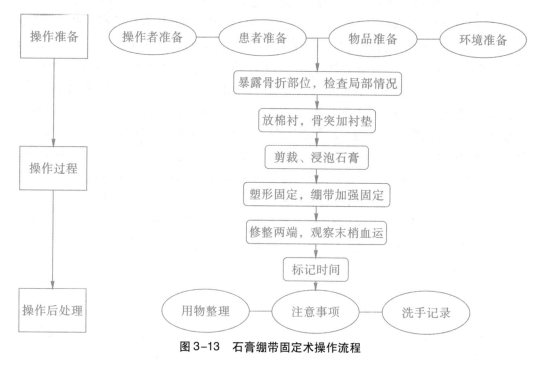

图 3-13　石膏绷带固定术操作流程

评分标准

石膏绷带固定术评分标准（小腿骨折）

◆并发症

1.早期并发症

（1）骨筋膜室综合征：石膏外固定过紧、局部压迫使骨筋膜室容积减小，导致肢体对骨折后骨筋膜室内压力升高的耐受能力进一步降低。当压力达到一定程度可使肌肉血液循环出现障碍，形成缺血—水肿—缺血的恶性循环。严重时可导致肌肉坏死和挛缩，甚至出现肢体坏疽。临床表现为患者剧烈疼痛，肌肉被动牵拉试验阳性，严重时出现患肢感觉异常及末梢血液循环障碍。在骨折石膏外固定早期，固定不可过紧。应密切观察，高度警惕骨筋膜室综合征的发生，一旦怀疑，应及时处理，去除石膏外固定，必要时行筋膜室切开减压。

（2）神经麻痹：主要发生在腓骨小头、尺骨鹰嘴等骨骼隆起且有神经浅出的部位。未加衬垫或衬垫不足,造成神经压迫,导致神经麻痹症状。临床表现为神经支配区域麻木不适,严重时可导致肢体运动功能障碍。该并发症重在预防,熟悉表浅神经的解剖,予以充分保护可避免。出现相应症状时,应早期发现并及时解除压迫,神经功能即可恢复。

2. 晚期并发症

(1)压疮:多发生于骨骼隆起处。主要原因是未加衬垫或衬垫不够。另外,缠绕石膏绷带时包扎过紧、操作时手指挤压石膏造成局部凹陷、石膏尚未凝固定型前活动造成石膏局部变形,这些都是常见的造成皮肤压迫形成压疮的常见原因。临床表现为患肢局部持续性疼痛不适,若处理不及时,石膏局部出现臭味及分泌物,即说明压疮形成,应及时在石膏上开窗检查,进行创面处理。

(2)关节僵硬:关节固定时间过长会出现关节内滑液变性,周围关节囊、韧带及肌腱弹性降低,继而关节炎症机化导致关节粘连,特别是非功能位固定会造成肢体活动障碍。应及时拆除石膏,尽早进行关节功能锻炼,恢复关节活动功能。

(3)肌肉萎缩、骨质疏松:长时间固定,肌肉和骨骼缺乏应力刺激,产生失用性萎缩。应及时拆除石膏外固定,加强肌肉力量及负重练习。

★ **思考题**

题干:患者,女,74 岁,20 min 前摔倒后出现左腕关节疼痛及活动受限。X 射线片显示左侧桡骨远端骨折且无明显移位。既往无高血压病史。检查患者生命体征平稳。

要求:请为患肢进行石膏外固定操作。

解题思路:患者为老年女性,左侧桡骨远端骨折且无明显移位。需要绝对制动,可采取夹板固定或石膏固定,考虑为老年女性,建议行石膏托外固定,防止做事时夹板松动移位。准备石膏绷带、石膏棉纸、普通绷带、浸泡石膏用水,确定石膏固定的长度,长度为从前臂的近端到掌指关节远端。向患者解释石膏固定可能存在的并发症,掌握石膏外固定的适应证及相关并发症的防治。

第十二节 骨牵引术

◆ **临床情境**

患者,男,22 岁,因高处坠落下肢骨折 18 h 就诊。体格检查:右下肢肿胀,轻度畸形,肢体远端感觉、血运无明显异常。X 射线显示右股骨干螺旋形骨折。

请你为患者进行下肢骨牵引操作。

◆ **临床思维**

患者为青年男性,右股骨干螺旋形骨折,患者肢体远端感觉、血运无明显异常,根据局部皮肤情况,选择胫骨结节牵引或股骨髁上骨牵引。穿刺前给予充分麻醉,分层麻醉直达骨膜。骨牵引针穿过骨皮质时禁止锤击。进针后注意调节两侧长度,用药瓶保护尖端。牵引重量一般为体重的 1/8 ~ 1/7。

◆ **适应证**

1. 成人肌力较强部位的骨折。

2. 不稳定性骨折、开放性骨折。

3. 骨盆骨折、髋臼骨折及髋关节中心脱位。

4. 学龄儿童股骨不稳定性骨折。

5. 颈椎骨折与脱位。

6. 皮肤牵引无法实施的短小管状骨骨折,如掌骨、指(趾)骨骨折。

7. 手术前准备,如人工股骨头置换术等。

8. 关节挛缩畸形。

9. 其他需要牵引治疗而又不适于皮肤牵引的情况。

◆ **禁忌证**

1. 绝对禁忌证:局部皮肤缺损感染、软组织感染、骨髓炎。

2. 相对禁忌证:张力水疱形成,严重骨质疏松,骨缺损或关节漂浮,牵引可造成血管、神经损伤加重者,牵引局部需要切开复位者。

操作流程

操作准备

1. 操作者准备

(1)操作者着装符合上岗要求,洗手,戴帽子、口罩,必要时按上岗要求穿戴其他防护用品。

(2)核对患者信息,确定牵引方式。与患者和家属沟通,告知可能的并发症,比如出血,感染,损伤周围组织、血管、神经,药物过敏,骨质劈裂,手术不成功,麻醉意外,心脑血管意外。其他不可预料的意外,签署牵引同意书。

(3)确定牵引针的进针部位及进针方向并做标记,协助患者进行牵引部位的皮肤清洗,去除毛发。

2. 标准化病人准备

根据培训/考核要求,准备SP。

3. 物品准备

(1)模型准备:可满足操作需求的全身模拟人。

(2)骨牵引穿刺包标准配置:弯盘2个、止血钳2把、镊子2把、消毒杯1个、刀柄1个、线剪1把、洞巾1个、治疗巾1个、纱布数块、灭菌指示卡等。

(3)其他:碘伏、无菌纱布、利多卡因、注射器、牵引针、牵引架、手摇钻或电钻、锤子、牵引弓、抗生素药瓶或特制尾帽、牵引绳、牵引砝码、无菌手套、胶带、无菌桶及持物钳、手消毒剂、医疗废物桶、生活垃圾桶、锐器收集盒。

4. 环境准备

温度适宜,宽敞明亮,屏风遮挡。

操作步骤

以股骨干骨折为例。

1. 确定牵引部位

(1)股骨髁上骨牵引:自髌骨上缘近侧1 cm内画一条与股骨垂直的横线,再沿腓骨小头前缘与股骨内髁隆起最高点,各作一条与髌骨上缘横线相交的垂直线,相交的两点作为标志,即牵引针进出点,由内向外进针。

(2)胫骨结节骨牵引:胫骨结节下方1 cm内,画一条与胫骨垂直的横线,在纵轴两侧各3 cm处,画两条与纵轴平行的纵线,与横线相交的两点,即为牵引针进出点,由外向内进针。

2. 皮肤消毒、铺无菌单、麻醉

皮肤消毒包括对侧出针部位;铺无菌单;进针点局部麻醉药,分层麻醉到骨膜。助手将穿针部位皮肤向肢体近端稍做推移。

3. 插入骨牵引针

经皮插入骨牵引针到骨膜,垂直骨干纵轴,与邻近关节面平行,用骨锤敲击或骨钻穿过骨质(骨皮质部分严禁锤击进针,防止骨质劈裂),对侧出针部位软组织及皮肤注射局部麻醉药,牵引针直接穿出。

4. 调节牵引针

调整牵引针使其两侧长度对称,连接牵引弓,牵引针两端用抗生素药瓶或特制尾帽保护,以免刺伤患者或划破床单,保持进出针部位的皮肤平整,用酒精纱布覆盖,定期滴加酒精防止感染。

5. 连接牵引弓

牵引绳一端与牵引弓连接,另一端通过牵引床或牵引架的滑轮,在距地面适当高度连接牵引砣。调整肢体高度使牵引绳与肢体力线一致,适度抬高床尾,利用体重对抗牵引。

6. 选择牵引重量

选择牵引重量为体重的 1/8～1/7,应根据不同部位、年龄、体重等进行调整。

7. 观察

牵引安装完成后再次测量肢体长度,观察肢体肿胀、肢体活动及血液循环情况。

8. 整理与记录

整理物品,垃圾分类处理,洗手,完成操作记录。

9. 操作后处理

(1)术后再次复查患肢感觉及末梢血运,注意并发症等。

(2)经常检查牵引针进出部位有无不适和炎性分泌物,保持皮肤干燥;感染严重时应拔出牵引针。

(3)每天测量患肢的长度,观察感觉及血液循环情况。注意切勿牵引过度,牵引结束后应拍摄 X 射线片以了解骨折端对位、对线情况,并及时调整牵引体位。

(4)骨牵引时间一般不超过 12 周,特别是小儿和老年患者,如需继续牵引治疗,则应改用皮肤牵引或其他固定方法。

(5)患者全身情况稳定后,应积极鼓励患者进行功能锻炼,防止邻近关节僵硬,预防深静脉血栓形成。

操作流程图

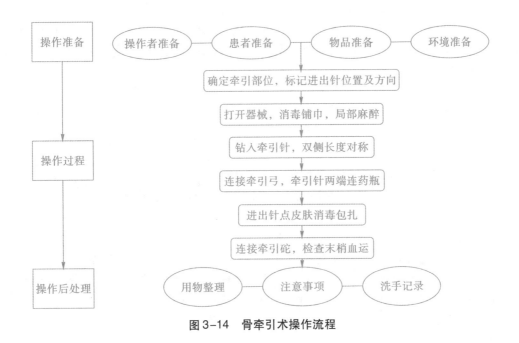

图 3-14 骨牵引术操作流程

评分标准

骨牵引术评分标准

◆ **注意事项**

1. 严格无菌操作,防止医源性感染。
2. 进针部位尽量避开或远离创面,以免产生组织压迫和粘连。
3. 慎用快速电钻,防止出现热灼伤致骨坏死。
4. 克氏针需用张力牵引弓牵引。
5. 小儿慎用骨牵引,因小儿有骨骺,骨牵引时可能影响骨骺生长。

◆ **并发症**

1. 骨牵引安装时可发生神经、血管损伤,如伤及股内侧神经血管束、胫后神经血管束、腓总神经等。此类并发症以预防为主,熟悉牵引部位的局部解剖结构,选择合适进针点及方向。

2.骨牵引针道的软组织感染、骨髓炎。加强针道护理,定期用75%酒精消毒针道周围皮肤。发生感染者可静脉应用抗生素,针道周围及时清洗换药。穿针处感染应保持引流通畅、局部干燥,感染严重则需要去除牵引针,更换位置再牵引。

3.长期制动可能发生深静脉血栓(deep venous thrombosis,DVT)、肺栓塞(pulmonary embolism,PE)等,需加强护理,鼓励肢体做等长肌肉收缩活动,必要时可注射或口服预防血栓形成的药物。

4.晚期并发症还包括坠积性肺炎、压疮、关节僵硬、肌肉萎缩等。

★ **思考题**

题干:患者,女性,55岁,因摔倒后右髋部疼痛、活动受限9 h入院。体格检查:右下肢外旋短缩畸形,肢体远端感觉、血运无明显异常。X射线示右侧转子间骨折。

要求:请为患者进行下肢骨牵引操作。

解题思路:患者右下肢外旋短缩畸形,髋部疼痛,X射线示股骨转子间骨折,可采用骨牵引做临时固定。选择适合穿刺进针点(胫骨结节牵引或股骨髁上牵引),注意进针及出针方向。给予充分麻醉,分层麻醉直达骨膜。骨牵引针穿过骨皮质时禁止锤击。进针后注意调节两侧长度,用药瓶保护尖端。牵引重量一般为体重的1/8 ~ 1/7。

图片皮牵引术

第十三节　皮牵引术

◆ **临床情境**

患者,男性,83岁,因"外伤后右髋部疼痛、活动受限5 h"入院。体格检查:右髋部可见皮下淤血,右下肢外旋短缩畸形,右髋局部叩痛、纵向叩击痛,右下肢感觉无异常。X射线片示:右股骨颈骨折。

请选择合适的处理方式。

◆ **临床思维**

患者为外伤导致右下肢外旋短缩畸形,X射线片提示右侧股骨颈部骨折。考虑患者为老年男性,为减轻患者疼痛,避免损伤进一步加重,在夹板固定的同时辅以患肢皮牵引。固定期间需要特别注意皮肤的情况,尤其是年龄较大者。

◆ **适应证**

1. 小儿股骨骨折。
2. 老年患者无手术指征的股骨颈骨折或粗隆间骨折的固定。
3. 股骨骨折(包括股骨颈骨折、粗隆间骨折)的术前、术后辅助固定。
4. 骨与关节炎症肢体的制动和固定。

◆ **禁忌证**

1. 皮牵引套接触区皮肤有开放创伤、溃疡、静脉曲张或炎症等。
2. 若使用医用胶带,皮肤对胶带过敏者。

◆ **操作流程**

 操作准备

1. 操作者准备
(1)操作者着装符合上岗要求,洗手,戴帽子、口罩,必要时穿戴所需其他防护用品。
(2)告知患者或家属可能的并发症,如胶带过敏、皮肤破溃、神经卡压等,签署皮牵引同意书。
(3)若使用医用胶带固定,嘱患者提前洗净皮肤、剃除毛发。
2. 标准化病人准备
根据培训/考核要求,准备SP。

3. 物品准备

皮牵引套、医用胶带、棉垫或软巾、绷带、牵引砝码、牵引绳、牵引架等。皮肤牵引装置可用带有海绵衬垫的皮牵引套或医用粘贴胶带两种方式,由于操作方便和避免胶带过敏等原因,目前前者使用更多。

4. 环境准备

温度适宜,宽敞明亮,屏风遮挡。

操作步骤

1. 手部清洗,核对信息(包括床号、姓名、性别、肢体定位、影像学资料等)。

2. 选择合适大小的皮牵引套。

3. 骨突部位如腓骨小头,用棉纸、棉垫或软巾作为衬垫保护。

4. 安装皮牵引套。皮牵引套如果较松、不服帖,可外缠绷带加固。

5. 根据病情选择肢体水平、抬高或置放于牵引架上。确认牵引方向与肢体纵轴一致。

6. 选择合适的牵引绳和砝码,确认牵引重量,成人不超过 5 kg。

7. 检查松紧度,皮牵引套有无松动、下滑、无缠绕过紧等。

8. 检查患者皮肤感觉及末梢血运,并交代注意事项。

9. 整理物品,垃圾分类处理,洗手。

10. 完成操作记录。

操作流程图

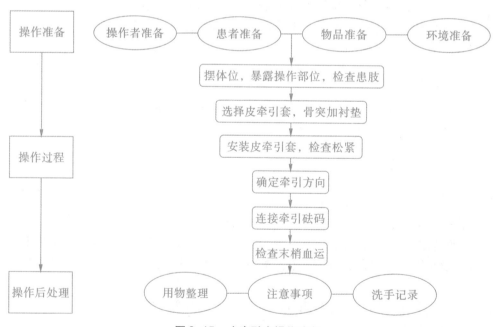

图 3-15 皮牵引术操作流程

评分标准

皮牵引术评分标准

◆ **并发症**

1.如使用胶带粘贴可能出现皮肤瘙痒或皮肤水疱,应及时局部处理并更换成皮肤牵引套。

2.包扎过紧、牵引重量过重,或者皮牵引套下滑边缘压迫可能导致局部皮肤压疮、坏死。骨突部位受压可能导致压疮或神经麻痹症状。应定期检查,及时解除压迫隐患。

3.长期牵引、制动可能出现深静脉血栓形成,应给予加强护理、鼓励功能锻炼、使用下肢静脉泵、应用预防血栓药物等处置。

> ★**思考题**
>
> 　**题干**:患者,女,78岁,因"左髋部外伤后疼痛、活动受限7 h"入院。体格检查:左下肢外旋,无明显短缩,左下肢感觉、末梢血运无明显异常。入院时所拍X射线片示左侧股骨颈骨折。
>
> 　**要求**:①结合病史、体格检查及影像学资料,作出初步诊断,并行下肢皮肤牵引术。②行患肢皮牵引后2 h,患者出现左足背麻木、踝关节背伸受限。请判断并回答出现并发症的原因及处置原则。
>
> 　**解题思路**:①结合病史、体格检查及影像学资料,得出左侧股骨颈骨折的诊断。考虑患者为老年女性,股骨颈骨折入院后、术前的制动措施首选夹板固定的同时辅以皮牵引。②实施皮牵引后,下肢出现感觉运动异常,考虑腓总神经受压导致的麻痹,应及时解除皮牵引,待症状缓解后重新实施,并加强腓骨小头骨突处衬垫保护。

图片局部麻醉术

第十四节 局部麻醉术

◆ **临床情境**

患者,女,21岁,主诉:发现左乳结节1周。体格检查:左乳外上象限距乳头4 cm处可触及直径6 mm结节,质中等,活动好,无压痛。心、肺、腹部检查无特殊。乳腺彩超检查:左乳2~3点距乳头4 cm可见卵圆形低回声肿物,包膜完整,肿块后方回声正常伴侧方声影,内见少量血流信号。初步诊断为左乳纤维腺瘤。

现拟局部麻醉下行左乳结节切除活检术,请对患者进行局部麻醉。

◆ **临床思维**

乳房浅表肿物切除前需进行局部麻醉,麻醉应以乳腺结节为中线,周边区域阻滞,阻滞可能进入该区域的神经纤维,达到局部区域无痛的效果。注射药物前应注意回抽针管,确定有无穿刺进入血管。

◆ **适应证**

1.较表浅或者较局限手术时的麻醉。

2.缓解疼痛或者改善症状时的神经阻滞。

◆ **禁忌证**

1.局部麻醉药物过敏。

2.穿刺点皮肤感染。

3.凝血功能障碍者为相对禁忌证。

◆ **操作流程**

 操作准备

1.操作者准备

(1)操作者着装符合上岗要求,洗手,戴帽子、口罩及无菌手套,特殊情况时按要求穿戴其他防护用品。

(2)核对患者信息,询问病史,了解患者有无药物过敏史,提前测量心率、血压、呼吸等生命体征,必要时监测血氧饱和度,结合影像学资料等协助定位。

(3)向患者解释局部麻醉及后续操作的目的、操作过程、潜在的诊疗风险,消除患者的恐惧、焦虑情绪,争取患者的配合。告知可能采用的局部麻醉方式及椎管内麻醉、基础麻醉等备选治疗方案,签署知情同意书。

(4)告知患者需要配合的事项,操作过程中需要保持的体位,出现常见并发症如头晕、心悸、气促、抽搐等毒性反应或者发生荨麻疹、支气管痉挛、低血压等过敏反应时及时报告。

(5)掌握局部麻醉相关知识、并发症的诊断与处理。

2.标准化病人准备

根据培训/考核要求,准备 SP。

3.物品准备

(1)模型准备:乳腺检查模型或者其他可以满足操作需求的模型或模块。

(2)碘伏、利多卡因、罗哌卡因或者普鲁卡因、治疗巾、治疗盘、纱布、注射器、无菌手套、无菌生理盐水、无菌棉签、胶带、抢救车。

4.环境准备

温度适宜,光线充足,屏风遮挡。

 操作步骤

1.体位

根据患者情况以及后续主要诊疗操作采取合理体位,可以取坐位、半坐位或者侧卧位,必要时可取俯卧位,但需保持呼吸畅通,谨防窒息。操作时可嘱患者靠近床沿,利于操作。上胸部或者头颈部手术时可将上肢抬高抱头或者置于胸前,头转向对侧,有利于暴露治疗区域。

2.局部麻醉

(1)操作前再次核对患者信息,确认麻醉部位。

(2)以切口为中心,自内向外消毒,消毒范围包括切口周围皮肤 15 cm 区域。

(3)操作者外科手消毒、戴手套后,铺巾。

(4)抽取局部麻醉药,可酌情稀释(1%利多卡因或0.1% ~0.2%罗哌卡因)。

(5)在拟行手术的切口一端进针,针的斜面向下刺入皮内,注药后形成皮丘。之后将针拔出,在第 1 个皮丘边缘再进针,依上法操作形成第 2 个皮丘、第 3 个皮丘,直至在整个切口线上形成皮丘带。经皮丘向皮下组织注射局部麻醉药,完成皮肤、皮下组织的浸润,即可切开,对浅层组织内病变施术。

(6)如手术需达到深层组织,则在肌膜下和肌膜内注药后逐层切开,以期麻醉确切。需要特别注意的是,腹膜、胸膜为痛敏结构,切开前应该重点浸润,才能达到较好的麻醉效果。

(7)注意事项:局部麻醉药与神经末梢广泛接触才能增强麻醉效果,因此,注入组织内的药物需要有一定的容积并形成一定的张力;为了减少局部麻醉药物用量,可以酌情对局部麻醉药进行稀释,0.5%普鲁卡因、0.25% ~0.5%利多卡因、0.1% ~0.2%罗哌卡因;每次注药前都要回抽,以免注入血管内;局部麻醉药中加入 1:(20 ~40)万的肾上腺素有助于延缓药物吸收,延长麻醉时间。

3. 其他局部麻醉方法

（1）表面麻醉：内镜检查或者进行眼、鼻、咽喉、尿道、气管等处的表浅手术时可以将穿透力强的局部麻醉药施于黏膜表面，局部吸收后阻滞该处神经末梢，多用喷雾法、灌入法、滴眼法、涂敷法完成麻醉。常用药物为 0.5% ~2% 丁卡因、2% ~4% 利多卡因。

（2）区域阻滞：肿物切除手术或者浅表手术时，在手术部位的四周和底部分别注射局部麻醉药物，阻滞可能进入该区域的神经纤维，达到局部区域无痛的效果。优势：①注射时不会刺入肿物组织，减少种植风险；②不会因为注药使得局部解剖难以辨认；③对于那些体积较小不易扪及的肿物，不会增加肿物切除难度。

（3）神经阻滞：在神经干、丛、节的周围注射局部麻醉药，阻滞其冲动传导，对其支配区域产生麻醉作用。

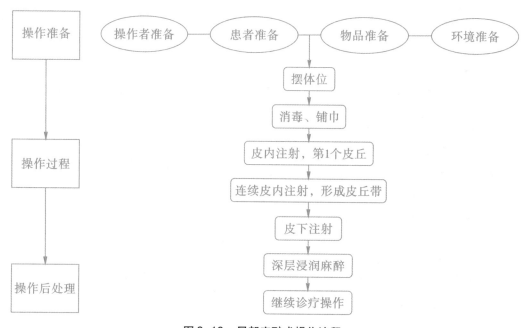

图 3-16　局部麻醉术操作流程

 评分标准

局部麻醉术评分标准

◆ 并发症

1.毒性反应：表现为注射后出现眩晕、多语、嗜睡、定向障碍，甚至抽搐、惊厥、意识障碍等中枢神经系统表现，或者早期出现血压升高、心率增快，后期出现血压下降、心率缓慢、传导阻滞等心血管系统表现。一旦发生，立即停止用药，吸氧，对抗神经系统症状可以静脉注射地西泮 0.1 mg/kg 或者咪达唑仑 3~5 mg，出现抽搐或惊厥后注射硫喷妥钠 1~2 mg/kg 或者琥珀胆碱 1~2 mg/kg，必要时气管插管。出现低血压时可以应用麻黄碱或者间羟胺维持血压，心率缓慢则静脉注射阿托品。为了预防该类反应的发生，麻醉前可以给予地西泮或者巴比妥类药物，一次用量不要超过极量，注射时注意回抽不要进入血管内。另外，药液中加入少量肾上腺素有助于延缓局部麻醉药吸收，延长麻醉时间。

2.过敏反应：轻者表现为荨麻疹，重者可以出现喉头水肿、支气管痉挛、低血压甚至血管神经性水肿。一旦发现，立即停止用药，保持呼吸道畅通，吸氧，维持循环。适当选用血管加压药，同时应用糖皮质激素和抗组胺药物。为了预防该类反应发生，麻醉前注意了解患者的过敏史，必要时行皮肤试验。

◆ 知识拓展

测试麻醉效果的方法如下。①感觉测试：在局部麻醉部位进行轻触或刺激，观察患者的反应，如疼痛感减轻或消失。②温度测试：在局部麻醉部位进行温度刺激，观察患者对热或冷刺激的感觉变化。③运动测试：观察患者在局部麻醉部位的肌肉活动情况，如是否能自由移动或抵抗外力。④压痛测试：在局部麻醉部位进行轻微的压痛刺激，观察患者对疼痛的反应。⑤问询测试：询问患者在局部麻醉部位是否有疼痛或不适感。

★ 思考题

题干：患者，女性，65 岁，咳嗽、咳血痰 2 周。2 周前无诱因出现咳嗽、咳痰，痰中带少量血丝。当地 CT 检查发现右肺门肿物，纵隔淋巴结肿大。体格检查：右侧锁骨上可触及多枚质硬、肿大、无痛淋巴结，活动度中等。心、肺、腹部体格检查无特殊。拟在局部麻醉下行颈部淋巴结活检术。

要求：请对患者选择、实施合适的局部麻醉方式。

解题思路：患者拟行颈部淋巴结活检术，是较局限的浅表手术，采用局部麻醉方式进行麻醉，可行浸润麻醉来达到局部镇痛的目的，主要是阻滞颈浅丛和颈深丛神经。

第四章

妇产科技能

第一节　盆腔检查

图片盆腔检查

◆**临床情境**

患者,女,42 岁,G_2P_2,月经不规律 3 个月,白带异味 2 d。体格检查:体温 36.5 ℃,血压 120/65 mmHg,心率 78 次/min。既往健康状况良好。

为明确诊断,请行进一步检查。

◆**临床思维**

患者因月经不规律及白带异味来诊,为明确诊断,需要进行盆腔检查,同时行阴道分泌物、宫颈分泌物及宫颈细胞学检查,妇科检查时需行三合诊检查评估子宫骶、主韧带及宫旁情况。

◆**适应证**

1.怀疑有妇产科疾病的患者。

2.需要排除妇产科疾病的患者。

3.进行常规妇科体检的人员。

◆**禁忌证**

1.对于无同房史的女性禁止行双合诊、三合诊及窥阴器检查,如病情特殊确需检查,须经患者及其家属同意并签署知情同意书。

2.对于处于月经期或有阴道活动性出血的患者,应行外阴消毒后检查。

操作流程

操作准备

1. 操作者准备

（1）操作者着装符合上岗要求,洗手,戴帽子、口罩。

（2）核对患者姓名、年龄,询问既往史、月经婚育史,确认患者有无性生活史,有无24 h内同房、阴道检查、阴道灌洗或上药等情况,详细了解患者病情。

（3）向患者解释检查的目的、检查过程及可能引起的不适,嘱患者检查前排空膀胱。

2. 标准化病人准备

根据培训/考核要求,准备 SP。

3. 物品准备

（1）模型准备:高级妇科检查训练模型。

（2）垫巾、无菌手套、无菌手套/一次性检查手套、一次性窥阴器、宫颈刮板、液基细胞学检查(thin-prep cytologic test ,TCT)和人乳头瘤病毒(human papilloma virus ,HPV)检查取样刷及标本瓶、玻片、棉球、棉拭子、液体石蜡、络合碘、生理盐水、10% 氢氧化钾、地灯、标记笔、试管架、医疗废物桶、生活垃圾桶等。

4. 环境准备

温度适宜,光线充足,屏风遮挡。

操作步骤

1. 体位

协助患者取膀胱截石位,臀部紧邻检查床沿,双腿外展、分开,分别置于两侧腿架上,头部稍高,双手臂自然放置于检查床两侧,腹部放松,调整地灯光源。操作者面向患者,站立其两腿之间。注意保护患者隐私,男医务人员检查时需有女医务人员在场。

2. 外阴检查

（1）视诊:观察外阴发育情况,阴毛的分布和多少,外阴皮肤颜色,有无畸形、溃疡、肿物、增厚、变薄或萎缩、手术瘢痕等。

（2）戴无菌手套或一次性检查手套,用一只手分开小阴唇,暴露尿道口和阴道口,观察大、小阴唇的颜色,黏膜是否光滑,有无新生物,尿道口及阴道口有无畸形和新生物,处女膜是否完整,有无闭锁或突出等。

（3）以一只手的拇指、示指及中指触摸一侧前庭大腺,了解其大小、质地、有无囊肿及触痛,挤压观察腺体开口是否有异常分泌物溢出,同法检查另一侧。触摸其他外阴部皮肤及黏膜质地、有无触痛,了解视诊时发现的肿物大小、质地、边界是否清晰、是否活动、有无压痛等。

（4）嘱患者屏气或咳嗽,观察阴道前后壁有无膨出、子宫有无脱垂、有无尿液流出。

3. 窥阴器检查

（1）左手分开小阴唇,暴露尿道口,右手持窥阴器,先将其前后两叶闭合,避开尿道周围敏感区,斜行 45°沿阴道后壁缓缓进入阴道,边推进边顺时针旋转 45°,放正窥阴器并打开前后两叶,旋转时注意观察阴道前、侧、后壁黏膜,最终暴露宫颈。注意观察阴道黏膜颜色、皱襞多少,有无赘生物、瘢痕、溃疡,以及有无畸形,穹隆有无变浅、是否饱满等。

(2)注意观察阴道分泌物的量、颜色及气味,用无菌刮板或棉拭子在阴道侧壁上 1/3 处刮取阴道分泌物,可根据患者情况选行白带清洁度、阴道毛滴虫、线索细胞及念珠菌检查和内分泌检查。

(3)充分暴露宫颈,注意观察宫颈的大小、颜色、形状。注意观察有无糜烂样改变、出血、裂伤、宫颈黏膜外翻、潴留囊肿、溃疡及新生物等。用棉球轻轻蘸去宫颈表面分泌物后可根据患者情况选行宫颈黏液检查、TCT、HPV 及淋球菌检查等。

1)宫颈黏液检查:无菌长弯钳伸入宫颈管,夹取宫颈黏液,观察性状及拉丝度后将其涂抹于干燥玻片上,待自然干燥后于显微镜下观察结晶形状。

2)TCT 检查:专用毛刷伸入宫颈管中约 1 cm,旋转 1～2 圈,毛刷头浸泡于细胞保存液中送检。

3)HPV 检查:专用毛刷深入宫颈管中约 1 cm,旋转 3～5 圈,毛刷置于专用试管中。

4)淋球菌检查:棉拭子伸入宫颈管中 1.5～2 cm,转动并停留约 25 s,均匀涂抹于玻片上,革兰氏染色后镜检。

(4)检查完毕后,稍退出窥阴器至宫颈下方后,再使两叶闭合,沿阴道侧后壁轻轻取出。

4. 双合诊

操作者一只手戴无菌手套,示、中指涂润滑剂后缓慢插入阴道,另一只手在腹部配合检查,扪清阴道、宫颈、宫体、双附件、子宫韧带、宫旁结缔组织以及盆腔内其他器官组织,确定有无异常。

(1)检查阴道:了解阴道松紧度、通畅度和深度,注意有无先天畸形、瘢痕、结节或肿块和触痛等。

(2)检查宫颈:了解宫颈的大小、形状、硬度、宫颈外口情况,注意宫颈位置,观察有无子宫脱垂、接触性出血、宫颈举痛及摇摆痛等。

(3)检查子宫:操作者的手指放在阴道内宫颈后方,向上、向前抬举宫颈,另一只手以四指指腹自腹部平脐处向下、向后随患者呼吸按压腹壁,并逐渐向耻骨联合部位移动,通过内、外手指同时分别抬举和按压,即可扪清子宫的位置、大小、形状、硬度、活动度、表面情况以及有无压痛。如双合诊不能清楚地扪及宫体或可疑子宫内膜异位症、恶性病变者,应行三合诊检查。

(4)检查附件:阴道内手指由宫颈后方移至一侧穹隆部,尽可能往上向盆腔深部扪触,同时另一只手从同侧脐旁开始,由上向下逐渐移动按压腹壁,与阴道内手指相互对合,以触摸该侧子宫附件处有无增厚、肿块或压痛。对触到的肿块应查清其位置、大小、形状、质地、硬度、活动度、边界和表面情况、与子宫的关系以及有无压痛。

5. 三合诊

三合诊即腹部、阴道、直肠联合检查。操作者示、中指涂润滑剂后,以一只手示指放入阴道,中指放入直肠以代替双合诊时阴道内的两指,其余检查步骤同双合诊检查。通过三合诊可进一步了解后倾或后屈子宫的大小,发现子宫后壁、直肠子宫陷凹、子宫骶韧带和双侧盆腔后部病变及其与邻近器官的关系,扪清子宫主韧带及宫旁情况以估计盆腔内病变范围,特别是癌肿与盆壁间的关系,以及扪诊直肠阴道隔、骶骨前方或直肠内有无病变等。

6.肛诊

未婚或阴道闭锁、阴道狭窄等不能进行阴道操作者,行肛诊。操作者戴一次性检查手套后示指蘸取润滑剂,轻轻按摩肛门周围,嘱患者像解大便样屏气的同时轻轻进入直肠,以直肠内的示指与腹部上的手配合检查,了解子宫及附件的情况。

7.患者管理

检查完毕后,撤去垫巾,脱去手套,协助患者整理衣物,交代注意事项。

8.洗手与记录

分类处理物品,洗手,记录。

操作流程图

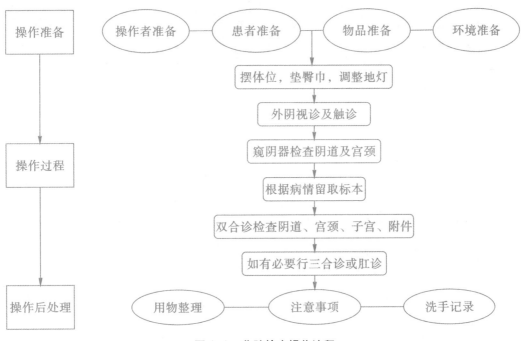

图 4-1 盆腔检查操作流程

评分标准

盆腔检查评分标准

◆注意事项

1. 男医师对患者进行妇科检查时必须有一名女医务人员在场,以消除患者的紧张情绪,减少不必要的误会。

2. 注意保护患者隐私。

★思考题

题干:患者,女性,41 岁,G_2P_2,同房后阴道少量出血半月,阴道瘙痒 2 d。体格检查:体温 36.5 ℃,血压 120/65 mmHg,心率 78 次/min。既往健康状况良好。

要求:为明确诊断,请行进一步检查。

解题思路:41 岁女性,因同房后出血及外阴瘙痒来诊,为明确诊断,需要进行盆腔检查,同时行阴道分泌物、宫颈分泌物及宫颈细胞学检查。由于患者现阴道出血,为避免盆腔检查导致逆行性感染,行盆腔检查前要进行消毒 2 次,用络合碘纱布或者棉球消毒小阴唇、大阴唇、阴阜、左右大腿内侧上 1/3 处及肛周。妇科检查时需行三合诊检查评估子宫骶、主韧带及宫旁情况,操作过程中需注意人文关怀。

第二节　产科检查

◆ **临床情境**

患者,女 28 岁,G_2P_1,孕 34 周,为行常规产科检查就诊。体格检查:体温 36.5 ℃,血压 120/66 mmHg,心率 87 次/min。既往健康状况良好。

请你为该孕妇行产科检查。

◆ **临床思维**

28 岁女性,经产妇,孕 34 周,为孕中晚期,需要进行产科常规检查,包括四步触诊、骨盆外测量。四步触诊可判断胎方位,检查时需注意四步触诊及骨盆外测量过程中孕妇体位的调整。

◆ **适应证**

孕中晚期及产前常规检查。

◆ **禁忌证**

无绝对禁忌证,但对子宫敏感、晚期先兆流产或先兆早产者,检查时需避开宫缩时间,务必轻柔,尽量减少检查的时间和次数,对足月已经有宫缩者,应在宫缩间期检查。

◆ **操作流程**

 操作准备

1. 操作者准备

(1)操作者着装符合上岗要求,洗手,戴帽子、口罩。

(2)核对孕妇姓名、年龄,了解孕妇产检情况、现病史、既往史等。

(3)向孕妇解释产科检查的目的、操作过程、需配合的事项及可能的不适等,嘱孕妇提前排空膀胱。

2. 标准化病人准备

根据培训/考核要求,准备 SP。

3. 物品准备

(1)模型准备:高级电脑孕妇检查模型。

(2)一次性垫巾、无菌手套、一次性检查手套、皮尺、手消毒剂、骨盆外测量仪、出口测量仪、医疗废物桶、生活垃圾桶等。

4.环境准备

温度适宜,光线适宜,屏风遮挡。

 操作步骤

1.腹部四步触诊

(1)体位:孕妇排尿后仰卧在检查床上,头部稍垫高,暴露腹部,双腿自然略屈曲、稍分开,使腹部放松。操作者站在孕妇的右侧,在做前3步手法时,操作者面向孕妇头端;做第4步手法时,操作者面向孕妇足端。

(2)进行四步触诊之前,首先通过视诊观察腹部大小、形状、有无瘢痕等。测量宫高:用手触清宫底高度,用软尺测量耻骨联合上缘中点与宫底的距离,估计胎儿大小与妊娠月份是否相符。测量腹围:用软尺经脐绕腹部1周测量腹围。

(3)第1步:操作者触摸宫底部,描述宫底距离脐或剑突的距离(以横指数或厘米数描述);两手置于宫底部,以两手指腹相对交替轻推,判断在宫底部的胎儿部分,若为胎头则硬而圆且有浮球感,若为胎臀则柔软而宽且形态不规则。

(4)第2步:确定胎产式后,操作者两手掌分别置于腹部左右侧,一只手相对固定,另一只手轻轻深按进行检查,判断胎儿背部或胎儿肢体分别在母体的哪侧,双手交替进行检查,触到平坦饱满部分为胎背,并确定胎背向前、向侧方或向后。触到可变形的高低不平部分为胎儿肢体,有时能感到胎儿肢体在活动。

(5)第3步:操作者右手拇指与其他四指分开,置于耻骨联合上方握住胎先露部,进一步检查是胎头或胎臀,左右推动以确定是否衔接。若胎先露部仍可以左右移动,表示尚未衔接入盆;若不能被推动,则表示已衔接。

(6)第4步:操作者转而面向孕妇足端,左右手分别置于胎先露部的两侧,沿骨盆入口向下深按,进一步核实胎先露部的诊断是否正确,并确定胎先露部的入盆程度。先露为胎头时,一只手能顺利进入骨盆入口,另一只手则被胎头隆起部阻挡,该隆起部为胎头隆突。枕先露时,胎头隆突为额骨,与胎儿肢体同侧;面先露时,胎头隆突为枕骨,与胎背同侧。

(7)听诊:根据触诊情况确定胎方位,使用胎心听筒,在靠近胎背上方的孕妇腹壁上听胎心音,听诊1 min。

2.骨盆测量

(1)孕妇排尿后仰卧在检查床上,臀下垫一次性垫巾,了解和观察孕妇骨盆有无畸形及外伤骨折史。

(2)髂棘间径(interspinal diameter,IS):孕妇伸腿仰卧位,暴露腹部至大腿根部。操作者位于孕妇右侧,手持骨盆外测量仪,测量两侧髂前上棘外缘的距离,正常值23~26 cm,通过此径线可间接推测骨盆入口横径。

(3)髂嵴间径(intercrestal diameter,IC):体位、工具同上,测量两侧髂嵴最宽点外缘距离,正常值25~28 cm,通过此径线也可间接推测骨盆入口横径。

(4)骶耻外径(external conjugate,EC):操作者立于孕妇右侧,协助孕妇取左侧卧位,右腿伸直,左腿屈曲,测量耻骨联合上缘中点到第5腰椎棘突下缘的距离(第5腰椎棘突定位:髂嵴后连线中点下1.5 cm,相当于米氏菱形窝上角),正常值18~20 cm,通过此径线间接推测骨盆入口前后径长度,是骨盆外测量中最重要的径线。

(5)坐骨结节间径(intertuberous diameter,IT)/出口横径(transverse outlet,TO):协助孕妇取仰卧位,脱去一侧裤腿,双腿向腹部弯曲,双手抱膝,向两侧外上方充分展开。操作者面向孕妇立于两腿之间,使用出口测量仪测量两坐骨结节内侧缘的距离,正常值为8.5 ~ 9.5 cm,通过此径线直接测出骨盆出口横径长度。若此值< 8 cm,应加测骨盆出口后矢状径。

(6)出口后矢状径:坐骨结节间径中点到骶骨尖端的长度。操作者戴一次性检查手套,右手示指蘸取少量液体石蜡深入孕妇肛门向骶骨方向,拇指置于孕妇体外骶尾部,两指共同找到骶骨尖端,将尺放在坐骨结节径线上。将出口测量仪一端放在坐骨结节间径中点,另一端放于骶骨尖端处,即可测得出口后矢状经,正常值8 ~ 9 cm。此值与坐骨结节间径之和>15 cm时,表明骨盆出口狭窄不明显。

(7)耻骨弓角度:孕妇仰卧位,双腿向腹部弯曲,双手紧抱双腿,向两侧外上方充分展开,或仰卧于产床上呈膀胱截石位。操作者戴一次性检查手套面向孕妇双腿之间,两拇指指尖对拢放置在耻骨联合下缘,两拇指分别放在耻骨降支上面,测量两拇指尖形成的角度。正常值为90°,小于80°为不正常。此角度反映骨盆出口横径的宽度。

3.孕妇管理

检查完毕后,撤去垫巾,脱去手套,协助孕妇整理衣物,交代注意事项。

4.洗手与记录

分类处理物品,洗手,记录检查结果。

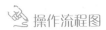 操作流程图

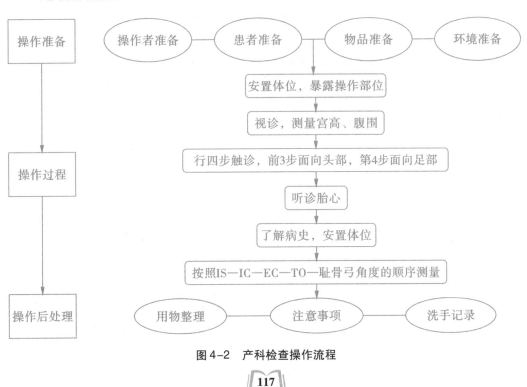

图4-2 产科检查操作流程

评分标准

产科检查评分标准

◆ **注意事项**

四步触诊是通过腹部触诊的方式了解胎儿大小及胎位的物理诊断方法。妊娠子宫的大小约为:12 周末在耻骨联合上 2~3 横指;16 周末在脐耻之间;20 周末在脐下 1 横指,宫高 18 cm(15.3~21.4 cm);24 周末在脐上 1 横指,宫高 24 cm(22.0~25.1 cm);28 周末在脐上 3 横指,宫高 26 cm(22.4~29.0 cm);32 周末在脐与剑突之间,宫高 29 cm(25.3~32.0 cm);36 周末在剑突下 2 横指,宫高 32 cm(29.8~34.5 cm);40 周末在脐与剑突之间或略高,宫高 33 cm(30.0~35.3 cm)。

★ **思考题**

题干:患者,女性,27 岁,G_1P_0,孕 32 周,为行常规产科检查就诊。体格检查:体温36.5 ℃,血压 122/67 mmHg,心率 87 次/min。既往健康状况良好。

要求:请为该患者行产科检查及骨盆外测量,并在模型上完成该操作。

解题思路:27 岁女性,初产妇,孕 32 周,为孕中晚期,需要进行产科检查,检查时需注意四步触诊及骨盆外测量过程中孕妇体位的调整。

图片经阴道后
穹隆穿刺术

第三节　经阴道后穹隆穿刺术

◆ **临床情境**

患者,女,24 岁,G_1P_0,因停经 40 d 同房后左侧下腹隐痛 2 h 就诊。体格检查:体温 36.5 ℃,血压 100/61 mmHg,心率 112 次/min。自测早早孕试纸阳性,彩超提示盆腔积液 30 mm,余阴性。患者平素月经规律,既往健康状况良好。

为明确患者病情,请行进一步操作。

◆ **临床思维**

24 岁女性,有停经史,同时出现下腹隐痛症状,自测早早孕试纸阳性,考虑患者为妊娠状态,彩超提示盆腔积液 30 mm,有经阴道后穹隆穿刺适应证。目前患者生命体征平稳,排除禁忌证后,需要进行经阴道后穹隆穿刺检查,根据穿刺结果为患者病情做出正确决策,若抽出不凝血,考虑异位妊娠破裂出血,需行急诊手术。

◆ **适应证**

1. 疑有腹腔内出血如异位妊娠破裂、卵巢滤泡破裂、黄体破裂等。

2. 怀疑腹腔内积液或积脓时,需了解积液性质。

3. 对于可疑恶性肿瘤的患者,可以通过穿刺留取腹水进行脱落细胞学检查。

4. 超声引导下行卵巢子宫内膜异位囊肿穿刺治疗、包裹性积液穿刺治疗、输卵管妊娠部位药物注射。

5. 超声引导下经阴道后穹隆穿刺取卵,用于各种助孕技术。

◆ **禁忌证**

1. 严重的盆腔粘连,疑有肠管与子宫后壁粘连。

2. 直肠子宫陷凹完全被巨大肿物占据。

3. 异位妊娠诊断明确,拟手术治疗时,无须进行后穹隆穿刺,以降低感染概率。

4. 合并严重的阴道炎症。

◆ **操作流程**

 操作准备

1. 操作者准备

(1)操作者着装符合上岗要求,洗手,戴帽子、口罩。

(2)核对患者姓名、床号、住院号,了解患者既往有无内科合并症及盆腹腔手术史,向患者解释穿刺的目的、必要性及相关风险,确定知情同意书已签署。

(3)术前化验检查,包括血常规、凝血功能检查等,并为患者测量血压、脉搏,必要时开放静脉通路。

(4)嘱患者提前排空膀胱,协助患者取膀胱截石位。

2.标准化病人准备

根据培训/考核要求,准备SP。

3.物品准备

(1)模型准备:阴道后穹隆穿刺模型。

(2)后穹隆穿刺包配置:弯盘2个、消毒杯1个、穿刺针2个、长镊2把、窥阴器2个(长、短各1个)、宫颈钳1把、线剪1把、洞巾1块、治疗巾2块、纱布数块、灭菌指示卡等。

(3)无菌手套、碘伏、注射器、无菌纱布、垫巾、地灯、生活垃圾桶、医疗废物桶、锐器收集盒、无菌桶及持物钳,必要时准备玻片、培养皿、福尔马林等。

4.环境准备

温度适宜,光线充足,屏风遮挡。

 操作步骤

动画经阴道后穹隆穿刺术

1.体位

患者取膀胱截石位,臀部紧邻检查床沿,双腿外展、分开,分别置于两侧腿架上,头部稍高,双手臂自然放置床两侧,腹部放松。操作者调整地灯光源。操作者面向患者,站立其两腿之间。注意保护患者隐私,男医务人员检查时需有女医务人员在场。

2.检查穿刺包

打开穿刺包,检查灭菌指示卡及包内器械是否齐备,将碘伏倒入相应容器。

3.消毒外阴及阴道

戴无菌手套,外阴常规消毒3遍(消毒顺序:小阴唇→大阴唇→阴阜→大腿内上1/3→肛周),铺无菌巾。窥阴器暴露宫颈阴道,边旋转边消毒阴道3遍。行双合诊,了解子宫、双附件情况,注意后穹隆是否膨隆、是否存在宫颈举痛或摇摆痛。

4.固定与消毒穿刺点

更换放置窥阴器,暴露宫颈及阴道后穹隆并固定,宫颈钳钳夹宫颈后唇,向前提拉,充分暴露后穹隆,再次消毒阴道及后穹隆穿刺部位。

5.穿刺

取9号穿刺长针头接10 mL注射器,检查针头是否通畅,确认针头无阻塞后,左手握持宫颈钳向前上方牵拉宫颈,右手持注射器,在穹隆中央或稍偏患侧、阴道后壁与后穹隆交界处稍下方,平行宫颈管方向缓缓刺入,当针头穿透阴道壁出现落空感后(进针2～3 cm),立即抽取液体。如无液体抽出,可以适当调整进针深度和方向,或边退针边抽吸。

6.观察穿刺液性质

如抽出脓液或陈旧性血液需要进行相应治疗时,按预定方案进行。如抽出血液,应使之静置10 min以上,观察其是否凝集。

7. 穿刺后处理

操作结束时轻轻拔出针头后,应注意穿刺点有无活动性出血,可用棉球压迫至止血后再次消毒穿刺点,并取出宫颈钳及窥阴器,取下洞巾。

8. 患者管理

术后复测患者生命体征,协助整理衣物,交代注意事项,送返病房。

9. 记录

术毕整理用物,及时书写穿刺记录。

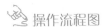 操作流程图

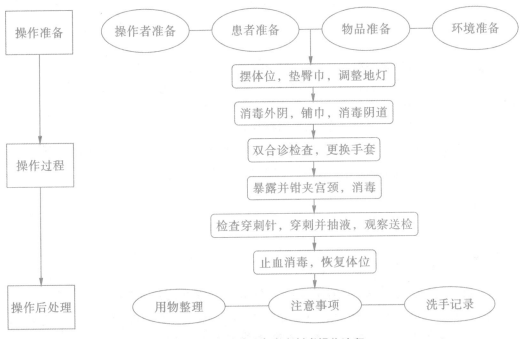

图4-3　经阴道后穹隆穿刺术操作流程

 评分标准

经阴道后穹隆穿刺术评分标准

◆ 注意事项

1. 抽出液体为鲜血时,放置5 min,若血液凝固则为血管内血液,放置10 min以上仍

为不凝,则为腹腔内出血。多见于异位妊娠破裂、卵巢滤泡破裂、黄体破裂等引起的腹腔内出血。若抽出为不凝固的陈旧性血块,可能为陈旧性异位妊娠。若抽吸的液体为淡红色、微混、稀薄甚至脓液,多为盆腔炎性渗出液。

2. 穿刺时针头进入直肠子宫陷凹不可过深,一般为 2~3 cm,以免超过液平面吸不出积液。过深可刺入盆腔脏器或血管。

3. 穿刺时一定要注意进针方向与宫颈管平行,避免伤及子宫体或直肠。怀疑肠管与子宫后壁粘连时,禁止行经阴道后穹隆穿刺术。

4. 穿刺未抽出血液,不能完全排除异位妊娠。出血量少、与周围组织粘连、血肿位置高时可造成假阴性。

5. 病情或条件允许时可先行 B 超检查,明确有无积液及积液量。

◆ 并发症

1. 误伤血管:进针方向错误,误伤血管,抽出血液静置后可以凝固。

预防及处理:要注意患者主诉,如出现穿刺后腹痛、肛门坠胀,甚至血压下降,应及时进行盆腔检查,必要时进行超声检查,了解有无血肿发生。

2. 误伤直肠:进针方向过于靠后时,可能伤及直肠。

预防及处理:一般小损伤无须特别处理;如破口较大出现相应症状,应请外科会诊,决定治疗方案;对盆腔轻度粘连,确需穿刺时可以在超声引导下进行。

3. 感染:应严格按照无菌规则进行操作,阴道炎症患者应治疗后穿刺,必要时同时应用抗生素。

★ 思考题

题干: 患者,女性,24 岁,G_1P_0,因"停经 40 d,左侧下腹隐痛 3 h,阴道少量出血 1 h"就诊。体格检查:体温 36.5 ℃,血压 100/61 mmHg,心率 102 次/min。外院彩超提示盆腔大量积液。患者平素月经规律,既往健康状况良好。

要求: 为明确患者病情,请行进一步操作。

解题思路: 24 岁女性,有停经史,同时出现下腹隐痛及阴道少量出血症状,可能存在妊娠或先兆流产。外院彩超提示大量盆腔积液,有经阴道后穹隆穿刺适应证,结合患者生命体征,需要进行经阴道后穹隆穿刺检查,同时根据穿刺结果及患者病情做出正确决策,若抽出不凝血,需行急诊手术。

图片分段诊刮术

第四节　分段诊刮术

◆ 临床情境

患者,女,48岁,月经紊乱半年,以"月经淋漓不尽15 d"为主诉就诊,性激素检查未见明显异常。

为明确诊断,请行进一步操作。

◆ 临床思维

围绝经期女性,月经淋漓不尽15 d,根据题意要求明确诊断,需行分段诊刮取子宫内膜及宫颈组织送病理检查。诊断性刮宫可了解子宫内膜反应,明确宫腔内病变,并可达到止血的目的。

◆ 适应证

异常子宫出血,需明确或排除子宫内膜及宫颈病变,如子宫内膜癌、宫颈癌等。

◆ 禁忌证

1. 急性生殖道炎症。
2. 严重的全身性疾病。

◆ 操作流程

操作准备

1. 操作者准备
(1)操作者着装符合上岗要求,洗手,戴帽子、口罩。
(2)核对患者姓名、床号、住院号,了解患者既往有无内科合并症及盆腹腔手术史,向患者解释操作的必要性,确定知情同意书已经签署。
(3)术前化验检查,包括血常规、凝血功能检查等,测量血压、脉搏,必要时开放静脉通路。
(4)嘱患者提前排空膀胱,协助患者取膀胱截石位。
2. 标准化病人准备
根据培训/考核要求,准备SP。
3. 物品准备
(1)模型准备:高级透明刮宫模型或其他可满足操作需求的模型。
(2)诊断性刮宫包配置:弯盘2个、消毒杯1个、刮匙2把(大小各1个)、宫腔探针1

根、宫颈扩张器 4.5 ~ 8.5 号、长镊 2 把、窥阴器 2 个(长、短各 1)、宫颈钳 1 把、洞巾 1 块、治疗巾 2 块、纱布数块、灭菌指示卡等。

(3)垫巾、无菌手套、标本管、无菌桶及持物钳、无菌纱布、棉球、碘伏、10% 甲醛溶液、手消毒剂、地灯、标记笔、试管架、医疗废物桶、生活垃圾桶、锐器收集盒等。

4. 环境准备

温度适宜,光线充足,屏风遮挡。

 操作步骤

动画分段诊刮术

1. 体位

患者取膀胱截石位,臀部紧邻检查床沿,双腿外展、分开,分别置于两侧腿架上,头部稍高,双手臂自然放置床两侧,腹部放松。操作者调整地灯光源。操作者面向患者,站立其两腿之间。注意保护患者隐私,男医务人员检查时需有女医务人员在场。

2. 检查穿刺包

打开穿刺包,检查灭菌指示卡及包内器械是否齐备。将碘伏倒入相应容器。

3. 消毒外阴

戴无菌手套,外阴常规消毒 3 遍(消毒顺序:小阴唇→大阴唇→阴阜→大腿内上 1/3→肛周),铺无菌巾。窥阴器暴露宫颈阴道,边旋转边消毒阴道及宫颈 3 遍。双合诊检查,了解子宫大小、位置、软硬度、活动度以及双附件情况,判断有无急、慢性生殖道炎症。

4. 消毒阴道

更换手套,用窥阴器暴露宫颈,再次消毒阴道穹隆,消毒宫颈及宫颈外口,宫颈钳钳夹宫颈前唇。

视频分段诊刮

5. 宫颈管诊刮

小刮匙深入宫颈管 2.0 ~ 2.5 cm,按从内向外的顺序搔刮宫颈管 1 周,将所刮出的组织放置在备好的纱布上。

6. 宫体诊刮

探针沿子宫腔方向缓缓伸入宫腔,直至宫底,探测宫腔的长度和方向,记录宫腔深度。如宫颈口过紧,逐号选择宫颈扩张器扩张宫颈,直至所用的器械能够顺利通过。小刮匙沿宫腔方向缓慢进入宫腔,并达到宫底部从内到外进行刮宫,将子宫腔四壁、宫底以及两侧宫角组织刮出,放置在另一块备好的纱布上,如刮出的组织糟脆,可疑子宫内膜癌,要立即停止刮宫。刮宫时注意宫腔有无形态异常和高低不平,清理阴道内的积血,观察有无活动性出血。

7. 刮宫后处理

消毒宫颈口,取下宫颈钳和窥阴器,将纱布上的组织分别装入标本瓶中,标记好取材部位,组织固定液固定后送检。

8. 患者管理

术后复测患者生命体征,交代注意事项。

9.记录

术毕及时书写操作记录。

📋 操作流程图

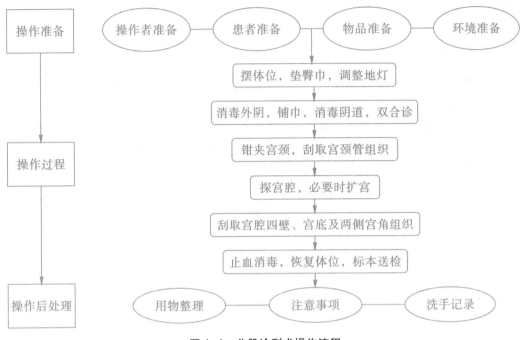

图4-4 分段诊刮术操作流程

📋 评分标准

分段诊刮术评分标准

◆ **注意事项**

1.充分暴露宫颈后,应再次消毒阴道及宫颈口。

2.应先刮宫颈管,然后探测宫腔,最后刮取宫腔。

3.如刮出的组织糟脆,可疑子宫内膜癌,要立即停止刮宫。

◆ **并发症**

1.子宫穿孔:是最严重的并发症,一经发现须立即停止手术,观察有无内出血和脏器损伤的表现;如果破口较小,生命体征稳定,可选择保守治疗,如果有可疑内出血、脏器损伤等应立即剖腹探查,针对损伤情况进行处理。

2.出血:分段诊刮术后可因子宫收缩不良而出血过多,必要时,术前应配血并建立静脉通路,除了怀疑恶性肿瘤之外应全面刮宫,必要时备皮做好开腹手术准备。

3.感染:对于出血时间长合并糖尿病、贫血以及应用免疫抑制剂者,术前及术后应使用抗生素预防感染,术中应严格无菌操作。

★ **思考题**

题干:患者,女性,68岁,已绝经。以"阴道流血5 d"为主诉就诊。

要求:为明确诊断,请完成进一步操作。

解题思路:已绝经老年女性患者,不明原因阴道流血,为明确诊断,需行分段诊刮取子宫内膜及宫颈组织送病理检查。诊断性刮宫可了解子宫内膜反应,明确宫腔内病变,并可达到止血的目的。

第五节　人工流产术

图片人工流产术

◆ 临床情境

患者,女,26 岁,已婚未育,因胚胎停育 5 d 就诊。平素月经规律,末次月经于 55 d 前,5 d 前彩超提示宫腔内孕囊直径 2.5 cm,未见胎芽及胎心搏动,今日复查彩超仍未见胎芽及胎心搏动。

请行人工流产术为该患者终止妊娠。

◆ 临床思维

已婚未育女性确认胚胎停育,妊娠 10 周内,需及时终止妊娠。患者为初孕妇,需要向患者说明施术目的、可供选择的终止妊娠的方法,如人工流产负压吸宫术。向患者解释该方法的操作流程及可能的风险、术中和术后可能出现的并发症,如出血、子宫穿孔、感染、腹痛、宫腔粘连等,充分沟通,患者知情同意后签署手术同意书。初孕妇宫口扩张可能困难,可使用宫颈局部麻醉,利于扩宫。

◆ 适应证

1. 妊娠 10 周内,要求终止妊娠而无禁忌证者。
2. 妊娠 10 周内,患有严重全身性疾病继续妊娠可能危及母体生命者。
3. 妊娠 10 周内,胎儿存在出生缺陷或胎停,不宜继续妊娠者。

◆ 禁忌证

1. 急性生殖道炎症。
2. 严重的全身性疾病不能耐受手术者。

◆ 操作流程

 操作准备

1. 操作者准备
(1) 操作者着装符合上岗要求,洗手,戴帽子、口罩。
(2) 核对患者姓名、床号、住院号,了解患者既往有无内科合并症及盆腹腔手术史,向患者解释操作的目的、风险及必要性,确定手术同意书已签署。
(3) 术前化验检查,包括血常规、传染病、心电图、凝血功能、血人绒毛膜促性腺激素(HCG)以及 B 超检查等,测量血压、脉搏,必要时建立静脉通路。
(4) 患者提前排空膀胱,协助取膀胱截石位。

2. 标准化病人准备

根据培训/考核要求,准备 SP。

3. 物品准备

(1)模型准备:高级透明刮宫模型或其他可满足操作需求的模型。

(2)人工流产包配置:弯盘 2 个、消毒杯 1 个、刮匙 2 把(大小各 1 把)、宫腔探针 1 根、不同型号吸管、宫颈扩张器 4.5 ~ 8.5 号、长镊 2 把、窥阴器 2 个(长、短各 1)、宫颈钳 1 把、洞巾 1 块、治疗巾 2 块、纱布数块、灭菌指示卡等。

(3)一次性垫巾、无菌手套、一次性检查手套、标本管 2 个、无菌持物筒、无菌纱布及棉球、碘伏、10% 甲醛溶液、手消毒剂、水银血压计、听诊器、负压吸引装置、地灯、标记笔、试管架、医疗废物桶、生活垃圾桶、锐器收集盒等。

4. 环境准备

温度适宜,光线充足,屏风遮挡。

 操作步骤

1. 体位

患者取膀胱截石位,臀部紧邻检查床沿,双腿外展、分开,分别置于两侧腿架上,头部稍高,双手臂自然放置床两侧,腹部放松。操作者调整地灯光源。操作者面向患者,站立其两腿之间。注意保护患者隐私,男医务人员检查时须有女医务人员在场。

2. 检查人工流产包

打开人工流产包,检查灭菌指示卡及包内器械是否备齐,将碘伏倒入相应容器。

3. 消毒外阴

戴无菌手套,外阴常规消毒 3 遍(消毒顺序:小阴唇→大阴唇→阴阜→大腿内上 1/3→肛周),铺无菌巾。窥阴器暴露宫颈阴道,边旋转边消毒阴道 3 遍。行双合诊,了解子宫大小位置以及双附件情况,判断有无急、慢性生殖道炎症。

4. 消毒阴道

更换手套,用窥阴器暴露宫颈,再次消毒阴道穹隆,消毒宫颈及宫颈外口,宫颈钳钳夹宫颈前唇。

5. 宫腔探测

探测宫腔深度、曲度(探针顺宫腔方向)。

6. 扩张宫颈

使用宫颈扩张器由小号到大号依次扩宫,直至所用宫颈扩张器型号大于吸管半号或 1 号,执笔式握持宫颈扩张器,扩宫时应稳、准、轻,禁止跳号。

7. 吸管选择

根据宫腔大小选择吸管(<10 cm 选 6 号,10 ~ 12 cm 选 7 号,>12 cm 选 8 号)。

8. 连接吸引器

一端连接吸管末端,另一端由助手接在负压吸引器上。

9. 送入吸管,开动负压

负压 400 ~ 500 mmHg,不宜超过 600 mmHg,顺时针方向或逆时针方向吸引宫腔

1～2周,紧贴宫壁上下移动,至宫壁粗糙、宫腔缩小、仅见少量血性泡沫表示吸净宫腔,停止操作。

10.取出吸管

夹闭吸管、关闭负压后取出吸管、释放压力。

11.检查宫腔

检查宫腔是否吸净,以小号刮匙轻刮宫角,测量宫腔深度可缩小1～3 cm。

12.擦拭与消毒

擦净阴道血性物,取下宫颈钳及窥阴器,再次消毒宫颈及阴道。

13.检查吸取物

检查吸取物,有无绒毛或胚胎组织,与妊娠月份是否相符,如有异常,送病理检查。估计失血量,书写手术记录。

14.患者管理

交代患者休息2 h,注意流血情况,1个月内禁房事、盆浴,如出现腹痛、发热、出血多或持续2周以上应随时就诊,指导避孕并注意定期随访。

操作流程图

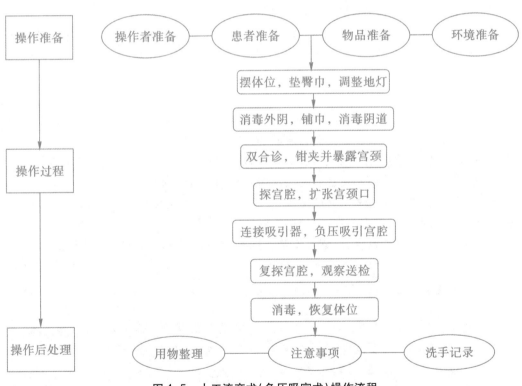

图4-5　人工流产术(负压吸宫术)操作流程

人工流产术(负压吸宫术)评分标准

◆ 注意事项

1. 供人工流产专用的电动吸引器,必须设有安全阀和负压储备装置,不得直接使用一般的电动吸引器,以防发生意外。

2. 如吸引负压较大,吸管将宫壁吸住,应解除负压(打开吸管的通气孔或将吸管与所连接的负压管分离),也可应用装有减压装置的吸引器。

3. 吸引时先吸孕卵着床部位,可减少出血。

4. 带器妊娠者,应在术前应用 B 超或 X 射线检查节育器情况。人工流产时,如节育器取出困难,应进一步做定位诊断。

5. 子宫倾屈明显、子宫畸形、宫角妊娠等,可在 B 超监测下手术。

6. 人工流产时,若未吸出绒毛胚囊,应将吸出物送病理检查。动态观察血、尿 HCG 水平及定期 B 超检查。避免异位妊娠、残角子宫妊娠及滋养细胞疾病漏诊。

◆ 并发症

1. 人流不全(残留):术后阴道出血时间长,淋漓不尽(可能 2 周以上),容易继发感染,可能需要药物、手术治疗,必要时行宫腔镜治疗。

2. 感染:子宫内膜炎、附件炎、盆腔炎等,出现腹痛、发热,分泌物可呈脓性伴臭味。

3. 宫腔积血:子宫收缩不良,活动少,出血容易积在宫腔内。

4. 宫腔粘连:尤其见于多次流产患者,人工流产术后闭经或经量显著减少,有时伴周期性下腹疼痛或有子宫增大积血,宫腔粘连治疗后容易复发,严重影响再次生育。

5. 其他:可导致慢性盆腔炎、继发不孕、月经异常、子宫内膜异位症、子宫腺肌病等。

★ 思考题

题干:患者,女,33 岁,因停经 55 d,要求终止妊娠就诊。血常规、凝血功能检查正常。B 超提示:宫内孕。白带常规检查未见异常。G_3P_2,顺产 1 次,剖宫产 1 次。此次为剖宫术后 8 个月,哺乳期,要求终止妊娠。

要求:请完成相关操作。

解题思路：患者妊娠 55 d，不是药物流产的适应证，应考虑人工流产术，但是患者剖宫产不足 1 年，直接人工流产风险大，应先让患者住院，给予促进宫颈成熟的药物。患者目前处于哺乳期，入院后建议暂时停止哺乳。对于剖宫产后哺乳期妊娠子宫，人工流产容易引起子宫穿孔，所以在操作过程中动作应轻柔，保护患者隐私，注意人文关怀。若出现子宫穿孔，应立即停止手术，按子宫穿孔处理。

图片会阴切开
缝合术

第六节 会阴切开缝合术

◆ **临床情境**

患者,女,26 岁,G_1P_0,现处于第二产程,因会阴坚韧,胎儿娩出困难需行会阴切开缝合术。请完成相关操作。

◆ **临床思维**

初产妇,处于第二产程,因会阴坚韧,胎儿娩出困难,需行会阴切开缝合术。切开前应进行会阴处局部麻醉,确认患者无局部麻醉药过敏史。切开时机在胎头拨露后、宫缩开始时,注意保护胎儿。缝合时注意无菌操作,应按解剖部位逐层缝合,完成后必须检查切口是否有空隙和纱布残留。

◆ **适应证**

1. 会阴紧张、水肿或瘢痕,胎头娩出前阴道流血,耻骨弓过低。
2. 第二产程过长、宫缩乏力、胎儿窘迫、妊娠高血压、合并心脏病等需缩短第二产程。
3. 巨大儿、早产儿,以预防颅内出血。
4. 阴道助产,如产钳助产术、胎吸助产术及足月臀位助产术等。

◆ **禁忌证**

1. 不能经阴道分娩。
2. 难以控制的出血倾向。
3. 拒绝接受手术干预。

◆ **操作流程**

 操作准备

1. 操作者准备
(1)操作者洗手,戴帽子、口罩,刷手,穿手术衣。
(2)核对患者姓名、床号、住院号,了解患者既往有无内科合并症及盆、腹腔手术史,向患者解释操作的目的及必要性,确定知情同意书已签署。
(3)术前化验检查,包括血常规、传染病、心电图、凝血功能以及 B 超检查等,测量血压、脉搏,必要时开放静脉通路,并确认膀胱空虚,必要时导尿。

2. 标准化病人准备
根据培训/考核要求,准备 SP。

3. 物品准备

（1）模型准备：会阴切开缝合技能训练模型或其他可满足操作需求的模型/模块。

（2）会阴切开缝合包配置：会阴侧切剪、持针器、弯钳 2 把、弯盘 2 个、消毒杯 1 个、长镊 2 把、洞巾 1 块、治疗巾 2 块、纱布数块、灭菌指示卡等。

（3）其他：一次性垫巾、无菌手套、一次性检查手套、无菌持物筒 2 个、有尾纱、无菌纱布及棉球、碘伏、手消毒剂、9 号穿刺针、注射器、局部麻醉药、医疗废物桶、生活垃圾桶、锐器收集盒、地灯等。

4. 环境准备

温度适宜，光线充足，屏风遮挡。

 操作步骤

1. 体位

患者取膀胱截石位，臀部紧邻检查床沿，双腿外展、分开，分别置于两侧腿架上，头部稍高，双手臂自然放置床两侧，腹部放松。操作者调整地灯光源。操作者面向患者，站立其两腿之间。注意保护患者隐私，男医务人员检查时须有女医务人员在场。

2. 器械清点

打开会阴切开缝合包，清点包内器械，准备消毒纱布或棉球。

3. 消毒辅巾

常规消毒外阴，铺无菌巾，刷手后穿手术衣，戴手套，铺中单及大洞巾。

4. 麻醉

确认患者无局部麻醉药过敏史，0.5% 利多卡因 20 mL 做神经阻滞麻醉。左手示、中两指在阴道内触及坐骨棘作引导，拇指在同侧会阴部扣及坐骨结节协助定位；右手持带长针的注射器在肛门和坐骨结节之间的皮肤之间，先在皮下注射皮丘，然后将针头向坐骨棘方向刺入，直至坐骨棘内侧，回抽无血液，注入 10 mL 麻药；回抽长针头至皮下，边退针边注射药液，针回退至皮下后，在切开侧的会阴体作皮下扇形注射，以阻滞该部位的末梢神经。如作正中切开，则在会阴部注入麻药，但防止注入直肠。

5. 会阴切开

切开时机在胎头拨露后、宫缩开始时。切开时将左手示、中指放入阴道和胎先露之间，注意保护胎儿，右手持剪刀；侧剪时，于宫缩时从会阴后联合中线向左侧 45°方向剪开，长 4～5 cm，但如会阴高度膨隆时，剪开角度应为 60°，以免损伤肠管；如直剪，则自会阴后联合向肛门方向剪开，长约 2 cm，切口至少需要离肛门括约肌前缘 1 cm。操作时，注意黏膜与皮肤切口长短一致。剪开后用干纱布压迫止血。部分球海绵体肌、会阴浅横肌、会阴深横肌、肛提肌的耻尾肌束可能被剪断。待胎儿、胎盘娩出后，检查胎盘完整性，消毒并检查产道有无裂伤、血肿及肛门括约肌完整性。

6. 缝合

注意无菌操作，应按解剖关系逐层缝合。先于阴道填塞有尾纱，自切口顶端上方 0.5 cm 开始，不留死腔；阴道黏膜用"2-0"号可吸收线连续缝合或间断缝合，一直缝合至阴道口，对齐处女膜；皮下脂肪层用"2-0"号可吸收线间断缝合；"3-0"可吸收线连续皮内缝合会阴皮肤。

7. 检查

缝合后必须检查切口,顶端是否有空隙,阴道内有无纱布残留,有无活动性出血及血肿。此外,应做肛门检查,如有肠线穿过直肠黏膜应拆除重缝。

操作流程图

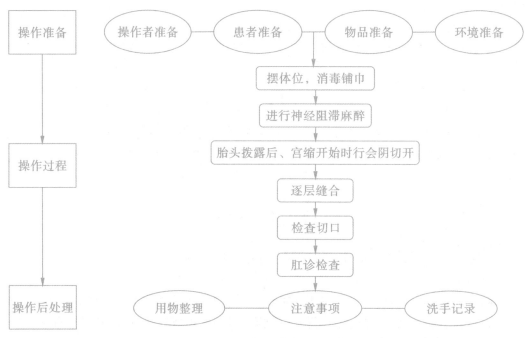

图 4-6　会阴切开缝合术操作流程

评分标准

会阴切开缝合术评分标准

◆ 注意事项

1. 缝合黏膜时,在顶端上方 0.5 cm 处缝合第 1 针以结扎回缩的血管,防止血肿形成。

2. 由于阴道切口顶端和皮肤切口呈扇形,缝合时进针方向与弧边垂直。

3. 缝合阴道黏膜和会阴肌层时避免损伤直肠黏膜。

4. 各层缝线进针部位应错开,以减少缝针数,保证血运,防止死腔,利于缝线吸收。

5. 在缝合球海绵体肌时,应尽量拉近断端缝合以恢复阴道口形状,但缝合不能过紧,否则影响性生活。

6. 缝合皮肤时缝线不应过紧,以免组织水肿。

◆并发症

1. **伤口血肿**:表现为在缝合后 1~2 h 切口部位出现严重疼痛,而且越来越重,甚至出现肛门坠胀感。

预防及处理:如患者诉切口部位疼痛明显加重,应立即进行检查,确认有无血肿形成,必要时拆开缝线,清除血肿,缝扎出血点,重新缝合切口。

2. **切口感染**:表现为在产后 2~3 d,切口局部有红、肿、热、痛等炎症表现,并可有硬结,挤压时有脓性分泌物。

预防及处理:应服用合适的抗生素,并拆除缝线,以便脓液流出。同时可采用理疗,或用 1∶5 000 的高锰酸钾温水溶液坐浴。

3. **拆线后裂开**:有个别产妇在拆线后发生会阴切口裂开。

预防及处理:如果切口组织新鲜,裂开时间短,可以在妥善消毒后立即进行第 2 次缝合,5 d 后拆线;如切口组织不新鲜,且有分泌物,则不能缝合,可用高锰酸钾溶液坐浴,并服用抗生素预防感染,待其局部形成瘢痕后愈合。

★ **思考题**

题干:患者,女,28 岁,妊娠合并心脏病,G_1P_0,宫内孕 39 周,临产 8 h,胎儿估重 4 500 g,头位,宫口开全后,你作为接生人员请进行下一步操作。

解题思路:初产妇,妊娠合并心脏病,分娩期心脏负担最大,子宫收缩使孕妇动脉压与子宫内压的压力差减小,每次宫缩有部分血液被挤入体循环,全身血容量增加,心脏负荷增加。第二产程由于孕妇屏气,可因肺循环压力增加出现发绀,所以心脏病患者在经会阴分娩时,要注意缩短产程时间,尤其第二产程不宜过长。考虑到孕妇为初产妇,胎儿巨大,宜行会阴切开,若分娩过程中出现心脏衰竭征象,应立即行剖宫产。

图片胎心监护

第七节 胎心监护

◆临床情境

孕妇,女,28 岁,G_1P_0,孕 38 周,不规律宫缩 1 h,自觉胎动频繁半小时,为确定有无胎儿缺氧就诊。体格检查:体温 36.5 ℃,血压 122/67 mmHg,心率 92 次/min。既往健康状况良好。

请为该孕妇行胎心监护。

◆临床思维

28 岁女性,初产妇,孕 38 周,不规律宫缩 1 h,自觉胎动频繁半小时,为确定有无胎儿缺氧就诊。妊娠足月时,正常胎动>10 次/12 h,胎动过频是胎动消失的前驱症状,胎动消失后胎心在 24 h 内也会消失,因此检测胎动可预知胎儿的安危,胎动异常的产妇一定要行胎心监护。检查前需完成四步触诊,确定胎方位后,在胎背上方的孕妇腹壁上涂耦合剂,放置好胎心探头,清晰听及胎心音,固定胎心探头,并根据胎心音、胎动及监护情况决定是否延长监护时间或采取其他治疗措施。

◆适应证

产前及分娩前常规检查。

◆操作流程

操作准备

1.操作者准备

(1)操作者着装符合上岗要求,洗手,戴帽子、口罩。

(2)核对孕妇姓名、床号、住院号,了解孕妇产检情况、现病史、既往史,向孕妇解释操作目的、操作过程、需配合的事项及可能的不适。

(3)嘱孕妇提前排空膀胱。

2.标准化病人准备

根据培训/考核要求,准备 SP。

3.物品准备

(1)模型准备:高级电脑孕妇检查模型。

(2)垫巾、无菌手套、一次性检查手套、皮尺、手消毒剂、胎心监护仪、超声波耦合剂等。

4. 环境准备

温度适宜,光线充足,屏风遮挡。

操作步骤

1. 触诊:进行胎心监护前,先进行腹部四步触诊(同第四章第二节内容),了解孕周、胎方位及胎动情况。

2. 胎心监护。

(1)将胎心探头涂耦合剂固定于孕妇腹部胎背部的上方;宫腔压力探头(不能涂耦合剂)固定在宫底部。

(2)调节胎心监护仪参数,宫缩间歇期调整压力基线,观察胎儿胎动情况,胎儿反应正常时行胎心监护 20 min,异常时可根据情况酌情延长监护时间。

3. 监护完毕,撤去探头,并擦净皮肤和探头上的耦合剂,操作中避免污染床单和孕妇衣服。

4. 正确解读胎心监护图形。

操作流程图

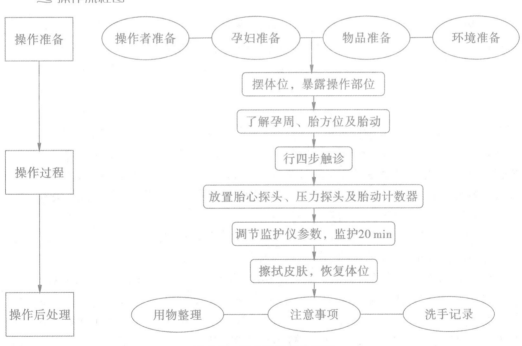

图 4-7 胎心监护操作流程

评分标准

胎心监护评分标准

◆ **注意事项**

1. 做胎心监护时,要注意将探头放在听胎心最准确的部位上,一般放置在胎儿肩胛骨附近部位。

2. 做胎心监护时,如果胎儿在睡眠阶段,没有胎动,可以通过声音刺激唤醒胎儿,或延长胎心监护的检查时间,提高胎心监护质量。

◆ **知识拓展**

1. 胎心率基线(FHR-baseline,BFHR):指在无胎动和无子宫收缩影响时,10 min 以上的胎心率平均值,包括每分钟心搏次数及 FHR 变异,正常 FHR 为 110～160 次/min。

2. 心动过速(tachycardia)或心动过缓(bradycardia):FHR>160 次/min 或<110 次/min,历时 10 min。

3. 胎心率变异:胎心率有小的周期性波动,包括胎心率的摆动幅度和摆动频率变化。摆动幅度:正常为 10～25 次/min,摆动频率≥6 次/min。临床意义:①基线平坦(0～5 次/min,基线 0 型),处于深睡眠、服用镇静药物、胎儿基本情况不佳、无脑儿、胎儿储备能力丧失。②基线摆动(5～10 次/min,基线 Ⅰ 型;10～25 次/min 基线 Ⅱ 型;大于 25 次/min,基线 Ⅲ 型),胎儿有一定的储备能力,是健康的表现。0 型和 Ⅲ 型说明胎儿缺氧。

4. 胎心率一过性变化:判断安危的重要指标。

(1)加速(acceleration):宫缩时胎心率基线暂时增加 15 次/min 以上,持续>15 s。意义:胎儿良好,躯干或脐静脉暂时受压,持续受压可发展为减速。

(2)减速(deceleration):宫缩时暂时性胎心率减慢,大于 50% 的宫缩符合即可诊断。

1)早期减速(early deceleration,ED):胎心率基线下降几乎与宫缩曲线上升同时开始,胎心率基线波谷与宫缩曲线波峰一致,下降幅度<50 次/min,持续时间短,恢复快(<15 s)。意义:多发生在第一产程后期,为宫缩时胎头受压引起,不受孕妇体位或吸氧改变。

2)变异减速(variable deceleration,VD):胎心率变化与宫缩无固定关系,下降迅速且下降幅度>70 次/min,持续长短不一,恢复迅速。意义:宫缩时脐带受压,兴奋迷走神经。

3)晚期减速(late deceleration,LD):胎心曲线减速的波谷落后于宫缩曲线的波峰时差,大多在 30～60 s;下降幅度<50 次/min;胎心率恢复慢(30～60 s)。意义:胎盘功能不良,胎儿缺氧。

★思考题

题干：孕妇，女，27岁，G_1P_0，孕37周，为行常规产科检查就诊。体格检查：体温36.5℃，血压122/67 mmHg，心率67次/min。既往健康状况良好。

要求：请为该孕妇行胎心监护。

解题思路：27岁女性，初产妇，孕37周，孕妇并无特殊不适，生命体征正常。根据题意，要完成胎心监护检查，检查前需完成四步触诊，确定胎方位后，在胎背上方的孕妇腹壁上放置好胎心探头，清晰听及胎心音后固定胎心探头，于宫底固定压力探头，共监护20 min，并根据胎心、胎动及监护情况决定是否延长监护时间，告知孕妇监测结果。注意监测过程中与腹主动脉音、子宫杂音、脐带杂音相鉴别。

图片宫内节育
器放置术

第八节　宫内节育器放置术

◆ 临床情境

患者,女,28 岁,已婚已育,因患子宫腺肌病入院后要求保守治疗,已完成 4 个周期亮丙瑞林治疗,2 年内无生育计划。

为进一步治疗,请完成相关操作。

◆ 临床思维

女性,28 岁,已婚已育,患子宫腺肌病且要求保守治疗,已完成 4 个周期亮丙瑞林治疗,2 年内无生育计划。根据患者情况,需要给患者放置宫内节育器。子宫腺肌病患者需放置曼月乐环,不仅可以避孕,还能起到治疗的作用。由于曼月乐环释放高效孕激素,放置于宫腔内会对抗雌激素,使子宫内膜出现萎缩现象,同时也导致病灶萎缩,在临床上达到治疗的目的。操作前应向患者解释可能出现的现象,如月经量逐渐减少、闭经等。

◆ 适应证

1. 要求避孕的育龄期妇女。

2. 妇科疾病如宫腔粘连、子宫腺肌病以及异常子宫出血等疾病的辅助治疗。

◆ 禁忌证

1. 急性生殖道炎症。

2. 严重的全身性疾病。

3. 妊娠或可疑妊娠。

4. 宫颈内口过松或严重子宫脱垂。

5. 宫腔深度不足 5.5 cm。

6. 子宫畸形或生殖器官肿瘤导致宫腔变形。

◆ 操作流程

 操作准备

1. 操作者准备

(1)操作者着装符合上岗要求,洗手,戴帽子、口罩。

(2)核对患者信息,了解患者月经、妊娠、分娩史,了解患者既往有无内科合并症及盆、腹腔手术史,告知患者操作的目的及必要性,术前 3 d 禁止性生活,确定知情同意书已经签署。

（3）嘱患者提前排空膀胱。

2. 标准化病人准备

根据培训/考核要求，准备SP。

3. 物品准备

（1）模型准备：高级妇科检查训练模型或其他能满足操作需求的模型。

（2）上环包配置：弯盘2个、消毒杯1个、上环叉1个、宫腔探针1根、长镊2把、窥阴器2个（长、短各1个）、宫颈钳1把、宫腔扩张器4～6号各1个、线剪1把、洞巾1块、治疗巾2块、纱布数块、灭菌指示卡等。

（3）合适型号及类型的宫内节育器、地灯、碘伏、无菌大棉球、无菌纱布、无菌桶及持物钳、2%利多卡因、生理盐水、注射器、无菌手套、生活垃圾桶、医疗废物桶、锐器收集盒等。

4. 环境准备

温度适宜，光线适宜，屏风遮挡。

 操作步骤

动画宫内节育器
放置术

1. 体位

患者取膀胱截石位，臀部紧邻检查床沿，双腿外展、分开，分别置于两侧腿架上，头部稍高，双手臂自然放置床两侧，腹部放松。操作者调整地灯光源。操作者面向患者，站立其两腿之间。注意保护患者隐私，男医务人员操作时须有女医务人员在场。

2. 查对

打开上环包，检查灭菌指示卡及包内器械是否齐备，将碘伏倒入相应容器。

3. 消毒

（1）戴无菌手套，外阴常规消毒3遍（消毒顺序：小阴唇→大阴唇→阴阜→大腿内上1/3→肛周），铺无菌巾。窥阴器暴露宫颈阴道，边旋转边消毒阴道3遍。行双合诊，了解子宫位置、大小及双侧附件情况。更换无菌手套。

（2）再次以长镊子夹取棉球消毒宫颈外口、阴道后穹隆1遍（宫颈过紧者可用利多卡因棉球置入宫颈管内约2 min，或利多卡因于宫颈4点及8点处黏膜下各注射1～2 mL，5 min后实施手术）。

4. 探测宫腔

塑形探针沿子宫倾屈方向轻轻进入，探测宫腔深度并标记（注意不可用力过度以免穿破子宫）。

5. 放置节育器

根据宫口松紧度和节育器体积决定是否扩宫。根据节育器类型选择节育器叉或钳，根据不同的节育器类型以不同的方法放置宫内节育器。

（1）环型及宫型节育器：使用叉或钳固定节育器上缘，顺子宫方向轻轻送入宫底，慢慢退出叉或钳至宫颈内口，然后退出放置器。

（2）V型、T型及母体乐：将节育器横臂折叠置于无套管芯的套管头端，调整限位块位置，从尾端置入管芯到适当位置并固定，一同进入探及宫底时稍后退，退出套管，以管芯顶出节育器,退出管芯,宫颈外口处剪短尾丝,露出 1.5~2.0 cm。

(3)Y 型节育器:将节育器的纵臂放入套管内,按宫腔深度调整限位块位置,将节育器沿宫腔方向放至宫底,退出套管,以管芯顶出节育器,退出管芯。

6. 放置后处理

观察宫腔内有无出血,用纱布拭去宫颈口分泌物。取下宫颈钳,撤除窥阴器。

7. 患者管理

帮助患者整理衣物并交代注意事项:术后休息 3 d,1 周内忌体力劳动,2 周内禁止性生活及盆浴,保持外阴清洁;术后 1、3、6、12 月进行随访,及时更换过期宫内节育器;阴道少量出血属正常现象,如出血过多应及时就诊。

8. 整理

物品分类归置,洗手记录。

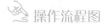 操作流程图

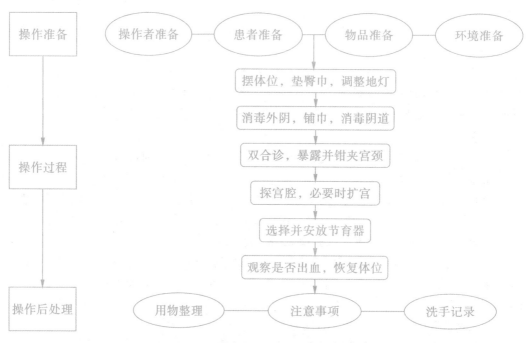

图 4-8 宫内节育器放置术操作流程

评分标准

宫内节育器放置术评分标准

◆ 注意事项

宫内节育器放置时间如下。

1. 月经干净 3 ~ 7 d。

2. 人工流产以后立即放置。

3. 产后 3 个月或剖宫产术后半年放置。

4. 月经延长或哺乳期闭经者,应首先排除妊娠后放置。

5. 自然流产转经以后放置,药物流产于 2 次正常月经以后放置。

◆ 并发症

1. 子宫穿孔:一经发现需立即停止手术,观察有无内出血和脏器损伤的表现;如果破口较小,生命体征稳定,可选择保守治疗,如果有可疑内出血、脏器损伤等应立即剖腹探查,针对损伤情况进行处理。

2. 感染:无菌操作不严格、生殖道本身存在感染灶、节育器尾丝过长,导致上行感染,均可引起急性或亚急性盆腔炎症发作。

3. 节育器嵌顿或断裂:由节育器放置时损伤宫壁或放置时间过长,致使部分器体嵌入子宫肌壁或发生断裂,应及时取出。若取出困难,为减少子宫穿孔,应在 B 超、X 射线直视下或在宫腔镜下取出。

4. 节育器脱落:由宫内节育器放置操作不规范,没有放入子宫底部;宫内节育器与宫腔大小、形态不符等原因所致。多发生在放节育器第 1 年,尤其是头 3 个月内,常与经血一起排出而不易察觉。

5. 带器妊娠:多见于宫内节育器移位或异位于子宫肌壁、盆腔或腹腔等情况。

★ 思考题

题干:患者,女,28 岁,已婚已育,因"足月顺产后 3 个月,要求避孕"入院。

要求:为满足患者需求,请完成相关操作。

解题思路:已婚已育女性,足月顺产 3 个月后,要求避孕,符合放置宫内节育器时机,无禁忌证,通过放置宫内节育器进行避孕,术前选择合适类型的节育器。向患者解释可能出现的情况,术中严格无菌操作,操作过程注意人文关怀。术后预防性使用抗生素,定期随访,注意个人卫生。

第九节　宫内节育器取出术

◆ **临床情境**

患者,女,48岁,已婚已育,因已绝经2年要求取出宫内节育器。妇科检查:阴道通畅,无异常分泌物,宫颈光滑,无肥大,外口可见蓝色宫内节育器尾丝,长度约为1.5 cm,双附件区未触及异常。

明确患者病情,请完成取节育器操作。

◆ **临床思维**

48岁,已婚已育,因已绝经2年要求取出宫内节育器。绝经妇女主要检查子宫,如果子宫已萎缩,可于术前服用雌激素5~7 d,取节育器前应常规检查子宫内宫内节育器的位置及有无嵌顿情况,术中应严格无菌操作,必要时在宫腔镜或腹腔镜下取环。操作过程中监测患者生命体征,观察有无腹痛等情况,注意人文关怀。

◆ **适应证**

宫内节育器放置期已到、带器妊娠、有生育要求、出现较重的并发症等需要取出或者更换节育器者。

◆ **禁忌证**

1. 急性生殖道炎症。
2. 严重的全身性疾病。

◆ **操作流程**

 操作准备

1. 操作者准备

(1)操作者着装符合上岗要求,洗手,戴帽子、口罩,必要时按要求穿防护服。

(2)核对患者信息,了解患者月经、妊娠、分娩史,既往有无内科合并症及盆、腹腔手术史,告知患者操作的目的及必要性,术前3 d禁止性生活,确定知情同意书已经签署。

(3)嘱患者提前排空膀胱。

2. 标准化病人准备

根据培训/考核要求,准备SP。

3. 物品准备

(1)模型准备:高级妇科检查训练模型或其他能满足操作需求的模型。

(2)取环包配置:弯盘 2 个、消毒杯 1 个、上环叉 1 个、长镊 2 把、窥阴器 2 个(长、短各 1 个)、宫颈钳 1 把、宫腔扩张器 4~6 号各 1 个、取环钩 1 把、线剪 1 把、洞巾 1 块、治疗巾 2 块、纱布数块、灭菌指示卡等。

(3)地灯、碘伏、无菌大棉球、无菌纱布、无菌桶及持物钳、2% 利多卡因、生理盐水、注射器、无菌手套。

4. 环境准备

温度适宜,光线适宜,屏风遮挡。

操作步骤

1. 体位

患者取膀胱截石位,臀部紧邻检查床沿,双腿外展、分开,分别置于两侧腿架上,头部稍高,双手臂自然放置于床两侧,腹部放松。操作者调整地灯光源。操作者面向患者,站立其两腿之间。注意保护患者隐私,男医务人员操作时须有女医务人员在场。

2. 查对

打开取环包,检查灭菌指示卡及包内器械是否齐备,将碘伏倒入相应容器。

3. 消毒

(1)戴无菌手套,外阴常规消毒 3 遍(消毒顺序:小阴唇→大阴唇→阴阜→大腿内上 1/3→肛周),铺无菌巾。窥阴器暴露宫颈阴道,边旋转边消毒阴道 3 遍。行双合诊,了解子宫位置、大小及双侧附件情况。更换无菌手套。

(2)再次以长镊子夹取棉球消毒宫颈外口、后穹隆 1 遍。宫颈过紧者可用 1% 利多卡因棉球置入宫颈管内约 2 min,或 1% 利多卡因于宫颈 4 点及 8 点处黏膜下各注射1~2 mL,5 min 后实施手术。

4. 取出节育器

视宫口情况和节育器种类酌情扩张宫口,以卵圆钳钳夹尾丝,将节育器轻轻拉出宫腔(若无尾丝,提前探查宫腔,测量宫腔深度,同时轻轻探查节育器位置,用取出器如取环钩或取环钳钩住节育器的下缘,或钳住节育器的任何部位),如若遇到困难,须扩张宫口,勿强行牵拉。环型节育器嵌顿肌壁者,可牵拉金属环丝,见环后剪断取出,以免残留,最后需核对节育器完整性。

5. 取后护理

观察宫腔内有无出血,用纱布拭去宫颈口分泌物。取下宫颈钳,撤除窥阴器。

6. 患者管理

帮助患者整理衣物并交代注意事项,向患者展示已经取出的完整的宫内节育器。

7. 整理与记录

物品分类归置,洗手,记录。

操作流程图

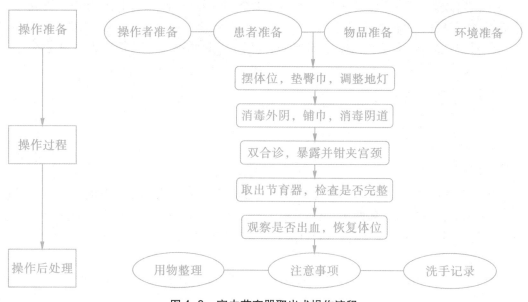

图 4-9　宫内节育器取出术操作流程

评分标准

宫内节育器取出术评分标准

◆ **注意事项**

1. 取环钩只能向宫腔内钩取,避免向宫壁钩取,如钩取时有阻力,不能强行牵拉,应退出取环钩,进一步检查明确原因。

2. 若节育器嵌顿确实严重,牵拉时阻力过大,可先牵出部分环型节育器环丝,找出接口后离断,将环拉成线后取出。

◆ **并发症**

宫内节育器取出时容易损伤子宫壁或穿孔,甚至损伤脏器,引起并发症,故取器前应常规检查并了解宫内节育器的位置及有无断裂等情况,对症处理。

★**思考题**

　　题干：患者，女，28 岁，已婚已育，因准备生育二胎要求取出宫内节育器。妇科检查：阴道通畅，无异常分泌物，宫颈光滑，无肥大，外口可见蓝色宫内节育器尾丝，长度约为 3 cm，双附件区未触及异常。既往：月经规律，(3～5)/28 d，现月经干净 4 d，G_1P_1，T 型宫内节育器避孕 2 年，术后随访半年，宫内节育器位置及尾丝正常。

　　要求：根据患者病情，请完成取环操作。

　　解题思路：28 岁女性，已婚已育，因准备生育二胎要求取出宫内节育器。患者体格检查无异常，可进行取环操作。取环前应常规检查，了解子宫内宫内节育器的位置及有无嵌顿情况。术中应严格无菌操作，必要时在宫腔镜或腹腔镜下取环，监测患者的生命体征，注意腹痛的情况。操作过程中需注意人文关怀。

第五章

儿科技能

第一节　新生儿出生后护理

◆ **临床情境**

产妇,女,30岁,妊娠39周,规律产检无异常,无妊娠期合并症,自然娩出一男活婴,产程顺利,无胎粪污染。

新生儿娩出(断脐)后,请为其完成出生后护理。

◆ **临床思维**

新生儿娩出后数秒内进行快速评估:是否足月儿、羊水是否清亮、是否有哭声或呼吸、肌张力是否好,如任何一项为否,则需进行新生儿初步复苏。该产妇为足月顺产,无妊娠期合并症,没有引起新生儿窒息的病因,无胎粪污染,综合评估后可给予出生后(断脐后)常规护理。

◆ **适应证**

胎龄≥37周(259 d),出生体重大于2 500 g,无疾病的新生儿。

◆ **禁忌证**

胎龄<37周,出生体重小于2 500 g,有疾病,需窒息复苏的新生儿。

◆ **操作流程**

操作准备

1. 操作者准备

(1)操作者着装符合上岗要求,洗手,戴帽子、口罩。

(2)熟练掌握新生儿出生后护理相关技术及注意事项。

2. 物品准备

(1)模型准备:高级出生婴儿附脐带模型或其他可满足操作需求的模型,置于辐射保暖台上。

(2)血管钳2个、无菌巾、预热的干毛巾、治疗车、治疗碗2个、75%酒精、无菌棉签、三联盒、无菌治疗盘(大)、无菌镊子、无菌剪刀、脐带包(含气门芯)、弯盘、无菌纱布或脱脂棉、无菌手套、口罩、帽子、1 mL注射器、洗耳球或负压吸引器、印泥、软尺、婴儿秤、婴儿衣物及包被、婴儿腕带、信息登记表、签字笔、新生儿抢救箱、氧源、听诊器、医疗废物桶、生活垃圾桶、锐器收集盒等。

3. 药品准备

维生素 K_1 针、生理盐水、重组酵母乙肝疫苗、乙肝免疫球蛋白。

4. 环境准备

室温维持在 25~28 ℃,空气流通。

操作步骤

1. 快速评估

新生儿娩出后立即评估是否足月儿、羊水是否清亮、是否有哭声或呼吸、肌张力是否好,如任何一项为否,则需进行新生儿初步复苏(详见第五章第二节内容)。

2. 保暖及擦干

娩出后立即用预热的干毛巾包裹,放在预热好的辐射保暖台上,并擦干全身。

对于胎龄<28周的早产儿用清洁的塑料薄膜包裹婴儿,但应暴露眼睛、鼻子、口和脐带,以便进行复苏。

3. 呼吸道处理

如口咽部有分泌物,用洗耳球或吸引器先口后鼻清理分泌物。

4. Apgar 评分

生后1 min和5 min时各评估1次,正常新生儿Apgar 8~10分为正常,4~7分为轻度窒息,0~3分为重度窒息,见表5-1。

表5-1 新生儿 Apgar 评分标准

体征	评分标准			评分	
	0分	1分	2分	1 min	5 min
皮肤颜色	发绀或苍白	身体红,四肢发绀	全身红		
心率/(次/min)	无	<100	>100		
弹足底或插鼻管反应	无反应	有些动作,如皱眉	哭,喷嚏		
肌张力	松弛	四肢略屈曲	四肢活动		
呼吸	无	慢,不规则	正常,哭声响		

5. 脐带处理

用75%酒精或5%聚维酮碘溶液消毒脐带根部及周围皮肤,将套有气门芯的血管钳夹住距脐带根部0.5 cm处,在其远端0.5 cm处剪掉脐带。套拉气门芯上的丝线将气门芯沿血管钳套住脐带,取下血管钳,挤出脐带残端血,75%酒精或5%聚维酮碘溶液消毒脐带断面,剪断并牵拉去除丝线,待脐带断面干后,包扎。

对于需要脐静脉置管的早产儿,如胎龄<28周或超低出生体重儿(出生体重<1 000 g),在距脐根部约1 cm处将脐带切断,脐血管置管后将脐切面做荷包缝合并将线

绕插管数圈后系牢,然后将胶带粘贴以固定插管。

6. 眼睛处理

娩出后可用无菌纱布或脱脂棉球清洁,必要时用 1% 硝酸银溶液或 2 000 ~ 5 000 IU/mL 青霉素眼溶液滴眼,预防新生儿结膜炎。

7. 皮肤处理

娩出擦干后,可用无菌纱布蘸温开水将头皮、耳后、面部、颈部及其他皮肤褶皱处轻轻擦洗干净。

8. 体格检查

对新生儿进行体格检查,及时发现有无先天性缺陷,并测量体重、身长、头围(详见第五章第九节内容)。

9. 信息登记

采集新生儿右足足印及母亲左手拇指印,给新生儿手腕或脚腕戴上新生儿腕带,写明母亲姓名、床号、婴儿性别、出生时间。

10. 药物注射

娩出后应予以维生素 K_1 0.5 ~ 1.0 mg 肌内注射,预防新生儿出血症。肌内注射重组酵母乙肝疫苗 10 μg,如母亲为乙肝感染者,新生儿还需注射乙肝免疫球蛋白 100 IU。

11. 喂养

将穿戴、包裹完毕的新生儿送至母亲身旁,进行早接触、早喂哺的宣教和指导。高危新生儿、产妇曾高危抢救、有母乳禁忌证、早产儿吞咽反射弱或无吞咽反射者除外。

操作流程图

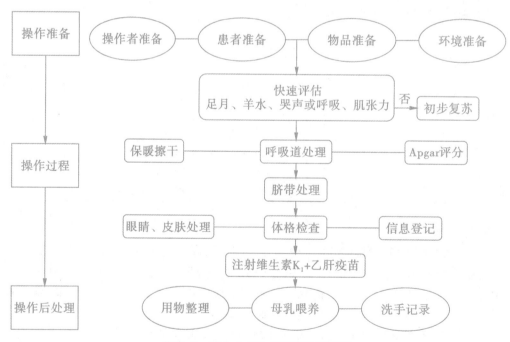

图 5-1 新生儿出生后护理操作流程

评分标准

新生儿出生后护理评分标准

◆ 注意事项

1.操作者应严格遵循无菌原则,每接触一个新生儿前、后必须洗手,戴无菌手套,患感染性疾病或带菌者应隔离。

2.动作轻柔,避免损伤新生儿。

★ 思考题

题干:产妇,女,41岁,妊娠40周,未规律产检。因胎儿"横位",剖宫产一女活婴。

要求:请进行新生儿出生(断脐)后护理。

解题思路:该新生儿为足月儿,出生后进行常规护理,其母为高龄产妇,未规律产检,胎儿为剖宫产,应注意新生儿有无发育异常。由于新生儿皮肤、黏膜娇嫩,操作时应动作轻柔,避免损伤;脐带处理注意无菌原则,避免感染;应进行细致的体格检查,早期识别发育异常。

第二节　新生儿窒息复苏

◆ **临床情境**

37 周妊娠孕妇,因"前置胎盘出血"急诊行剖宫产,孕妇生产过程中出血量约 2 000 mL,娩出一男活婴。初步病史采集如下:患儿系第一胎,胎龄 37 周,因其母"前置胎盘出血"急诊剖宫产。患儿娩出后 1 min Apgar 评估:全身苍白、自主呼吸弱且不规则、肌张力减低、心率 80 次/min、弹足底有皱眉动作。

请对该患儿进行急救。

◆ **临床思维**

患儿为足月儿,急诊剖宫产娩出,其母存在大出血情况,可导致患儿出现呼吸窘迫,出生后心率 80 次/min、自主呼吸弱且不规则、肌张力减低,弹足底反应差,1 min Apgar 评分 3 分,可判定患儿已出现窒息,需要按复苏流程立即进行新生儿窒息复苏。

◆ **适应证**

复苏流程适用于刚出生的新生儿,特别是窒息新生儿和早产儿。

◆ **操作流程**

✍ **操作准备**

1. 操作者准备
(1)需要产、儿科医师合作进行。
(2)操作者着装符合上岗要求,洗手,戴帽子、口罩,接触患儿前戴手套。
(3)了解患儿出生情况,进行快速评估。

2. 物品准备
(1)模型准备:高级多功能新生儿综合急救训练模拟人。
(2)辐射保暖台、无菌手套、温毛巾、肩垫、洗耳球或负压吸引管、吸引器(80 ~ 100 mmHg)、胎粪吸引管;听诊器、面罩、氧气管、复苏气囊、喉镜(0 号镜片、1 号镜片)、气管导管(3.0 mm、3.5 mm)、金属导芯;生理盐水、肾上腺素(浓度 1∶1 000);注射器、脐静脉导管、三通接头等;医疗废物桶、生活垃圾桶、锐器收集盒。

3. 环境准备
提前调整室温至 25 ~ 28 ℃,光线充足。

操作步骤

1. 快速评估

娩出后立即快速评估 4 项指标：①是否足月；②羊水是否清；③有无哭声或呼吸；④肌张力是否好。如 4 项均为"是"，应快速彻底擦干，和母亲皮肤接触，进行常规护理。如 4 项中有 1 项为"否"，则需按复苏流程进行初步复苏。如羊水有胎粪污染，进行有无活力的评估及决定是否吸引胎粪（有活力的定义需同时满足以下 3 条：规则呼吸或哭声响亮；肌张力好；心率>100 次/min）。

2. 初步复苏

要求在娩出后 30 s 内完成。

（1）保暖：产房温度设置为 25～28 ℃。提前预热辐射保暖台，足月儿辐射保暖台温度设置为 32～34 ℃，或腹部体表温度 36.5 ℃；早产儿根据其中性温度设置。用预热毛巾包裹新生儿放在辐射保暖台上，注意头部擦干和保暖。复苏胎龄<32 周的早产儿时，可将其头部以下躯体和四肢用清洁的塑料薄膜覆盖置于辐射保暖台上，摆好体位后继续初步复苏的其他步骤。避免高温，防止引发呼吸抑制。

（2）体位：肩部垫高 2～3 cm，使头呈轻微仰伸位（鼻吸气位），咽喉壁、喉和气管呈直线。

（3）吸引：必要时（分泌物量多或有气道梗阻）用洗耳球或负压吸引管（12 F 或 14 F）先口咽后鼻清理分泌物。应限制吸管的深度和吸引时间（<10 s），吸引器负压不超过100 mmHg（1 mmHg≈0.133 kPa）。

（4）羊水胎粪污染时的处理：评估新生儿有无活力，新生儿有活力时，继续初步复苏；新生儿无活力时，应在 20 s 内完成气管插管并吸引胎粪。

（5）擦干和刺激：快速彻底擦干头部、躯干和四肢，去掉湿毛巾。如仍无呼吸，用手轻拍或手指弹患儿足底或摩擦背部 2 次以诱发自主呼吸。

3. 正压通气

新生儿复苏成功的关键是建立充分的通气。

（1）指征：①呼吸暂停或喘息样呼吸；②心率<100 次/min。

（2）气囊面罩正压通气。

1）压力：通气压力需要 20～25 cmH$_2$O（1 cmH$_2$O≈0.098 kPa），少数病情严重的初生儿可用 30～40 cmH$_2$O 压力通气。

2）频率：40～60 次/min。

3）用氧：无论足月儿或早产儿，正压通气均要在脉搏血氧饱和度仪的监测下进行。足月儿开始用空气进行复苏，早产儿开始给 21%～40% 浓度的氧，用空氧混合仪根据 SpO$_2$ 调整给氧浓度，使 SpO$_2$ 达到目标值。胸外按压时给氧浓度要提高到 100%。

4）评估心率：可触摸新生儿的脐带搏动或用听诊器听诊新生儿心跳，计数 6 s，乘10 即可得出每分钟心率的快速估计值。

5)判断有效通气:开始正压通气时即刻连接脉搏血氧饱和度仪,并观察胸廓是否起伏。有效的正压通气表现为胸廓起伏良好,心率迅速增快。

6)矫正通气步骤:如达不到有效通气,需矫正通气步骤,包括:检查面罩和面部之间是否密闭,再次通畅气道(调整头位为鼻吸气位,清除分泌物,使新生儿的口张开)及增加气道压力。矫正通气后如心率<100 次/min,可进行气管插管或使用喉罩气道。

7)评估及处理:经30 s 有效正压通气后,如有自主呼吸且心率≥100 次/min,可逐步减少并停止正压通气,根据 SpO_2 值决定是否常压给氧;如心率<60 次/min,应气管插管正压通气并开始胸外按压。

8)其他:持续气囊面罩正压通气(>2 min)可产生胃充盈,应常规经口插入8 F 胃管,用注射器抽气并保持胃管远端处于开放状态。

4.喉镜下经口气管插管

(1)指征:需要气管内吸引清除胎粪时;气囊面罩正压通气无效或需要延长时;胸外按压时;经气管注入药物时;需气管内给予肺表面活性物质、肾上腺素;特殊复苏情况,如先天性膈疝或超低出生体重儿。

(2)准备:气管导管(表 5-2)、金属导丝、喉镜、听诊器。

表 5-2　不同气管导管内径适用的新生儿出生体重和胎龄

导管内径/mm	新生儿出生体重/g	胎龄/周
2.5	<1 000	<28
3.0	≥1 000 ~ ≤2 000	≥28 ~ ≤34
3.5	>2 000 ~ ≤3 000	>34 ~ ≤38
3.5 ~4.0	>3 000	>38

(3)方法如下。

1)插入喉镜:左手持喉镜,使用带直镜片(早产儿用 0 号,足月儿用 1 号)的喉镜进行经口气管插管。将喉镜柄夹在拇指与前 3 个手指间,镜片朝前,小指靠在新生儿颏部以保障稳定性。喉镜镜片应沿着舌面右侧滑入,将舌推至口腔左侧,推进镜片直至其顶端达会厌软骨谷。

2)暴露声门:采用一抬一压手法。轻轻抬起镜片,上抬时需将整个镜片平行于镜柄方向移动,使会厌软骨抬起即可暴露声门和声带。如未完全暴露,操作者用小指或由助手用示指向下稍用力压环状软骨使气管下移有助于暴露声门。在暴露声门时不可上撬镜片顶端来抬起镜片。

3)气管插管:插入有金属管芯的气管导管,将管端置于声门与气管隆嵴之间,接近气管中点。

4)操作时限及技巧:整个操作要求在 20 ~30 s 内完成。如插入导管时声带关闭,可采用 Hemlish 手法,即助手用右手示指和中指在胸外按压的部位向脊柱方向快速按压 1 次促使呼气产生,声门就会张开。

(4)胎粪吸引管的使用:施行气管内吸引胎粪时,将胎粪吸引管直接连接气管导管,以清除气管内残留的胎粪。吸引时复苏者用右手示指将气管导管固定在新生儿的腭部,左手示指按压胎粪吸引管的手控口使其产生负压,边退气管导管边吸引,3～5 s 将气管导管撤出气管外并顺势快速吸引口腔内分泌物。

(5)判断气管导管位置的方法:正压通气时导管管端应在气管中点,判断方法如下。①声带线法:导管声带线与声带水平吻合。②胸骨上切迹摸管法:操作者或助手的小指尖垂直置于胸骨上切迹,当导管在气管内前进时小指尖触摸到管端,则表示管端已达气管中点。③体重法(表 5-3)。

表 5-3 不同出生体重新生儿气管导管插入深度

出生体重/g	插入深度/cm[b]
1 000[a]	6～7
2 000	7～8
3 000	8～9

注:[a]<750 g 仅需插入 6 cm;[b]为上唇至气管导管管端的距离。

(6)确定插管成功的方法:①胸廓起伏对称;②听诊双肺呼吸音一致,尤其是腋下,且胃部无呼吸音;③无胃部扩张;④呼气时导管内有雾气;⑤心率、SpO_2 和新生儿反应好转;⑥有条件可使用呼出气 CO_2 检测器,可快速确定气管导管位置是否正确。

5.喉罩气道

喉罩气道是一个用于正压通气的气道装置。

(1)适应证:①新生儿复苏时如气囊-面罩通气无效,气管插管失败或不可行时;②小下颌或相对大的舌,如 Pierre-Robin 综合征和唐氏综合征;③多用于出生体重≥2 000 g 的新生儿。

(2)方法:喉罩气道由一个可扩张的软椭圆型边圈(喉罩)与弯曲的气道导管连接而成。弯曲的喉罩越过舌产生比面罩更有效的双肺通气。采用"盲插"法,用示指将喉罩罩体开口向前插入新生儿口腔,并沿硬腭滑入至不能推进为止,使喉罩气囊环安放在声门上方。向喉罩边圈注入 2～3 mL 空气,使扩张的喉罩覆盖喉口(声门)。喉罩气道导管有一个 15 mm 接管口可连接复苏气囊或呼吸器进行正压通气。

6.胸外按压

(1)指征:有效正压通气 30 s 后心率<60 次/min。在正压通气同时须进行胸外按压。

(2)要求:此时应气管插管正压通气配合胸外按压,以使通气更有效。胸外按压时给氧浓度增加至 100%。

(3)方法:胸外按压的位置为胸骨下1/3(两乳头连线中点下方),避开剑突。按压深度约为胸廓前后径的1/3。按压和放松的比例为按压时间稍短于放松时间,放松时拇指或其他手指应不离开胸壁。按压的方法有拇指法和双指法。

1)拇指法:双手拇指的指端按压胸骨,根据新生儿体形不同,双拇指重叠或并列,双手环抱胸廓支撑背部。

2)双指法:右手示指和中指2个指尖放在胸骨上进行按压,左手支撑背部。

因为拇指法能产生更高的血压和冠状动脉灌注压,操作者不易疲劳,加之采用气管插管正压通气后,拇指法可以在新生儿头侧进行,不影响脐静脉插管,是胸外按压的首选方法。

(4)胸外按压和正压通气的配合:胸外按压时应气管插管进行正压通气。由于通气障碍是新生儿窒息的首要原因,因此胸外按压和正压通气的比例应为3:1,即按压90次/min、通气30次/min,达到每分钟约120个动作。每个动作约0.5 s,2 s内3次胸外按压加1次正压通气。45~60 s重新评估心率,如心率仍<60次/min,除继续胸外按压外,考虑使用肾上腺素。

7.药物

(1)肾上腺素:①指征为45~60 s的正压通气和胸外按压后,心率持续<60次/min;②剂量为新生儿复苏应使用1:10 000的肾上腺素,静脉用量0.1~0.3 mL/kg;气管内用量0.5~1 mL/kg,必要时3~5 min重复1次;③给药途径首选脐静脉给药。如脐静脉插管操作尚未完成或没有条件做脐静脉插管时,可气管内快速注入,若需重复给药,则应选择静脉途径。

(2)扩容剂:①指征为有低血容量、怀疑失血或休克的新生儿在对其他复苏措施无反应时;②扩容剂推荐生理盐水;③首次剂量为10 mL/kg,经脐静脉或外周静脉5~10 min缓慢推入。必要时可重复扩容1次。

(3)脐静脉置管:脐静脉是静脉注射的最佳途径,用于注射肾上腺素以及扩容剂。可插入3.5 F或5 F的不透射线的脐静脉导管。当新生儿复苏进行胸外按压时即可考虑开始脐静脉插管,为给药做准备。

置管方法如下:沿脐根部用线打一个松结,如在切断脐带后出血过多,可将此结拉紧。距脐根部约1 cm处用手术刀切断脐带,可在11、12点位置看到大而壁薄的脐静脉。脐静脉导管连接三通和5 mL注射器,充以生理盐水,导管尖端深入脐根部以下2~4 cm,抽吸有回血即可。早产儿插入导管稍浅,插入过深,则高渗透性药物和影响血管的药物可能直接损伤肝脏。务必避免将空气推入脐静脉。

操作流程图

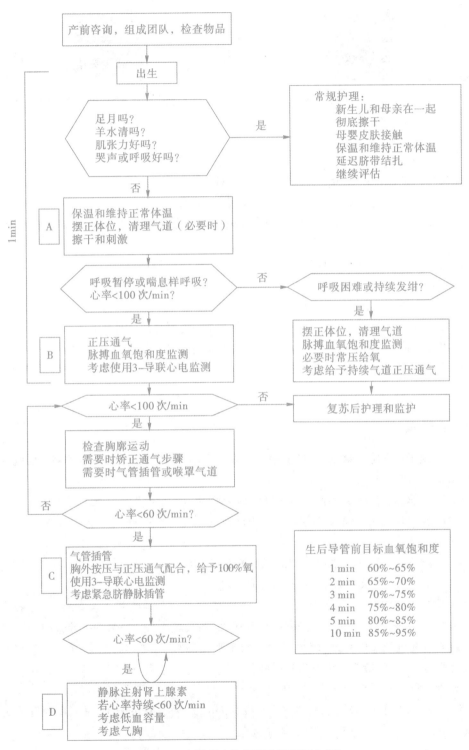

图 5-2　中国新生儿复苏流程(2021 年)

评分标准

新生儿复苏操作评分标准1

（无胎粪污染）

新生儿复苏操作评分标准2

（胎粪污染无活力）

◆ **注意事项**

1. 操作前物品准备充分,熟练掌握复苏流程。
2. 快速评估后进行初步复苏时步骤顺序务必正确。
3. 正压通气面罩大小、位置正确,通气频率正确,正压通气与心脏按压同时进行时比例正确。
4. 气管插管技术熟练,操作轻柔。

◆ **并发症**

1. 心脏按压时局部皮肤损伤:新生儿皮肤细嫩,按压时注意保护皮肤。
2. 插管时损伤牙龈及声带:气管插管时操作轻柔,避免损伤周围组织。
3. 气胸:正压通气时压力过大可造成气胸,需要掌握力度,一旦发生气胸应尽快处理。

★ **思考题**

1. 题干:37 周妊娠孕妇,胎盘早剥,胎心率 70~90 次/min,即将分娩,应做什么准备,如何处理?

解题思路: 孕妇胎盘早剥,胎心率 70~90 次/min,存在新生儿窒息可能,应立即组建复苏团队并准备复苏用物。待胎儿娩出后立即进行评估,并按复苏流程给予正确复苏。

2. 题干:37 周妊娠孕妇,胎儿宫内窘迫,胎心率 70~90 次/min,急诊剖宫产,羊水胎粪污染,应做什么准备,如何处理?

解题思路: 新生儿出生时存在羊水胎粪污染,需评估新生儿是否有活力(是否有活力是指:呼吸有力、肌张力好及心率>100 次/min,其中任何一项异常视为无活力)及是否有气道梗阻(指呼吸道内有污染的羊水或胎粪)。羊水污染但有活力常规清理呼吸道;羊水污染无活力且有气道梗阻,尽快气管插管行气道内吸引,吸引压力不得大于 100 mmHg,时间不超过 10 s。若胎儿频繁呼吸暂停或喘息样呼吸或心率<100 次/min,给予正压通气,频率 40~60 次/min,压力为 20 cmH$_2$O,并判断通气有无效果。根据病情再按复苏流程给予复苏。

图片小儿喂
养技术

第三节　小儿喂养技术

◆ **临床情境**

新生儿李某之宝,男,15 d,足月产,出生体重3.0 kg,目前体重3.3 kg,因"皮肤黄染进行性加重10 d"入我院新生儿科。

请对该患儿进行人工喂养。

◆ **临床思维**

足月新生儿,出生体重3.0 kg,目前15 d,体重3.3 kg,皮肤黄染10 d未消退,且进行性加重,考虑为病理性黄疸。现需给予人工喂养,每天需要能量110 kcal/kg,配方奶粉2~3 h喂养1次,需计算每次喂养奶粉及水的用量。

◆ **适应证**

原则上患儿的喂养首选母乳,如果母亲出现以下情况不宜哺乳,可给予人工喂养。

1.慢性疾病:活动性肺结核,心脏、肾脏等严重疾病和未控制的糖尿病,或者母亲服用对患儿有影响的药物。

2.急性传染性疾病、HIV阳性或者败血症。

3.乳房疾病:乳头皲裂、乳腺肿胀等。

◆ **操作流程**

 操作准备

1.操作者准备

(1)操作者着装符合上岗要求,洗手,戴帽子、口罩。

(2)了解患儿病情、年龄、哺乳时间、奶粉种类,并计算配奶所需奶粉量和水量。

(3)明确间隔喂养时间约2 h,必要时更换纸尿裤。

2.物品准备

(1)模型准备:高级婴儿护理模型。

(2)婴幼儿配方奶粉(含奶粉勺)、无菌容器、热水壶、无菌水温计、注射器、奶瓶、奶嘴、搅拌棒、持物钳、弯盘、手消毒剂、治疗车、医疗垃圾桶、生活废物桶、锐器收集盒。

3.环境准备

宽敞明亮,操作台清洁、干净。

 操作步骤

1.七步洗手法洗手。

2. 检查奶粉包装、日期、阶段。

3. 用无菌水温计测水温(40~70℃)。

4. 持物钳取无菌容器、无菌奶瓶及搅拌棒。

5. 检查注射器的包装有效期及完整性。

6. 用无菌注射器抽取所需用量的温开水,注入无菌容器中。

7. 持奶勺取所需用量奶粉,倒入无菌容器中。

8. 用搅拌棒充分搅拌至奶粉完全溶解。

9. 将奶液全部倒入奶瓶中,用持物钳钳夹奶嘴并安装。

10. 放于治疗车上,推送至床旁。

11. 核对患儿姓名、床号及上次喂养时间,在患儿颌下垫小垫巾,防止溢奶弄湿衣服。

12. 用无菌水温计或手腕内侧皮肤测试配制好的奶液温度,并观察奶嘴孔径大小及滴速。

13. 喂养:双手将患儿抱起,使患儿头枕于左上臂,靠近肘部,右手持奶瓶,将奶瓶倾斜,待奶嘴充盈后,用奶嘴轻触小儿上唇,诱发觅食反射,待其张嘴时,将奶嘴放入口中让其充分吸吮。

14. 喂奶完毕用一次性纸巾擦去口唇周围奶渍,竖抱片刻,轻拍背部,待其打嗝后再放回床上,取右侧卧位,头部抬高15°。

15. 整理用物,洗手,记录。

操作流程图

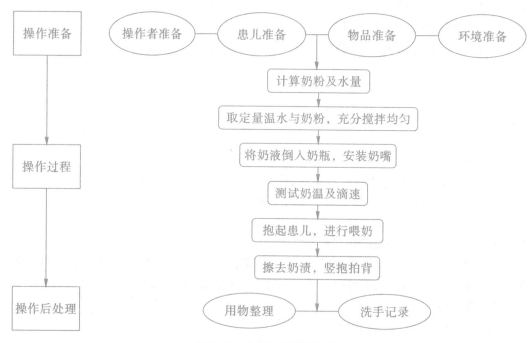

图 5-3　小儿喂养操作流程

评分标准

小儿喂养评分标准

◆ 注意事项

1. 奶具每日开水煮沸消毒1次,奶粉开启后有效期为1个月,使用后盖好瓶盖保存于清洁干燥处。

2. 所有奶粉现用现配,30 min内未饮用完应丢弃。

3. 鼻饲液的奶温应大于38 ℃,小于40 ℃。

4. 配奶过程中,奶粉量和水量准确,先水后奶,配制过程中无奶粉和奶液的洒漏,喂奶过程中奶嘴内应充满奶液,防止吸入空气。

5. 小儿营养的基础知识点如下。①婴幼儿所需能量:热量110 kcal/(kg·d),水150 mL/(kg·d)。②配制方法:配方奶粉参照配制说明进行。8%糖牛奶含100 mL牛奶加8 g糖,100 mL牛奶提供热量68 kcal,8 g糖提供热量32 kcal,故100 mL 8%糖牛奶提供热量100 kcal。热卡:容积为1:1。糖牛奶配方实例:如3月婴儿体重5 kg,每日需热卡:5 kg×110 kcal/kg=550 kcal,因热卡:容积为1:1,故每日需8%糖牛奶550 mL。需糖:550 mL×8% = 44 g,每日需总水量5 kg×150 mL/kg = 750 mL,除奶外需另加水量750 mL–550 mL=200 mL;全日牛奶分5~6次服,水200 mL可分次供给。小儿全日奶量一般在800 mL内,如能量不足则加辅食供给。③喂奶次数:<2个月,7次/d;2~3个月,6次/d;>3个月,5次/d。

★ 思考题

题干:李某,男,足月产,出生体重3.0 kg,目前2月龄,体重4.4 kg。母亲近日出现化脓性乳腺炎。

要求:进行该患儿的人工喂养指导,并演示配方奶配制操作。

解题思路:患儿由于母亲患乳腺炎,需要暂停母乳喂养,为保证营养充足,需要按需给予人工喂养。患儿足月产,出生体重3.0 kg,目前2月龄,体重4.4 kg,2月龄的标准体重为3 000+2×700 g=4.4 kg,从临床判定其发育正常,按其正常的能量需求进行计算,每天需要能量110 kcal/kg,每天喂配方奶粉6次,据此进行喂养指导。

第四节　小儿鼻胃插管

◆临床情境

患儿,男,系第 5 胎第 2 产,胎龄 38^{+3} 周,出生体重 3.5 kg,30 min 前于我院产科剖宫产娩出,Apgar 评分 1 min 9 分,5 min 10 分。其母既往有子宫肌瘤病史及不良孕产史,产前超声可见胎儿胃内侧双泡征,遂以"先天性消化道畸形"将该患儿急诊转入我院新生儿重症科,并给予心电监护、吸氧及输液等对症支持治疗。

为预防呕吐,请为该患儿进行胃肠减压。

◆临床思维

该患儿为足月儿,出生后 Apgar 评分可,但其母产前检查已发现胎儿胃内侧双泡征,提示存在十二指肠狭窄或梗阻可存在,即先天性胃肠道畸形。为预防呕吐物误吸导致吸入性肺炎或腹胀加重等,应立即放置持续性鼻胃管吸引行胃肠减压,并为后续手术治疗做好准备。

◆适应证

1. 需经胃肠喂养而不能经口进食。
2. 需胃肠造影但不能经口摄入造影剂。
3. 需取胃液做病因或病原学检查。
4. 需注入治疗药物。
5. 需洗出不消化食物、毒素、毒物、容易引起呕吐的黏液。
6. 胃肠减压。
7. 检测胃内容物性质(如出血或新生儿咽下)。

◆禁忌证

1. 鼻咽部或食管梗阻或明显狭窄。
2. 严重的出血性疾病。
3. 严重的上颌部外伤或颅底骨折。
4. 食管黏膜大疱性疾病。
5. 近期食管黏膜腐蚀性损伤。
6. 心脏疾病未稳定,对迷走神经刺激耐受性差。
7. 相对禁忌证:食管和胃消化性溃疡、食管静脉曲张、不能配合和耐受者。

操作流程

操作准备

1.操作者准备

(1)操作者着装符合上岗要求,洗手,戴帽子、口罩。

(2)核对患儿姓名、性别、床号、住院号及胸片等影像学检查结果,了解患儿病情,有无插管经历,评估鼻腔黏膜有无肿胀、炎症、鼻中隔偏曲、鼻息肉,取得配合并签署知情同意书。

(3)掌握小儿鼻胃插管操作相关知识、并发症的诊断与处理。

2.标准化病人准备

根据培训/考核要求,准备 SP。

3.物品准备

(1)模型准备:高级多功能新生儿综合急救训练模拟人或其他可满足操作需求的模型。

(2)无菌治疗盘、一次性胃管、治疗碗、无菌手套、无菌镊、无菌棉签、无菌纱布、治疗巾、注射器、石蜡油棉球、弯盘、蝶形胶带、胶带、听诊器、别针等。

(3)其他:碘伏、手消毒剂、肾上腺素(1∶1 000)、阿托品注射液、无菌试管数支、砂轮、抢救车及引流袋、医疗废物桶、生活垃圾桶、锐器收集盒。

4.环境准备

温度适宜,光线充足。

操作步骤

1.核对

核对患儿信息,并取得患儿及家属的配合,协助患儿取半坐卧位,铺治疗巾于患儿颌下,置弯盘于患儿口角旁,检查患儿鼻腔,用湿无菌棉签清洁鼻孔。

2.物品准备

准备无菌治疗盘,放入一次性胃管、一次性注射器,备胶带,戴无菌手套,取注射器注入少量空气,检查胃管是否通畅。测量需要插入的长度,有下面两种方法:①用胃管测量从前额发际至胸骨剑突的距离;②用胃管测量由鼻尖至耳垂再到胸骨剑突的距离。之后用石蜡油棉球润滑胃管前端。

3.插入

固定患儿头部,一只手持纱布托住胃管,另一只手持镊子夹住(或戴手套后手持)胃管前端,沿选定鼻孔缓慢插入。胃管通过咽喉部时,将患儿头部轻轻托起,使下颌靠近胸骨柄,继续插入至预定长度。插入不畅时,检查胃管是否盘曲在口中。

4.检查胃管是否在胃内

方法有3种:①将胃管连接注射器抽吸胃液;②将听诊器置于患儿胃区,用注射器快速向胃内注入 10 mL 空气,听到气过水声;③将胃管末端置于盛水的治疗碗内,观察无气泡溢出。

5. 固定胃管

确定胃管在胃内后,擦去患儿口鼻处分泌物,脱手套后用蝶形胶带将胃管固定于鼻翼,用胶带固定于一侧颊部,用别针将胃管固定于枕旁或衣领处。

6. 患者护理

协助患儿取舒适体位,告知患儿家属相关注意事项。

7. 其他

(1)如做胃肠减压,小婴儿只需开放胃管的末端,年长儿应将胃管末端接负压引流器。

(2)需洗胃者,根据病情选择洗胃机洗胃,或用注射器将洗胃液反复注入、抽出,循环操作至达到洗胃的目的。

操作流程图

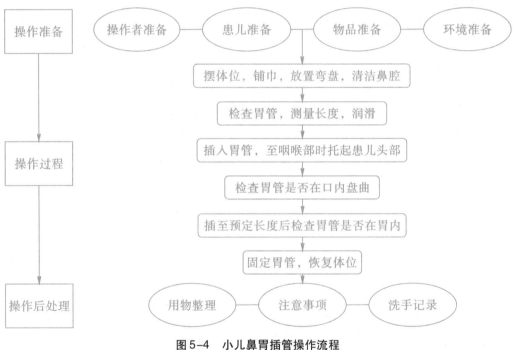

图5-4 小儿鼻胃插管操作流程

评分标准

小儿鼻胃插管评分标准

◆**注意事项**

1. 根据不同的目的和患儿的年龄,选择长度、周径适宜的胃管。新生儿6~8号;婴儿(1岁以前)10~12号;幼儿(1~3岁)12~14号;儿童(3岁~青春期)14~16号。5岁以下的婴幼儿也可用小儿导尿管代替胃管。

2. 操作过程中,需密切观察患儿的状况,如发生呛咳、憋气或其他明显不适,应立即暂停操作,拔管后进行必要的对症处理,待患儿情况稳定后再行插管。

3. 操作结束后,应适时观察病情变化及有无消化道出血或穿孔的症状。

4. 对保留胃管进行鼻饲的婴儿,每次鼻饲前均须检查,确保胃管仍在胃中。

5. 需长期保留胃管的患儿,若鼻腔的局部压迫造成黏膜损伤时,可更换鼻腔重新插入。

6. 操作时抽吸力过大,而胃管开口又紧贴黏膜,此时易造成胃黏膜损伤,可酌情对症处理。

◆**并发症**

1. 鼻翼溃疡或坏死:固定不当、胃管型号不符。

2. 肺部并发症:插管错位导致肺炎、肺脓肿、气道穿孔或气胸。

3. 胃食管反流和反流性食管炎:损伤食管下部括约肌的正常功能,对持续插管患儿可使用药物抑制胃酸分泌。

4. 胃炎和胃出血:反复抽吸刺激胃黏膜。

★**思考题**

题干:患儿李某,3岁半,因腹痛、腹胀伴呕吐1d急诊入院。患儿3个月前曾行阑尾切除术。查体:神志清,皮肤无发绀,鼻孔稍扩张,呼吸稍费力,腹胀明显,肠鸣音弱,神经系统初测未见异常。经检查诊断为粘连性肠梗阻。

要求:为缓解患儿症状,请为该患儿行胃肠减压。

解题思路:患儿有阑尾炎病史,目前出现腹胀并伴有呕吐,诊断为粘连性肠梗阻,需要进行胃肠减压处理,以缓解腹胀,并为下一步手术处理做准备。操作需遵循小儿鼻胃插管术操作流程,插管操作时,动作需轻柔、稳定,特别是在通过食管3个狭窄时,避免损伤食管黏膜。

图片小儿灌肠

第五节　小儿灌肠

一、小儿保留灌肠

◆临床情境

患儿,男,3 岁,以"发热、咳嗽 3 d,抽搐 2 h"为主诉入院。体格检查:体重 14 kg,颈稍强直,双肺呼吸音粗,右下肺可闻及少量干啰音,右侧巴氏征阳性,左侧巴氏征阴性。查血常规:WBC 8×10^9/L,Hb 132 g/L,PLT 154×10^9/L,CRP 20 mg/L。胸片示:右肺肺炎。

现需行头颅 MRI 检查,但患儿哭闹,烦躁不配合,请为该患儿灌肠。

◆临床思维

患儿发热抽搐,胸片显示右肺肺炎,体格检查颈稍强直,右侧巴氏征阳性,考虑可能存在颅内感染,入院后应行头颅 MRI 等检查予以排查,但患儿哭闹不配合,可应用 5% 水合氯醛 14 mL 保留灌肠,进行镇静,使其缓解紧张情绪,安静入睡。

◆适应证

1.儿童特殊检查前镇静。

2.儿童抽搐时,静脉通路难以建立时止惊。

3.肠道感染时注入药物止泻。

◆禁忌证

1.急腹症。

2.消化道出血。

3.大便失禁。

◆操作流程

 操作准备

1.操作者准备

(1)操作者着装符合上岗要求,修剪指甲,洗手,戴帽子、口罩。

(2)核对信息:患儿姓名、床号、年龄及临床诊断。

(3)评估患儿的病情、心理状况、排便情况及配合能力,并取得家属配合,嘱患儿提前排尿和排便。

2.标准化病人准备

根据培训/考核要求,准备 SP。

3.用物准备

(1)模型准备:小儿灌肠训练模型或其他可满足操作需求的模型。

(2)注射器、治疗碗、灌肠液、一次性肛管(2 mm 或 3 mm 小儿灌肠管)、温生理盐水 5～10 mL、止血钳、润滑剂、一次性防水垫巾(或橡胶单、治疗巾)、无菌手套、纸巾、无菌弯盘、水温计、小垫枕、手消毒剂、大便器、便盆巾、生活垃圾桶、医疗废物桶、锐器收集盒等。

4.环境准备

(1)酌情关闭门窗,用屏风或床帘遮挡患儿。

(2)同病室无人进餐。

(3)保持合适的室温,光线充足。

(4)确保厕所随时可用。

操作步骤

1.核对、解释

携用物至患儿床旁,核对患儿床号、姓名(如有腕带则核对腕带),与患儿家属沟通以取得患儿及家属的配合。再次检查灌肠溶液的种类、温度和量。

2.准备体位并铺垫巾

根据病情选择不同的体位。在臀部下方放上小垫枕,使臀部抬高 5～10 cm,将一次性垫巾(或橡胶单、治疗巾)铺于臀部下方。盖好被子,暴露患儿臀部。

3.放置弯盘与消毒

弯盘放置臀旁,消毒双手。

4.插管

戴手套,注射器抽取灌肠液后连接肛管,排气后用止血钳夹闭肛管。润滑肛管前端,轻轻插入肛门 8～12 cm(大于 10 岁插入深度为 15～20 cm)。

5.给药

固定肛管,打开止血钳,缓慢注入药液。

6.拔管

药液注入完毕,翻折肛管后拔出。用手捏闭肛门,让药液尽可能保留较长时间。擦净肛门,撤去弯盘,脱手套,消毒双手。协助患儿穿好裤子或尿布,适当抬高臀部,嘱患儿尽量保持 20～30 min 后排便。

7.操作后处理

(1)整理床单位,清理用物,1 h 后撤出垫巾和小垫枕,患儿可取自由体位。

(2)洗手,脱口罩,观察用药效果并做好记录。

操作流程图

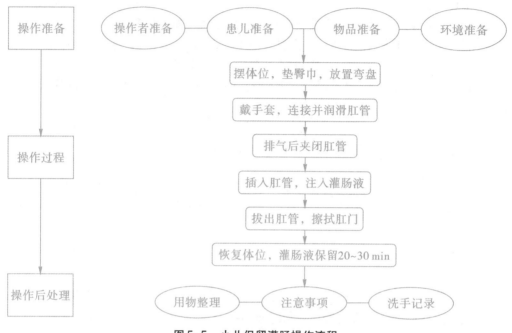

图 5-5　小儿保留灌肠操作流程

评分标准

小儿保留灌肠评分标准

◆ 注意事项

1. 灌肠溶液量不超过 200 mL,温度 39 ~ 41 ℃。

2. 保留灌肠以临睡前为宜,活动少,药液易于保留吸收。

3. 应选择稍细的肛管。

4. 压力要低,灌入速度宜慢。

5. 慢性细菌性痢疾,病变多在直肠或乙状结肠,患者取左侧卧位。阿米巴痢疾病变多在回盲部,患者取右侧卧位。

◆ 并发症

1. 肠黏膜损伤、出血:①若强行插入,易造成肠道黏膜的损伤,需进行充分润滑,缓慢插管,才可避免;②使用的肛管粗细不合适或质地较硬,反复插管会引起肠道黏膜水肿、损伤出血,需在插管前选择合适的肛管,或者偏细的胃管或吸痰管、尿管代替也可减少损伤;③患儿不配合,精神紧张可致肛提肌收缩和外括约肌痉挛,插入困难而致损伤,个别患儿需镇静后才能操作,可减少损伤;④患儿因不能忍受肛管在肠道的刺激,自行拔除,动作粗暴而致损伤,需在操作时轻柔,尽量安抚患儿,必要时镇静。

2. 肠道出血:①患者有痔疮、肛门或直肠畸形、凝血机制障碍等异常,插管时增加了肛门的机械性损伤,需插管前认真询问病史,了解检查结果;②当患者精神紧张,不予以理解、配合时,出现肛门括约肌痉挛,插管时易损伤肠道黏膜;③肛管未予润滑,插管动作粗暴。

3. 肠穿孔、肠破裂:①操作时动作粗暴,用力过猛,穿破肠壁,需在操作时尽量轻柔、缓慢,一旦出现出血,及时停止操作,进行止血,同时行腹部立位片,确诊后及时外科手术治疗;②肛管质地粗硬或反复多次插管;③灌入液量过多,肠道内压力过大。

4. 肠道感染:①肛管反复多次使用,易致交叉感染,需应用一次性肛管;②灌肠术作为一种侵袭性操作常可致肠道黏膜的损伤,降低了其抵抗力。

5. 肛周皮肤擦伤:①长期卧床或体弱患儿灌肠后排便次数增多;②便器摩擦导致肛周皮肤损伤。

★ **思考题**

1. **题干:**患儿,男,1岁,因"反复惊厥1 h"入院。体格检查:惊厥状,全身发绀,无静脉通路,肢端凉,心率160次/min,四肢肌张力高。

要求:请立即予以紧急处理。

解题思路:惊厥为儿科常见急症,惊厥持续时肢端凉,建立静脉通路不仅困难且对患儿是新的刺激,故选用保留灌肠镇静止惊,常用药物有水合氯醛、地西泮。判断无静脉通路,立即给予灌肠止惊。1岁患儿大概10 kg,选择10%水合氯醛5 mL保留灌肠或地西泮3 mg灌肠。

2. **题干:**患儿,女,3岁,因"腹泻5 d,呕吐2 d,少尿1 d"入院。患儿在院外给予口服思密达及益生菌,效果差,仍反复腹泻,大便蛋花汤样,每日10余次,伴有呕吐,进食困难。体格检查:神志清,反应一般,皮肤稍干燥,哭时泪少。

要求:请选择合适的方法止泻,同时选择合适药物止吐及补液治疗。

解题思路:患儿腹泻5 d,呕吐2 d,皮肤干燥,哭时泪少,说明已经出现脱水和电解质紊乱,应考虑给患儿补液纠正脱水和酸碱失衡。考虑到患儿在外院口服药物效果差,进食困难,应采取灌肠止泻的方法。患儿伴有呕吐,要给予保护胃肠黏膜的药物。应遵循腹泻的处理流程,给予抽血查血常规、电解质、血糖,大便常规检查,补液、止吐(西咪替丁加维生素B$_6$),同时给予蒙脱石散(思密达)加山莨菪碱(654-2)加生理盐水灌肠止泻。

二、小儿不保留灌肠

◆临床情境

患儿,男,3个月,以"腹胀、便秘2月余,加重3 d"为主诉入院。患儿生后6 d出现腹胀、便秘,3~5 d排便1次,无发热、抽搐、呕吐、便血等不适。就诊于当地医院,行腹部立位片示低位不全性肠梗阻,给予灌肠后腹胀好转出院。后仍有腹胀、便秘,给予间断灌肠治疗。3 d前腹胀加重,伴间断呕吐,遂来我院。发病以来,体重增长缓慢,精神反应一般,尿量正常。

体格检查:神志清,呼吸稍促,心率150次/min,律齐,无杂音。腹胀明显,叩诊呈鼓音,肠鸣音弱。直肠指检:直肠壶腹部空虚,拔指后可见大便及恶臭气体排出。

入院后查血常规:WBC 13×10⁹/L,Hb 120 g/L,PLT 140×10⁹/L,凝血正常,大便常规正常。心电图:窦性心动过速。消化道造影:考虑先天性巨结肠可能。

为缓解患儿腹胀,请行进一步处理。

◆临床思维

患儿出生6 d即开始出现腹胀、便秘,腹部立位片显示为不完全肠梗阻,灌肠后好转,后间断性腹胀、便秘,给予间断灌肠治疗,考虑患儿腹胀的原因是肠梗阻。患儿入院后检查生命体征基本正常,实验室检查和辅助检查无明确禁忌证,应行清洁不保留灌肠每天1次,促进大便排泄,减轻肠道压力,为手术做准备。

◆适应证

1. 便秘、肠胀气。
2. 肠道手术、检查前准备。
3. 持续高热,药物降温效果差。
4. 急性经口服中毒者。

◆禁忌证

1. 急腹症。
2. 消化道出血。
3. 严重心血管疾病。

◆操作流程

 操作准备

1. 操作者准备
(1) 操作者着装符合上岗要求,修剪指甲,洗手,戴帽子、口罩。
(2) 核对医嘱:包括患儿姓名、床号、年龄、诊断及灌肠目的,评估患儿的病情、心理状况、排便情况及配合能力。

（3）向患儿及家属说明使其了解灌肠的目的、基本过程、注意事项及配合技巧,嘱患儿提前排尿。

2.标准化病人准备

根据培训/考核要求,准备SP。

3.物品准备

（1）模型准备:小儿灌肠训练模型或其他可满足操作需求的模型。

（2）一次性灌肠器1套（包括一次性灌肠袋、一次性肛管）、润滑剂、一次性防水垫巾（或橡胶单、治疗巾）、手套、纸巾数张、医嘱执行本、弯盘、水温计、量杯或量筒、手消毒剂,根据医嘱准备的39~41 ℃灌肠液（500 mL）、清洁的大便器1个、便盆巾、生活垃圾桶、医疗垃圾桶、锐器收集盒、输液架等。

4.环境准备

（1）酌情关闭门窗,屏风或床帘遮挡患儿。

（2）同病室无人进餐。

（3）温、湿度适宜,光线充足。

（4）确保厕所可随时使用。

🖐 操作步骤

1.核对、解释

携用物至患儿床旁,核对患儿床号、姓名（如有腕带则核对腕带）并与患儿家属沟通以取得患儿及家属的配合。再次检查灌肠溶液的种类、温度和量。

2.准备体位并垫巾

协助患儿取左侧卧位,双膝屈曲,脱裤至膝部,臀部移至操作者侧床沿,在臀部下方铺上一次性垫巾（或橡胶单、治疗巾）。盖好被子,暴露患儿臀部。

3.放置弯盘与消毒

弯盘放置臀旁,消毒双手。

4.准备灌肠袋

取出一次性灌肠袋,检查灌肠袋（筒）与连接管的连接情况,关闭调节器,将灌肠液倒入灌肠袋（筒）。灌肠袋（筒）挂于输液架上,液面高于肛门30~40 cm,液量不超过500 mL。

5.润滑肛管、排气

戴一次性手套。润滑肛管前端,开放管夹,使溶液充满管道以排尽肛管内气体。

6.插肛管

左手垫卫生纸分开臀部,暴露肛门,检查肛周有无红肿、痔疮等。嘱患儿深呼吸,右手将肛管经肛门插入直肠5~10 cm。固定肛管,打开调节器,使液体缓缓流入。

7.观察

密切观察灌肠袋（筒）内液面下降速度和患儿的情况。

8. 拔肛管

（1）当灌肠液即将流尽或患儿实在不能忍受更多灌肠液时夹管，用卫生纸在肛周包裹肛管轻轻拔出。

（2）将用过的整套灌肠器放进医疗废物桶，擦净肛门。

（3）撤去一次性防水垫巾（橡胶单治疗巾），将弯盘放于治疗车下层，将手套翻转脱掉放置于弯盘内。消毒双手。

（4）协助能下床的患儿穿好裤子，并取舒适卧位。不能下床的患儿给予便盆。将卫生纸、呼叫器放于易取处。嘱其尽量保留 5～10 min 后再排便。

9. 操作后处理

（1）整理用物：排便后及时取出便盆，擦净肛门，协助患儿穿好裤子，取舒适卧位并整理床单位。

（2）酌情开窗通风，撤去屏风或拉起床帘。

（3）观察大便性状，必要时留标本送检。

（4）按相关要求处理用物。

（5）洗手、脱口罩。

（6）观察、记录：①观察患儿对灌肠的反应，有无出冷汗、乏力、腹部绞痛等现象，观察灌肠的效果；②在医嘱单或治疗单上签名，在体温单相应的栏目记录灌肠后排便情况。

操作流程图

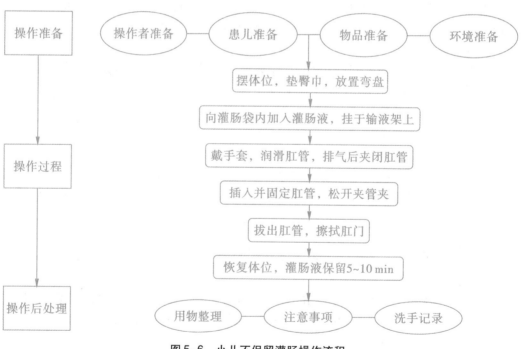

图 5-6　小儿不保留灌肠操作流程

评分标准

小儿不保留灌肠评分标准

◆ **注意事项**

1. 灌肠溶液量为 200 ~ 500 mL,温度 39 ~ 41 ℃,降温时 28 ~ 32 ℃,中暑时 4 ℃。
2. 肝性脑病患儿禁用肥皂水灌肠。
3. 充血性心力衰竭和水钠潴留患儿禁用生理盐水灌肠。

◆ **并发症**

1. 肠道黏膜损伤:①肛门插管引起了肠道的摩擦,液体石蜡润滑不够,常会遇到插管困难,若强行插入,易造成肠道黏膜的损伤。需进行充分润滑,缓慢插管,才可避免。②使用的肛管粗细不合适或质地较硬,反复插管会引起肠道黏膜水肿、损伤出血。需在插管前选择合适的肛管,或者偏细的胃管或吸痰管、尿管代替也可减少损伤。③患儿不配合,精神紧张可致肛提肌收缩和外括约肌痉挛,插入困难而致损伤。个别患儿需镇静后才能操作,可减少损伤。④患儿因不能忍受肛管在肠道的刺激,自行拔除,动作粗暴而致损伤。需在操作时轻柔,尽量安抚患儿,必要时镇静。

2. 肠道出血:患者有痔疮、肛门或直肠畸形、凝血机制障碍等异常,插管时增加了肛门的机械性损伤。需插管前认真询问病史,了解检查结果,如不符合条件应尽量避免灌肠。

3. 肠穿孔、肠破裂:①操作时动作粗暴,用力过猛,穿破肠壁。需在操作时尽量轻柔、缓慢,一旦出现出血,及时停止操作,进行止血,同时行腹部立位片,确诊后及时外科手术治疗。②肛管质地粗硬或反复多次插管。③灌入液量过多,肠道内压力过大。

4. 水中毒、电解质紊乱:①反复用清水或盐水等灌肠液灌肠时,大量液体经大肠黏膜吸收。尽量避免应用大量清水或盐水灌肠,及时监测电解质,必要时利尿减轻心脏负荷。②灌肠后排便异常增多,丢失过多的水、电解质致患儿脱水或低钾、低钠血症。需及时监测电解质,及时补充电解质,同时及时止泻。

5. 虚脱:①体弱、全身状况差或患有严重心肺疾病患者;②灌肠液温度过低,致使肠道痉挛;③灌肠次数过多,速度过快,过量。

6. 排便困难:①由于排便活动受大脑皮层的控制,插管的不适,导致排便中枢受抑制;②插管过程中,肛管插入粪便内,使肛管堵塞,导致灌肠失败;③对于大便干结的患儿,注入的灌肠液短时间内不能使粪便软化、溶解,因此尽管灌肠液进入患儿肠腔,但直肠内干结的粪便堵塞肛门及直肠,患儿仍感排便困难;④插管过程中,肛管紧贴肠壁或进入粪块中,阻力增大,如强行插管,则患儿不能耐受,导致插管失败。

7. 肠道感染:①肛管反复多次使用,易致交叉感染;②灌肠术作为一种侵袭性操作常可致肠道黏膜的损伤,降低了其抵抗力;③人工肛、肠造瘘口患儿清洁肠道时易发生感染。

8. 大便失禁:①长时间留置肛管,降低了肛门括约肌的反应,甚至导致了肛门括约肌永久性松弛;②清洁灌肠时,患儿心情紧张造成排便反射控制障碍;③操作粗暴,损伤肛门括约肌或其周围的血管或神经。

9. 肛周皮肤擦伤:①长期卧床或体弱患儿灌肠后排便次数增多;②便器摩擦导致。

★ **思考题**

题干:患儿,男,6个月,持续高热2 d,物理及药物降温效果差。体格检查:精神差,嗜睡,心肺听诊无异常。既往体健,无发热、抽搐病史。

要求:为尽快使患儿降低体温,需如何处理?

解题思路:患儿为婴儿,持续高热2 d,物理及药物降温效果差,可采用28~32 ℃灌肠液不保留灌肠,从而辅助进行降温治疗。操作过程中,要密切观察患儿生命体征及灌肠反应。

图片小儿骨
髓穿刺术

第六节　小儿骨髓穿刺术

◆ 临床情境

患儿,男,2 个月 12 d,以"发热 4 d"为主诉入院。患儿 4 d 前无明显诱因出现发热,无呕吐、咳嗽、腹泻、皮疹等不适,口服退热药物,体温仍不稳定。1 d 前于当地医院查血常规示 WBC $288.11×10^9/L$,Hb 90 g/L,PLT $63×10^9/L$,遂至我院就诊。发病以来神志清,精神欠佳,食欲缺乏。既往史、个人史、家族史无特殊。

体格检查:精神差,全身皮肤黏膜无皮疹,心肺听诊无异常,腹膨隆,肝脏肋缘下 4 cm、质软、无压痛,脾脏肋缘下 6 cm、质软、无压痛,余体格检查无异常。

入院后,为尽快明确诊断,请行相关操作。

◆ 临床思维

患儿急性起病,主要表现为发热、肝脾肿大,查血常规提示白细胞明显升高、贫血、血小板减少,初步诊断考虑血液系统疾病(白血病)可能性极大,排除禁忌证后需尽快进行骨髓穿刺术,明确疾病类型。

◆ 适应证

1.各类血液系统疾病的诊断、鉴别诊断,判断全身肿瘤性疾病是否有骨髓侵犯或转移。

2.判断血液系统疾病的治疗疗效。

3.原因不明的肝、脾、淋巴结肿大及发热。

4.某些传染病或寄生虫病需要骨髓培养或涂片寻找病原体。

5.诊断某些代谢性疾病。

6.为骨髓移植提供骨髓造血干细胞。

7.骨髓腔输液(又称骨髓内置管),用于婴幼儿危重症静脉输液困难,而必须快速补液或紧急用药时。

◆ 禁忌证

1.病情垂危。

2.血友病及有凝血功能障碍。

3.穿刺部位皮肤感染及骨折。

4.监护人拒绝签字检查。

◆操作流程

操作准备

1. 操作者准备

(1)操作者着装符合上岗要求,洗手,戴帽子、口罩。

(2)核对患儿姓名、性别、床号、住院号、血常规、凝血试验等结果,了解患儿病情,有无麻醉药物过敏史,与家属沟通取得配合并签署知情同意书。

(3)掌握骨髓穿刺操作相关知识、并发症的诊断与处理,安抚患儿,必要时应用水合氯醛或地西泮镇静。

2. 标准化病人准备

根据培训/考核要求,准备SP。

3. 物品准备

(1)模型准备:高级婴儿骨髓穿刺模型。

(2)骨髓穿刺包配置:骨髓穿刺针、弯盘、洞巾、垫巾、纱布2块、灭菌指示卡等。

(3)其他:络合碘、无菌棉签、手消毒剂、2%利多卡因、肾上腺素(1∶1 000)、标记笔、胶带、无菌手套、注射器、清洁玻片6~8张、推片2张、抗凝试管数支,医疗废物桶、生活垃圾桶、锐器收集盒,必要时备细菌培养瓶、抢救车。

4. 环境准备

温度适宜,光线充足,屏风遮挡。

操作步骤

1. 穿刺点选择

髂前上棘、髂后上棘、棘突、胸骨、胫骨。

2. 体位

根据所选择的穿刺点,患儿可取仰卧位、俯卧位、侧卧位或反坐于椅子上。

3. 消毒

以穿刺点为中心,由内向外,第一遍消毒范围直径15 cm以上,消毒3遍,每次范围小于前一次,最后一次消毒范围大于洞巾直径,注意消毒不留空隙。

4. 取穿刺包

检查穿刺包是否在有效期内,正确打开穿刺包,戴无菌手套,检查灭菌指示卡,物品是否齐全、干燥,检查穿刺针型号,检查针管与针芯长短、大小、卡口是否配套,针管尖端与针芯尖端方向是否一致,针尖是否锐利,固定器能否固定,调整固定器距针尖1.0~1.5 cm,穿刺针与注射器是否密合。

5. 铺巾、麻醉

铺无菌巾和洞巾,核对麻药,抽取2%利多卡因,于穿刺点行局部浸润麻醉,依次局部麻醉皮肤、皮下组织至骨膜,注意边进针边回抽,回抽无血可推药,到达骨膜后以穿刺点为中心对骨膜进行多点麻醉,以达到麻醉一个面而非一个点。

6. 穿刺

(1)髂前上棘:患儿仰卧位,取髂前上棘最突出部位,左手拇、示指紧压局部皮肤固定于髂骨上,右手持骨穿针垂直于皮肤旋转进针,深度为 1.0～1.5 cm,达骨髓腔。

(2)髂后上棘:患儿俯卧位或侧卧位,髂后上棘与第 5 腰椎间可触及圆钝或三角形骨突起,左手固定穿刺点皮肤,右手持骨穿针垂直于皮肤旋转进针,深度为 1.0～1.5 cm,达骨髓腔。

(3)棘突:患儿侧卧于床上或反坐于椅子上,充分暴露脊柱棘突部位,常采取第 3 或第 4 腰椎棘突为穿刺点,左手固定穿刺点皮肤,右手持骨穿针垂直于皮肤旋转进针。

(4)胸骨:患儿仰卧位,暴露胸骨部位,取胸骨中线、第 2 肋间水平、胸骨体上端为穿刺点,左手拇、示指在胸骨两侧的边缘处固定皮肤,穿刺针与皮肤保持 30°～40°,缓慢旋转进针,深度为 0.5～1.0 cm,有落空感即是进入髓腔。亦有采用头皮静脉针或 5 mL 注射器,无须麻醉,直接进针至髓腔。

(5)胫骨(适用于新生儿、婴儿和骨髓腔输液):患儿取仰卧位,穿刺侧小腿稍外展,腘窝处稍垫高,穿刺点取胫骨粗隆下 1 cm 之前内胫骨面平坦处,用左手拇指和示指绷紧并固定穿刺部位皮肤,右手持针向骨面垂直刺入或与垂直面呈 5°～15°缓慢进针,针尖向足端倾斜刺入,到达骨膜后可适当用力缓慢旋转进针,当阻力感消失且穿刺针已固定,提示针尖已达骨髓腔。

7. 留取标本

拔出针芯,可见针芯前段表面有少许血性液体,提示可能是骨髓,接上 10 mL 的干燥注射器,注射器提前预留 1～2 mL 空气,缓缓用力抽吸 0.1～0.2 mL 骨髓液即可(抽吸过多易造成骨髓稀释)。将骨髓液滴于玻片上,立即涂片数张(具体制片数量视需要而定),以免发生凝固。如需行骨髓液相关检查,应在留取骨髓液涂片标本后,再抽取需要量骨髓液用于染色体、融合基因、流式细胞学、培养等检查。

8. 拔针与包扎

抽液结束,重新插入针芯,拔出穿刺针,穿刺部位消毒,覆盖无菌纱布,稍用力压迫片刻后用胶带固定。复原患儿衣物,分类处理物品。

9. 患者管理

术后送患儿回病房,交代家属穿刺后注意事项,适当制动穿刺部位,预防出血。观察术后反应,注意有无出血、感染等并发症。

10. 记录

术毕及时书写骨髓穿刺记录。

操作流程图

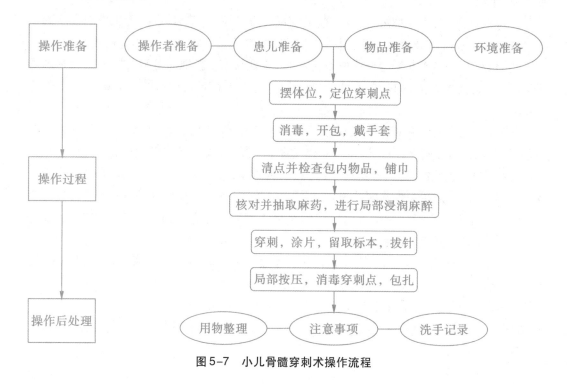

图 5-7 小儿骨髓穿刺术操作流程

评分标准

小儿骨髓穿刺术评分标准
(以胫骨为例)

◆ **注意事项**

1. 严格掌握骨髓穿刺术适应证与禁忌证,避免因血小板过低及凝血功能异常导致穿刺部位出血不止。

2. 操作过程中注意动作轻柔,观察患儿的生命体征,避免不良事件发生。

◆ **并发症**

1. 出血:主要容易发生于血小板减少和(或)血小板功能异常的患者。大多数经局部按压后出血能够被控制,血小板低的患者可加压包扎。如出血持续,对血小板减少和

（或）血小板功能异常的患者可以输注血小板。

2.感染：常比较轻微，仅仅需要局部用药。免疫抑制的患者可能发生更严重感染。

3.骨髓穿刺针断裂：穿刺针头进入骨质后需避免大幅度摆动，一旦发生穿刺针断裂，尽量用止血钳将穿刺针远端拔出，如果取不出，请外科会诊。

★**思考题**

1.**题干**：患儿，男，8个月，因"咳嗽、发热5 d，皮肤出现出血点1 d"入院。体格检查：贫血貌，全身皮肤散在针尖样大小出血点，肝脏肋缘下4 cm，脾脏肋缘下6 cm。血常规：WBC $24×10^9$/L，Hb 90 g/L，PLT $30×10^9$/L，淋巴细胞百分数85%。

要求：作为主管医师，为明确诊断行进一步操作。

解题思路：患儿8个月大，体格检查主要表现为全身散在出血点，肝、脾大。实验室检查白细胞升高，淋巴细胞85%，贫血，血小板减少，考虑为血液系统疾病（急性淋巴细胞白血病）可能，需行骨髓细胞学检查，并完善骨髓融合基因、免疫分型、染色体核型分析等检查。若婴儿行骨髓穿刺术不能配合，哭闹明显，可适当用水合氯醛或地西泮镇静，骨穿部位宜选择胫骨穿刺点。

2.**题干**：患儿，男，1岁，因"发热1周，皮肤出现出血点3 d"入院。体格检查：贫血貌，全身皮肤散在针尖样大小出血点，双肺呼吸音粗，肝脾肋下未触及。血常规：WBC $1.5×10^9$/L，Hb 60 g/L，PLT $20×10^9$/L。已行髂前上棘与髂后上棘骨髓穿刺，提示骨髓稀释。

要求：作为主管医师，为明确诊断行进一步操作。

解题思路：患儿1岁，体格检查主要表现为皮肤散在出血点，肝、脾未触及。实验室检查白细胞下降，贫血，血小板减少，考虑为血液系统疾病（再生障碍性贫血）可能，需进行多部位骨髓穿刺检查，当其他部位抽吸失败时，可选择胫骨穿刺。若幼儿骨髓穿刺术不能配合，哭闹明显，可适当用水合氯醛或地西泮镇静。

第七节　小儿腰椎穿刺术

◆ 临床情境

患儿,男,8岁,以"发热4 d,头痛、呕吐、精神差1 d"为主诉入院。患儿4 d前无明显诱因出现发热,无头痛、呕吐、咳嗽、腹泻、皮疹等不适,当地诊所输液治疗3 d,体温不稳定。1 d前出现头痛,非喷射性呕吐,伴精神差。当地医院查头颅CT未见异常。发病以来神志清,精神欠佳,食欲缺乏。既往史、个人史、家族史无特殊。

体格检查:精神差,全身皮肤无皮疹,心肺听诊无异常,腹部体格检查无异常。颈稍抵抗,四肢肌力、肌张力正常,双侧巴氏征阴性。

入院后,为尽快明确病因,请行进一步处理。

◆ 临床思维

患儿发热、头痛、呕吐、精神差,体格检查体温不稳定,颈稍抵抗,肌张力正常,初步诊断考虑颅内感染性疾病不能排除。外院头颅CT未见明显占位性病变,呕吐非喷射性,颅内压不高,可进行腰椎穿刺术,明确中枢神经系统感染或非感染性炎症,颅内是否有病变。

◆ 适应证

1.中枢神经系统感染及非感染性炎症、代谢性疾病、脑血管疾病或颅内肿瘤等颅内病变。

2.脊髓病变和多发性神经根病变的诊断和鉴别诊断。

3.测定颅内压力。

4.注入液体或放出脑脊液以维持、调整颅内压,或注入药物进行麻醉,或治疗相关疾病(如中枢神经系统白血病等)。

◆ 禁忌证

1.颅内压明显增高,有脑疝迹象或高度怀疑颅内占位性病变者(尤其是后颅窝占位),不宜穿刺。

2.穿刺部位有感染或开放性损伤。

3.明显出血倾向。

4.休克及可能需要心肺复苏的危重患儿推迟腰椎穿刺。

5.监护人拒绝签字。

操作流程

操作准备

1.操作者准备

（1）操作者着装符合上岗要求，洗手，戴帽子、口罩。

（2）核对患儿床号、姓名，测量患儿生命体征（心率、血压、呼吸），询问患儿麻醉药过敏史，向患儿家属解释腰椎穿刺的目的、操作过程及可能的风险，请监护人签署知情同意书。抚慰患儿，必要时提前应用水合氯醛或苯巴比妥镇静。年长儿提前排空大小便，婴幼儿穿纸尿裤。

（3）掌握腰椎穿刺术操作相关知识、并发症的诊断与处理方法。

2.标准化病人准备

根据培训/考核要求，准备 SP。

3.物品准备

（1）模型准备：小儿腰椎穿刺模拟人。

（2）小儿腰椎穿刺包配置：腰椎穿刺针、弯盘、洞巾、垫巾、纱布 2 块、灭菌指示卡等。

（3）其他：络合碘、无菌棉签、手消毒剂、2% 利多卡因、治疗车、测压管、标记笔、无菌敷贴、无菌手套、5 mL 注射器、无菌试管数个、砂轮、听诊器、血压计、医疗废物桶、生活垃圾桶、锐器收集盒。

4.环境准备

温度适宜，光线充足，屏风遮挡。

操作步骤

1.体位

患儿一般取左侧卧位，靠近床沿，背部和床面垂直，头颈向胸部屈曲，两手抱膝紧贴腹部，尽量使脊柱后凸，拉大椎间隙，以利进针。助手面向患儿，右臂环绕患儿颈后，另一只手置于患儿双下肢腘窝处用力抱紧。由于体位摆放可能使呼吸受阻，所以在整个操作过程中应观察患儿的状态。

2.定位

双侧髂嵴最高点连线与后正中线的交会处，相当于第 4 腰椎棘突或第 3~4 腰椎间隙。通常选择第 3~4 腰椎或第 4~5 腰椎间隙为穿刺点，儿童穿刺点不宜选择太高，定位后标记，充分暴露穿刺部位。

3.消毒

以穿刺点为中心，由内向外，直径约 15 cm，消毒 3 遍，每次范围小于前一次，最后一次消毒范围大于洞巾直径，消毒不留空隙。

4. 取穿刺包

检查穿刺包是否在有效期内,正确打开穿刺包,戴无菌手套,检查灭菌指示卡,物品是否齐全、干燥,检查穿刺针是否通畅。

5. 铺巾、麻醉

铺无菌巾和洞巾,核对麻药,抽取2%利多卡因,自皮肤至椎间韧带逐层做局部浸润麻醉,先在皮内注射一皮丘,再垂直进针,间断负压回抽,回抽无血后注药,注意穿刺的深度,避免进针过深及注入麻药过多。

6. 穿刺

穿刺前再次定位。操作者用左手拇指固定穿刺点皮肤,避免穿刺点移位,右手持腰穿针垂直于脊背平面,针头斜面朝上刺入皮下后,要从正面及侧面察看进针方向是否合适,针柄不能偏离中线,针头可稍斜向头部,缓慢推进。当感到进针阻力突然消失时(有突破感或穿破纸感),表明针头已穿过韧带与硬脊膜进入蛛网膜下腔。小龄儿童突破感不明显,要注意观察进针深度,儿童一般进针深度2~4 cm,小婴儿进针深度可更浅,年长儿、肥胖儿童进针深度可能稍深。将针芯缓慢拔出(以防脑脊液快速流出,造成脑疝),见脑脊液流出。

7. 测压

用手固定穿刺针,接测压管测量颅内压力,嘱患儿放松,头和双下肢稍伸直,可见测压管内液面缓缓上升,到一定高度后不再继续上升,此读数为颅内压力,压力一般为50~200 mmH$_2$O。患儿紧张、哭闹时可使压力增高。

8. 留取标本

缓慢撤去测压管,用无菌试管收集少量脑脊液,根据需要送检细菌培养、常规生化、细胞学等。若疑颅内压升高或脑脊液流出过快,可用针芯末端堵在针口上,减慢液体滴出速度,防止脑疝发生。

9. 拔针包扎

插入针芯缓慢拔针,局部按压1~2 min,消毒穿刺点,覆盖无菌纱布,胶带固定。

10. 注意事项

术中注意观察患儿呼吸及反应,若有异常立即停止操作。

11. 患者管理

术后为患儿整理衣物,嘱患儿去枕平卧4~6 h。测血压、心率,观察术后反应,有无头痛、气促、胸闷、呼吸困难、出血、继发感染等。嘱家属如有不适立即通知医务人员。

12. 洗手与记录

术后分类处理物品,标本送检,洗手。术毕及时书写腰椎穿刺记录。

操作流程图

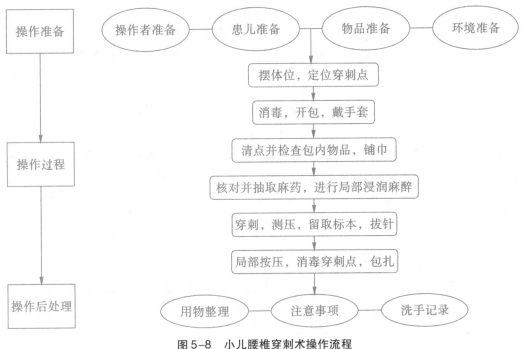

图 5-8　小儿腰椎穿刺术操作流程

评分标准

小儿腰椎穿刺术评分标准

◆ **注意事项**

1. 骨阻力：在尝试腰椎穿刺过程中偶尔可以感受到骨阻力。进针后即遇到的骨阻力很可能由于穿刺针碰到棘突。可退针至皮下，确认脊柱没有旋转（体位正确），再次触摸以确保穿刺点位于中线。骨阻力也可能是由穿刺针碰到棘突下缘引起，解决办法是重新摆体位确保充分屈曲，打开椎间隙，调整方向重新推进穿刺针。

2. 流出不畅：可尝试以下方法改善脑脊液的流出。①旋转腰椎穿刺针；②重新插入针芯，稍稍推进穿刺针；③拔出穿刺针至皮下组织，并调整方向重新进针；④取出穿刺针，在另一穿刺点尝试操作。

3. 创伤性穿刺：穿刺创伤发生于穿刺针进入蛛网膜下腔时碰到包围在脊髓周围的静脉丛时。如果穿刺针位于蛛网膜下腔，收集到的脑脊液通常是清澈的。若脑脊液为血性液体凝结或不清澈，表明位置不当，则应拔出穿刺针，可在另一不同穿刺点再次尝试穿刺。

◆ 并发症

1. 穿刺后头痛:穿刺后头痛是最常见的并发症。常见于腰椎穿刺后24 h内,患儿表现为卧位头痛缓解,坐位头痛明显。腰椎穿刺后嘱患儿平卧4~6 h、多饮水,尽量用细的穿刺针,避免多次穿刺,使针的斜面平行于脊柱长轴,放脑脊液量不宜过多等措施有助于预防穿刺后头痛。若出现低颅压症状,可嘱患儿多饮水、卧床休息,必要时静脉输注生理盐水。

2. 感染:如果进行腰椎穿刺术的穿刺点有蜂窝织炎或软组织感染,可能诱发脑膜炎,若穿刺点无软组织感染,则出现脑膜炎、硬脊膜外脓肿或脊髓炎的风险极低。

3. 脑疝:腰椎穿刺最严重的并发症,颅内压增高的患儿行腰椎穿刺可能出现。因此需要严格掌握腰椎穿刺禁忌证,若颅内压增高者必须进行腰椎穿刺术才能明确诊断,可在穿刺前应用脱水剂,待颅压降低后再留取脑脊液。

★ 思考题

1. **题干**:患儿,男,6个月,发热抽搐2 d。体格检查:精神差,嗜睡,心肺听诊无异常。既往体健,无发热抽搐病史。

要求:为了进一步明确诊断需要做的操作是什么?

解题思路:患儿为婴儿,发热抽搐起病,要警惕颅内感染,化脓性脑膜炎不能排除,要尽快完善腰椎穿刺术查脑脊液,协助诊断。若腰椎穿刺不能配合,哭闹明显,可适当用苯巴比妥镇静。年龄较小,穿刺部位不宜过高,可选4~5腰椎椎间隙。操作过程时刻观察生命体征,防止出现呼吸抑制,如有不适立即停止操作。

2. **题干**:患儿,男,6岁,发热、头痛、呕吐3 d。体格检查:精神差,心肺听诊无异常。既往体健。外院头颅CT未见明显异常。

要求:请进行处理。

题卡一(体格检查):头痛明显,眼底检查未见明显视盘水肿,最需要进行的临床操作是什么?

题卡二(腰椎穿刺后):患儿出现头痛明显,卧位减轻,坐位加重,请予治疗。

解题思路:学龄儿童,出现发热、头痛、呕吐,精神差,不能排除颅内感染,需要进行腰椎穿刺术了解情况。有腰椎穿刺适应证,外院头颅CT未见明显异常,排除颅内占位。患儿头痛明显,考虑可能存在颅内高压,眼底未见明显视盘水肿,评估暂时无脑疝体征,可先行甘露醇降颅压,再进行腰椎穿刺术。儿童穿刺部位不宜过高,可选第3~4或第4~5腰椎椎间隙。腰椎穿刺术后出现头痛明显,卧位减轻,坐位加重,头痛与体位有关,考虑出现穿刺后头痛。可嘱多饮水,也可静脉滴注生理盐水改善症状。

第八节　新生儿预防接种

一、乙肝疫苗接种

◆临床情境

新生儿李某之宝,男,生后 30 min,系第 1 胎第 1 产,胎龄 39 周,因其母"妊娠合并乙肝小三阳"行剖宫产娩出,出生体重 3.0 kg,生后 Apgar 评分 1 min 和 5 min 均为 10 分,遂抱入产房观察。

该新生儿母亲为"乙肝小三阳",请为其接种疫苗。

◆临床思维

所有新生儿,如生后无明显异常,体重达标,应常规进行乙肝疫苗接种。该患儿系足月新生儿,剖宫产娩出,出生体重 3.0 kg,新生儿娩出后尽早将其身体污血擦洗干净,避免分泌物和血中乙型肝炎病毒感染新生儿。生后一般情况稳定,可进行乙肝疫苗接种,即刻肌内注射重组酵母乙肝疫苗 10 μg,但该新生儿母亲为"乙肝小三阳",故该新生儿应同时肌内注射高效价乙肝免疫球蛋白 100 IU。

◆适应证

1. 出生时体重达到 2 000 g 的新生儿,行 3 针方案:出生后 24 h 内接种第 1 剂,1、6 月龄分别接种第 2、3 剂。

2. 出生时体重不足 2 000 g 的早产儿,免疫系统发育不成熟,行 4 针方案:即出生后体重达到 2 000 g 时接种第 1 剂;1～2 个月后再按 0、1、6 个月分别接种第 2、3、4 剂(美国儿科学会和免疫工作咨询委员会建议按早产儿实际年龄,与正常同龄儿相同疫苗的常规剂量接种;体重不是影响疫苗接种的因素,但是出生体重<2 000 g 可能影响乙肝抗体的产生,故建议 2 000 g 以上接种乙肝疫苗)。

3. 慢性乙肝病毒感染孕妇所生新生儿应在出生 12 h 内尽早完成乙肝疫苗和 100 IU 高效价乙肝免疫球蛋白的联合免疫,并在 1、6 个月龄分别接种第 2、3 剂;所生早产儿或低出生体重儿,若生命体征平稳需在生后 12 h 内尽早完成联合免疫,满 1 个月龄后再按 0、1、6 个月程序接种 3 剂乙肝疫苗;若生命体征不平稳,应在生命体征平稳后尽早接种第 1 剂疫苗。

◆禁忌证

1. 发热。
2. 患自身免疫病、免疫缺陷者。

3. 对疫苗成分过敏者及过敏体质者（如有哮喘、血清病、过敏性荨麻疹或对青霉素、磺胺、福尔马林等过敏）。

4. 患肝炎、急性传染病（包括有接触史而未过检疫期者）、慢性疾病的急性发作期或其他严重疾病者不宜接种。

◆ 操作流程

 操作准备

1. 操作者准备

（1）操作者着装符合上岗要求，洗手，戴帽子、口罩。

（2）核对新生儿的床号、姓名、住院号、出生体重，核对接种疫苗名称、剂量。

（3）告知新生儿家属疫苗接种的目的、时间和操作过程，取得配合并交代疫苗接种后注意事项。

2. 标准化病人准备

根据培训/考核要求，准备 SP。

3. 物品准备

（1）模型准备：全功能婴儿高级模拟人或其他可以满足操作需求的模型或模块。

（2）重组酵母乙肝疫苗、无菌注射器、无菌棉签、75% 酒精、治疗盘、抢救箱、锐器收集盒、生活垃圾桶、医疗废物桶，备肾上腺素（1∶1 000）。

疫苗冷藏于 2～8 ℃的冰箱中，检查疫苗制品标签，包括名称、批号、有效期及生产单位，检查药液有无发霉、异物、凝块、变色或冻结等。检查一次性注射器及无菌棉签的生产批号、包装是否完好。

4. 环境准备

注射室内需消毒处理，室温应保持在 25～28 ℃左右，空气流通。

操作步骤

1. 新生儿（≥2 000 g）出生后即在产房内进行接种。

2. 再次核对新生儿腕带信息（床号、住院号、姓名、出生体重等），查看新生儿情况，是否有发热，局部皮肤是否红肿。

3. 用 1 mL 注射器抽取乙肝疫苗（重组酵母乙肝疫苗推荐剂量为 10 μg/次，重组 CHO 乙肝疫苗推荐剂量为 20 μg/次），置于无菌治疗盘内。

4. 暴露新生儿右上臂外侧三角肌，用 75% 酒精以穿刺点为中心由内向外螺旋形消毒皮肤 2 遍，直径>5 cm。

5. 消毒部位皮肤待干后，再次核对信息，排净注射器内空气，左手拇指和示指绷紧局部皮肤，右手持注射器 90°进针，深度为针柄的 2/3 或 1/2，右手固定针栓，左手回抽无回血后，缓慢推注药液并观察新生儿的反应。

6. 注射完毕后用干无菌棉签按压针刺处，快速拔针后再按压片刻。

7. 更换注射部位，同法注射高效价乙肝免疫球蛋白。

8. 整理用物，再次核对新生儿腕带信息，以及接种疫苗的名称和剂量。

9. 观察新生儿有无过敏反应(至少 30 min),并填写疫苗接种卡,分别在新生儿疫苗接种本、科室疫苗登记本和四联单上登记。

10. 嘱家属或护理人员新生儿当日不洗澡,多饮水,注意观察有无发热、局部红肿等异常情况,必要时及时就诊。

11. 剩余药液、注射器、无菌棉签等物品灭活后按医疗废物处理。

 操作流程图

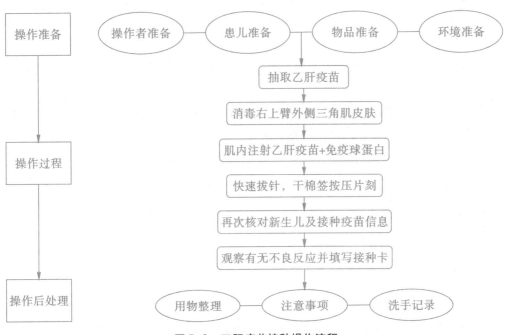

图 5-9 乙肝疫苗接种操作流程

评分标准

乙肝疫苗接种评分标准

◆ 注意事项

1. 仔细核对接种对象是否有预防接种卡,确保有卡、新生儿未接种、一般情况良好、体重达 2.0 kg 以上方可进行接种。

2. 乙肝疫苗应在生后 24 h 内、1 个月、6 个月时各接种 1 次,重组酵母乙肝疫苗推荐剂量为 10 μg/次,重组 CHO 乙肝疫苗为 20 μg/次。

3. 如母亲为乙肝病毒携带者,新生儿生后 12 h 内接种高效价乙肝免疫球蛋白,同时更换部位接种乙肝疫苗。

4. 只能用酒精消毒,不能用络合碘。

5. 严格执行核对制度及无菌操作。

6. 及时记录,保证接种及时,避免重种、漏种。

7. 注射部位:一般乙肝疫苗为右上臂外侧三角肌中部,对于早产儿上臂三角肌发育不充分的,也可选择股前外侧肌。乙肝免疫球蛋白注射部位多为大腿前外侧中部。

8. 备肾上腺素(1∶1 000),以备偶有发生的严重过敏反应时急用。

◆ 并发症

1. 疼痛、局部红肿:注射部位可能会有红肿、疼痛和触痛,多于2~3 d可自行缓解,无须处理。

2. 发热:在接种疫苗后72 h内,可出现一过性发热,多为轻到中度发热,无须特殊处理。若体温高于38.5 ℃,需要药物退热,多饮水。

3. 过敏反应:如皮疹等,可自行消失,必要时需及时就医。

★ 思考题

1. 题干:张某之宝,女,足月,出生3 h,体重3.3 kg。

要求:①请为该新生儿进行预防接种。②核对医嘱时发现母亲为乙肝表面抗原阳性。请进行判断及处理。

解题思路:该新生儿生后无明显异常,体重3.3 kg,母亲为乙肝表面抗原阳性,胎儿娩出后尽早将其身体污血擦洗干净,避免分泌物和血中乙型肝炎病毒感染新生儿,即刻肌内注射乙肝疫苗,同时肌内注射高效价乙肝免疫球蛋白。掌握新生儿乙肝疫苗接种时机、适应证及禁忌证,在常规进行乙肝疫苗接种的基础上,能够准确判断对于乙肝病毒携带者所生的新生儿,应在生后尽早接种乙肝免疫球蛋白进行阻断治疗。

2. 题干:刘某之宝,男,足月,出生1 h,体重2.5 kg。

要求:①请为该新生儿进行预防接种。②该新生儿回家后1 d家属电话告知出现发热,体温38 ℃。请进行判断及处理。

解题思路:该新生儿系足月儿,生后无明显异常,体重2.5 kg,应常规进行乙肝疫苗接种。接种后1 d出现发热现象,体温38 ℃,应向患儿家属解释接种后可能存在的并发症,在接种疫苗后72 h内,可出现一过性发热,多为轻到中度发热,无须特殊处理。若体温高于38.5 ℃需要药物退热,多饮水。掌握新生儿乙肝疫苗接种时机、适应证及禁忌证,掌握新生儿乙肝疫苗肌内注射接种方法及不良反应或并发症的处理;能够对乙肝疫苗接种后的不良反应如发热等,及时采取相应处理措施。

二、卡介苗接种

◆ 临床情境

新生儿刘某之宝,女,10 d,系第 3 胎第 2 产,胎龄 36 周,因其母"妊娠合并高血压"行剖宫产娩出,出生体重 2.4 kg,生后 1 min Apgar 评分 8 分,5 min 10 分,生后因"早产儿"至新生儿科住院治疗 1 周后出院。目前体重 2.55 kg,现为接种疫苗来诊。

请为该新生儿进行卡介苗接种。

◆ 临床思维

该患儿为早产儿,出生体重 2.4 kg,生后体重不达标未接种卡介苗,且因"早产儿"至新生儿科住院治疗。目前体重增至 2.55 kg,体重已达标,需询问患儿住院期间有无免疫球蛋白应用,有无免疫系统疾病等,如果没有,可进行卡介苗接种,如有,需延迟接种。

◆ 适应证

适用于胎龄 ≥37 周且出生体重 ≥2 500 g 的新生儿,出生 3 个月以内的婴儿。建议生后 3 d 内进行卡介苗接种,如未能及时接种,应在出生后 3 个月内完成。

◆ 禁忌证

1. 已知对疫苗的任何成分过敏。
2. 急性疾病、严重慢性疾病、慢性疾病的急性发作期和发热。
3. 免疫缺陷、免疫功能低下或正在接受免疫治疗。
4. 湿疹或其他皮肤病,如接种部位局部有红肿、硬结、瘢痕、破溃等。

◆ 操作流程

操作准备

1. 操作者准备

(1)操作者着装符合上岗要求,洗手,戴帽子、口罩。

(2)核对新生儿的姓名、年龄、出生重及目前体重,核对接种疫苗名称、剂量。

(3)告知新生儿家属疫苗接种的目的、时间和操作过程,取得其配合并交代接种后注意事项。

2. 标准化病人准备

根据培训/考核要求,准备 SP。

3. 物品准备

(1)模型准备:全功能婴儿高级模拟人或其他可以满足操作需求的模型或模块。

（2）卡介苗、无菌注射器、注射用水、无菌棉签、75%酒精、治疗盘、抢救箱、锐器收集盒、生活垃圾桶、医疗废物桶等。

疫苗应冷藏在2~8℃的冰箱内。查疫苗制品标签，包括名称、批号、有效期及生产单位，检查药液有无发霉、异物、凝块、变色或冻结等。备肾上腺素（1∶1 000）。检查一次性注射器及无菌棉签的生产批号、包装是否完好。

4.环境准备

室内需紫外线灯消毒处理；室温应保持在20~22℃左右，空气流通。

操作步骤

1.新生儿（胎龄≥37周且体重≥2 500 g）出生后即在产房内进行接种。

2.核对新生儿腕带信息：床号、住院号、姓名等。查看新生儿情况，是否有发热，局部皮肤是否红肿。

3.采用专用的注射用水稀释0.25 mg卡介苗到0.5 mL，将卡介苗充分溶解后再用1 mL注射器抽取0.1 mL药液，置于无菌治疗盘内。

4.再次核对新生儿腕带和接种登记本信息。

5.暴露新生儿左上臂三角肌，用75%酒精以穿刺点为中心螺旋形由内向外消毒皮肤2遍，直径>5 cm。

6.再次核对，排净注射器内空气，左手拇指和示指绷紧局部皮肤，右手调整针尖斜面向上，与皮肤呈5°刺入皮肤，待针头斜面完全进入皮内。

7.左手固定针栓，皮内注射0.1 mL药液（勿按压针眼），使注射部位形成一个圆形皮丘，注射完毕后，迅速拔针。

8.注射完毕后切忌用干无菌棉签按压注射部位。

9.整理用物，再次核对新生儿腕带信息，以及接种疫苗的名称和剂量。

10.观察新生儿有无过敏反应（至少30 min），并填写疫苗接种卡，分别在新生儿疫苗接种本、科室疫苗登记本上登记。

11.嘱家属或护理人员新生儿接种疫苗当日不洗澡，多饮水，注意观察有无发热、局部红肿、疼痛等异常情况，必要时及时就医。

操作流程图

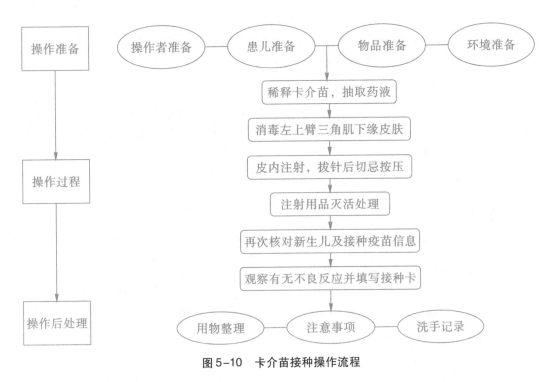

图 5-10　卡介苗接种操作流程

评分标准

卡介苗接种评分标准

◆ 注意事项

1. 严格选择正确的注射部位、注射方法和准确的剂量,严禁皮下或肌内注射。

2. 若因操作不当导致药液外溢者禁止补打,需 3 个月复查后决定是否补种。

3. 通常情况下,储存卡介苗应用独立的专柜,环境温度应该介于 2 ~ 8 ℃,使用时注意避光。

4. 使用前应该采用专用的注射用水稀释 0.25 mg 卡介苗到 0.5 mL。

5. 卡介苗打开后 30 min 内用完。

◆ 并发症

1. 局部红肿、疼痛：可能会持续 1～2 d，无须处理。

2. 发热：在接种疫苗后 72 h 内可出现一过性发热，多为轻到中度发热，一般无须特殊处理。若体温超过 38.5 ℃需用药物退热，多饮水。

3. 过敏反应：如皮疹等，可自行消失，必要时及时就医。

4. 接种后 2 周局部出现红肿浸润，之后化脓或溃疡，3～5 周结痂，1～2 个月后结痂脱落形成皮肤瘢痕，属于正常反应。如果接种部位化脓，不要挤压、擦拭、涂抹药品或任何护肤品，必要时至医院就诊。

★ **思考题**

题干：张某之宝，女，出生 2 h，体重 2.3 kg。

要求：①请决定是否给该新生儿进行预防接种卡介苗。②新生儿生后半月，体重增长至 3 kg。请给该新生儿进行预防接种。③该新生儿接种疫苗后 2 周，局部皮肤出现红肿。请进行判断及处理。

解题思路：①该新生儿出生体重 2.3 kg，出生 2 h，卡介苗的接种适用于出生体重 ≥2 500 g 的新生儿，出生 3 个月以内的婴儿。生后体重不达标不能接种卡介苗。②出生后半个月，体重增长至 3 kg，已达标，可进行卡介苗接种，接种前需询问患儿有无免疫系统疾病、皮肤湿疹等，如果没有，可进行卡介苗接种，如有，需延迟接种，建议在出生后 3 个月内完成接种。③该新生儿接种疫苗 2 周后出现局部皮肤红肿，应向家属解释正常接种后 2 周局部出现红肿浸润，之后化脓或溃疡，3～5 周结痂，1～2 月后结痂脱落形成皮肤瘢痕，属于正常反应，如果接种部位化脓，不要挤压、擦拭、涂抹药品或任何护肤品，必要时至医院就诊。掌握新生儿卡介苗接种时机、适应证及禁忌证，在常规进行卡介苗接种的基础上，能够准备识别卡介苗接种后相关不良反应和并发症，应根据具体情况及时采取相应处理措施。

图片体格生
长发育测量

第九节　体格生长发育测量

◆临床情境

患儿,男,5 岁,以"生长迟缓 3 年余"为代主诉入院。3 年余前家属发现患儿身高落后于同龄儿,生长速度缓慢,每年 3～4 cm,无智力及运动发育落后,食量较同龄儿小,无多饮、多尿、体重减轻,无反复发热、腹痛、腹泻等。现因矮小至我院儿童内分泌门诊就诊。请对该患儿进行体格发育测量。

◆临床思维

对于生长发育迟缓的儿童需要进行全面的体格发育测量,尤其是准确测量身高、体重,并与同种族、同年龄、同性别儿童的身高体重进行评估对比。在测量过程中需要关注坐高及上、下部量来评估身材比例是否匀称,测量头围、胸围、腹围评估颅骨、胸腔、腹腔的情况,测量上臂围及皮褶厚度了解患儿皮下脂肪及营养状态。

◆适应证

需要进行体格发育评估的儿童。

◆禁忌证

1. 生命体征不稳定、病情危重者。
2. 活动不便,需要固定体位者。

◆操作流程

 操作准备

1. 操作者准备
(1)操作者着装符合上岗要求,洗手,戴帽子、口罩。
(2)核对患儿姓名、性别、年龄,住院患儿还需要确认床号、住院号,评估患儿病情,必要时测量生命体征(心率、血压、呼吸)。
(3)掌握体格发育测量的方法和步骤,告知患儿及家长测量目的、测量方法,并取得配合。根据需要协助患儿脱去帽子、外套、饰品等,可留内衣、内裤,检查前嘱患儿排空大小便。
2. 标准化病人准备
根据培训/考核要求,准备 SP。

3. 物品准备

体重秤、身长测量床、身高测量仪、软尺、直尺、皮褶量具等。

4. 环境准备

温度适宜,光线柔和。

 操作步骤

1. 体重测量

(1) 1 岁以下的婴儿采用载重 10~15 kg 的盘式杠杆秤或者电子秤,目前临床上使用电子秤较多,准确读数至 10 g。检查体重秤是否放置平稳,指针是否归零后,在托盘上放置垫巾,脱去婴儿衣裤、鞋袜及纸尿裤,一只手托住婴儿头部,另一只手托住臀部,轻轻放于体重秤托盘上进行称量。对于低体温或者病情稍重的婴儿也可先称重衣物、小毯子或者纸尿裤,给患儿穿上后再次称重,后者重量减去前者重量即为婴儿准确体重。

(2) 1~3 岁幼儿可采用载重 20~30 kg 的坐式杠杆秤或者采用载重 50 kg 的体重秤蹲位测量,准确读数至 50 g。测量前需要检查体重秤是否放置于平整的地面上,指针是否归零。脱去幼儿衣裤、鞋袜及纸尿裤,坐于杠杆秤中央或者蹲于秤台中央,避免晃动或者接触其他物体。指针稳定后进行读数。

(3) 3~7 岁儿童使用载重 50 kg 的体重秤测量,准确读数至 50 g,7 岁以上选择载重 100 kg 的体重秤,准确读数至 100 g。测量前需要检查体重秤是否放置在平整的地面上,指针是否归零。儿童应晨起排尿,脱去外衣裤、鞋袜、饰品等,可保留背心、短裤,其他时间测量最好于餐后 2 h,排空大小便减少误差。测量时站立于踏板中央,两手自然下垂,待体重秤指针稳定后进行读数。测量过程中避免儿童摇晃或者身体接触其他物体。

2. 身高测量

(1) 3 岁以下婴幼儿身长测量使用身长测量床。脱去婴幼儿鞋帽外衣,去掉头部饰品,一只手托住婴儿头部,另一只手托住臀部,将婴幼儿仰卧位放于身长测量床中线上。助手将头扶正,使头顶接触头板,同时婴幼儿双眼直视上方。操作者位于婴幼儿右侧,左手按住双膝,使双腿伸直并拢,右手移动足板,使其接触双侧足跟,双足与测量床垂直,然后读取刻度,注意使两侧读数一致,误差不超过 0.1 cm。

(2) 3 岁以上儿童采用身高测量仪。先检查身高测量仪是否放置平稳,滑侧板与立柱之间是否垂直。儿童脱帽脱鞋,去掉外衣,可保留内衣,去掉头部饰品,扎发辫者打散发辫,头发自然下垂。站立于身高测量仪的底板上,取立正姿势,脚跟靠拢,脚尖分开约 60°,抬头、挺胸、收腹,两臂自然下垂,放于身体两侧,两眼正视前方,两侧耳郭上缘连线及眼眶下缘连线呈水平位,背靠身高测量仪的立柱,使两足后跟、臀部及两肩胛间区、枕部同时接触立柱,头部保持正直位置,轻轻滑动滑侧板直至与儿童头顶接触,读数前再次观察被测者姿势是否保持正确,待符合要求后再读取滑侧板呈水平位时其底面立柱上的数字,注意视线与刻度水平时读数,精确至 0.1 cm。

3. 坐高测量

(1) 3 岁以下婴幼儿测量顶臀长(即头顶至坐骨结节的长度),在身长测量床上进行。取仰卧位,助手将头扶正,使头顶接触头板,婴幼儿双眼直视上方。操作者位于婴幼儿右侧,左手固定双膝,使双大腿并拢,大腿与躯干垂直,双小腿与大腿垂直,自然前伸,右手移动滑板,使其接触双侧坐骨结节,两边读数一致后读数,精确至 0.1 cm。

(2)3 岁以上儿童可坐于身高测量仪的坐高踏板上,臀部紧贴立柱,抬头挺胸坐直,臀部、肩胛间区、枕部几点同时接触立柱,双肩自然下垂,双臂自然放于身体两侧,两腿并拢与躯干垂直,大腿与小腿垂直,双脚平放于地面上,足尖向前。注意坐凳高度,如双脚悬空不能接触地面,可放置踏板,使双足平放。移动头顶板与头顶接触,待符合要求后再读数,读数时注意视线与刻度保持水平,精确至 0.1 cm。

4. 上、下部量

(1)3 岁以下婴幼儿取仰卧位,在身长测量床上进行,确认婴幼儿耻骨联合上缘位置。用软尺或直尺自此位置垂直于身长测量床的刻度,读数即为上部量,身长减去上部量即为下部量,精确至 0.1 cm。

(2)3 岁以上儿童取立位,定位耻骨联合上缘,用直尺定位,平行于踏板,用软尺测量足底至耻骨联合上缘的垂直距离,为下部量,身高减去下部量即为上部量,精确至 0.1 cm。

若某些疾病所致双下肢不等长,则分别测量两侧下肢的下部量,并分别标记。

5. 头围测量

测量者取立位或坐位,位于患儿前方或右侧,用拇指将软尺零点固定于一侧眉弓上缘处,软尺经过耳上方,经枕骨结节最高点,两侧对称,从另一侧眉弓上缘回至零点,读数,精确至 0.1 cm。

6. 胸围测量

取立位或卧位,测量者位于患儿前方或右侧,用手指将软尺零点固定于一侧乳头下缘,手拉软尺,绕经小儿后背,以两肩胛下角下缘为准,注意前后左右对称,经另一侧回到起点,读数。取平静呼吸时的中间数,精确至 0.1 cm。

7. 腹围测量

(1)3 岁以下婴幼儿取卧位,将软尺零点固定在剑突与脐连线的中点,经同水平位绕背 1 周回到零点,进行读数,精确至 0.1 cm。

(2)3 岁以上儿童取卧位,将软尺平脐经同水平位绕背 1 周后回到零点进行读数,精确至 0.1 cm。

8. 腹部皮下脂肪测量

取锁骨中线平脐处,皮褶方向与躯干长轴平行,测量者在测量部位用左手拇指和示指将该处皮肤及皮下脂肪捏起,捏时两手指应相距 3 cm,右手拿皮褶量具将钳板插入捏起的皮褶两边至底部钳住,测量其厚度,精确至 0.5 mm。

9. 上臂围测量

取立位、坐位或者仰卧位,两手自然平放或下垂,一般测量左上臂。将软尺零点固定于上臂外侧肩峰至鹰嘴连线中点,沿该点水平位将软尺紧贴皮肤绕上臂 1 周,回至零点读数,精确至 0.1 cm。

10. 整理与记录

测量结束,整理衣物,记录测量结果,整理物品及检查仪器。

⚙ 操作流程图

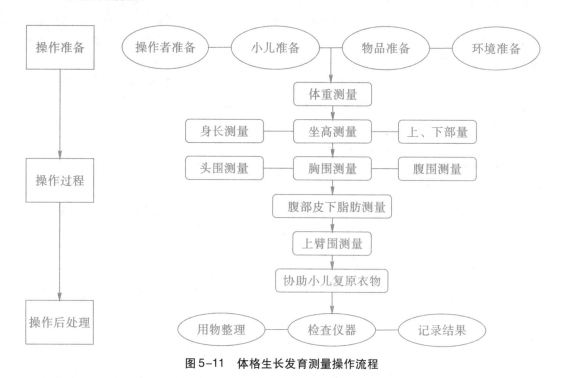

图 5-11　体格生长发育测量操作流程

⚙ 评分标准

婴幼儿体格生长发育测量评分标准

◆ 注意事项

1. 检查过程中注意不要遗漏项目。

2. 为保证测量的准确,减少误差,每项测量可重复测量 2~3 次取平均值。

3. 测量体重过程中避免儿童摇晃或者身体接触其他物体。

4. 使用软尺测量头围、胸围、腹围时需要软尺紧贴皮肤,左右对称,不要打折或卷曲。

★思考题

1.题干:女孩,7岁,因"发现乳房隆起半月"为代主诉前来儿童内分泌门诊就诊。

要求:请为该患儿进行体格发育测量。

解题思路:患儿7岁,乳房隆起半月,考虑内分泌系统疾病,应首先为患儿进行体格发育测量,按照3岁以上儿童体格发育测量的步骤进行身高、体重、坐高、上下部量、头围、胸围、皮下脂肪及上臂围的测量,避免遗漏。对于生长发育异常的儿童需要进行全面的体格发育测量,尤其是准确测量身高、体重,并与同种族、同年龄、同性别儿童的身高体重进行评估对比。在测量过程中需要关注坐高及上、下部量来评估身材比例是否匀称,测量头围、胸围、腹围评估颅骨、胸腔、腹腔的情况,测量上臂围及皮褶厚度了解患儿皮下脂肪及营养状态。

2.题干:男,8个月,因"反复腹泻、体重不增3个月"为代主诉就诊。3个月前患儿更换奶粉后出现腹泻,5~6次/d,黄绿色稀便,给予口服多种益生菌治疗,症状无改善。3个月来体重无增长。

要求:作为接诊医师,请为该患儿进行体格检查。

解题思路:患儿8个月,反复腹泻3个月,3个月来体重无增长,首先要按照婴幼儿体格发育测量的方法和步骤进行测量,重点测量患儿的身高、体重,测量过程中注意人文关怀。对于生长发育及营养状况异常或者慢性疾病的婴幼儿需要常规进行身高、体重的测量,并与同种族、同年龄、同性别儿童的身高体重进行评估对比。在测量过程中需要关注坐高及上、下部量来评估身材比例是否匀称,测量头围、胸围、腹围评估颅骨、胸腔、腹腔的情况,测量上臂围及皮褶厚度了解患儿皮下脂肪及营养状态。

第六章

急救技能

第一节　清创缝合

图片清创缝合

◆ **临床情境**

患者,男,35 岁,2 h 前于家中装修时不慎被利器划破左前臂,自行简易止血包扎后来院就诊。体格检查:血压 135/90 mmHg,心率 90 次/min,呼吸 21 次/min。血常规示 WBC $4.5×10^9/L$,凝血功能正常。左前臂可见一长约 5 cm 锐利伤口,皮缘平整,出血已停止,余未见异常,已自行简单止血包扎。请为该患者行相关处理。

◆ **临床思维**

患者受伤 2 h,左前臂有 5 cm 外伤创口,皮缘平整,白细胞在正常范围内,无明显感染征象,可行一期清创缝合术。向患者解释可能出现的并发症,如伤口感染、出血等。

◆ **适应证**

1. 伤后 6~8 h 以内的新鲜伤口。
2. 污染较轻,不超过 24 h 的伤口。
3. 面部伤口,无明显感染的,可在伤后 12 h 以内争取清创一期缝合。
4. 头部伤口,无明显感染的,可在伤后 24 h 以内争取清创一期缝合。

◆ **禁忌证**

1. 超过 24 h、污染严重的伤口。
2. 有活动性出血、休克、昏迷的患者,必须首先进行有效的抢救措施,待病情稳定后再行清创。

◆ 操作流程

操作前准备

1. 操作者准备

（1）操作者着装符合上岗要求,洗手,戴帽子、口罩。

（2）了解伤情:检查伤部,判断有无重要血管、神经、肌腱和骨骼损伤,进行相关必要准备,如有颅脑损伤或胸腹严重损伤,或已有轻微休克迹象者,需及时采取综合治疗措施,可通过影像学了解是否有骨折及骨折的部位和类型。了解药物过敏史,检查血常规及凝血功能等。

（3）伤情告知:与患者及家属谈话,做好各种解释工作,如一期缝合的原则、发生感染的可能性和局部表现、若不缝合下一步的处理方法、对伤肢功能和美容的影响等,并争取清醒患者配合,签署有创操作知情同意书。

（4）早期、合理应用抗生素,必要时进行良好的麻醉。

2. 标准化病人准备

根据培训/考核要求,准备SP。

3. 物品准备

（1）模型准备:高级创伤模型或者能满足切开缝合操作的模型/模块。

（2）清创缝合包配置:弯盘2个、止血钳2把、持针器1把、镊子2把、消毒杯1个、刀柄1个、线剪1把、组织剪1把、无菌洞巾2个、治疗巾1个、纱布数块、灭菌指示卡等。

（3）无菌手术衣、无菌手套、无菌纱布块、无菌软毛刷、肥皂水、无菌生理盐水、过氧化氢溶液、碘酊、酒精、碘伏、0.5%苯扎溴铵（新洁尔灭）、止血带、无菌敷料、绷带、手术针线、刀片、生活垃圾桶、医疗废物桶、锐器收集盒等。

4. 环境准备

安静整洁,温度适宜,光线充足。

操作步骤

1. 体位

协助患者取合适体位,充分暴露手术部位,创口部位下方垫防水中单。

2. 清洗

（1）皮肤的清洗:①无菌纱布覆盖伤口,剃去伤口边缘5 cm以上范围的毛发（有油污者,用酒精或乙醚擦除）;②更换覆盖伤口的无菌纱布,戴无菌手套,用无菌软毛刷蘸肥皂水刷洗伤肢及伤口周围皮肤2～3次,大量无菌生理盐水冲洗,每次冲洗后更换毛刷、手套及覆盖伤口的无菌纱布,至清洁为止。注意勿使冲洗液流入伤口内。

（2）伤口的清洗:①去除伤口表面覆盖纱布,大量无菌生理盐水冲洗伤口,同时用无菌纱布轻轻擦去伤口内的污物和异物;②适量过氧化氢溶液冲洗伤口至创面出现泡沫,再次使用无菌生理盐水冲洗伤口,交替2～3次;③擦干皮肤,用碘酊、酒精或碘伏在伤口周围消毒后,铺无菌巾准备手术。

3. 清理

操作者洗手、穿手术衣、戴无菌手套。抽取麻药,局部浸润麻醉。依解剖层次由浅入深仔细探查,识别组织活力,检查有无血管、神经、肌腱与骨骼损伤,在此过程中如有较大的出血点,应予止血。如四肢创面有大量出血,可用止血带,并记录使用止血带的压力及时间。

(1)皮肤清创:切除因撕裂和挫伤已失去活力的皮肤。撕脱伤中剥脱的皮瓣,不可盲目直接缝回原位,应彻底切除皮下组织,仅保留皮肤,行全厚植皮覆盖创面。不整齐、有血供的皮肤,沿伤口边缘切除 1～2 mm 的污染区域并加以修整。污染、失去活力、不出血的皮下组织,彻底清除直至正常出血部位为止。

(2)清除失活组织:充分显露潜行的创腔、创袋,必要时切开表面皮肤,彻底清除存留其内的异物、血肿。沿肢体纵轴切开深筋膜,彻底清除挫裂严重、失去生机、丧失血供的组织,尤其是坏死的肌肉,应切至出血、刺激肌组织有收缩反应为止。

4. 重要组织清创

(1)血管清创:血管仅受污染而未断裂,可将污染的血管外膜切除;完全断裂、挫伤、血栓栓塞的肢体重要血管,则需将其切除后吻合或行血管移植;挫伤严重的小血管予以切除,断端可结扎。

(2)神经清创:对污染轻者,可用生理盐水棉球小心轻拭;污染严重者,可将已污染的神经外膜小心剥离切除,并尽可能保留其分支。

(3)肌腱清创:严重挫裂、污染、失去生机的肌腱应予以切除,未受伤的肌腱应小心加以保护。

(4)骨折断端清创:①污染的骨折端可用刀片刮除、咬骨钳咬除或清洗;污染进入骨髓腔内者,可用刮匙刮除;②与周围组织失去联系、游离的小骨片酌情将其摘除;与周围组织有联系的小碎骨片,切勿草率地游离除去。大块游离骨片在清创后用苯扎溴铵浸泡5 min,再用生理盐水清洗后原位回植。

5. 再次清洗

(1)彻底清创后,无菌生理盐水冲洗伤口2～3次,苯扎溴铵浸泡伤口3～5 min;若伤口污染较重、受伤时间较长,可用过氧化氢溶液浸泡,最后用生理盐水冲洗。

(2)更换手术器械、手套,伤口周围再铺1层无菌巾。

6. 重要组织修复

(1)骨折的整复和固定:清创后应在直视下将骨折整复,若复位后较为稳定,可用石膏托、持续骨牵引或骨外固定器行外固定。下列情况可考虑用内固定:①血管、神经损伤行吻合修复者;②骨折整复后,断端极不稳定;③多发骨折、多段骨折。但对损伤污染严重、受伤时间较长、不易彻底清创者,内固定感染率高,应用时应慎重考虑。

(2)血管修复:重要血管损伤清创后,应在无张力下一期缝合。若缺损较多,可行自体血管移植修复。

(3)神经修复:神经断裂后,力争一期缝合修复。如有缺损,可游离神经远、近端或屈曲邻近关节使两断端靠拢缝合。缺损>2 cm 时行自体神经移植。若条件不允许,可留待二期处理。

(4)肌腱修复:断端平整、无组织挫伤,可在清创后将肌腱缝合。

7. 伤口引流

（1）伤口表浅、止血良好、缝合后无死腔，一般不必放置引流物。

（2）伤口深、损伤范围大且重、污染严重的伤口和有死腔、可能有血肿形成时，应在伤口低位或另外做切口放置引流物并保持引流通畅。

8. 伤口闭合

（1）组织损伤及污染程度较轻，清创及时（伤后 6～8 h 以内）、彻底者，可一期直接或减张缝合；否则，宜延期缝合伤口。

（2）有皮肤缺损者可行植皮术。

（3）若有血管、神经、肌腱、骨骼等重要组织外露者，宜行皮瓣转移修复伤口，覆盖外露的重要组织，最后用酒精消毒皮肤，覆盖无菌纱布，并妥善包扎固定。

9. 患者管理

复原患者衣物，复测患者生命体征，交代术后注意事项，书写手术记录。

操作流程图

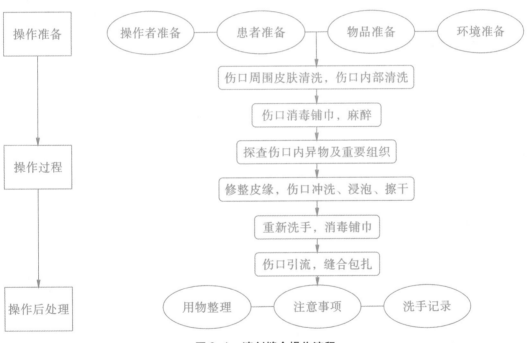

图 6-1　清创缝合操作流程

评分标准

清创缝合评分标准

◆注意事项

1. 以下情况适当放宽清创时间:污染轻、局部血液循环良好或气候寒冷;伤后早期应用抗生素;头颈颜面、关节附近有大血管、神经等重要结构暴露的伤口。

2. X射线检查可显示伤口内有无金属异物存留。

3. 一般情况下,碘酊及酒精禁用于无角质层覆盖的人体组织,比如开放创面、呼吸道、消化道黏膜等。

4. 洁净或者轻微污染伤口消毒时以伤口边缘为中心向外周延伸至少15 cm,重度污染或者感染伤口清创时应由外周距离伤口至少15 cm处向伤口边缘消毒。

◆并发症

1. 体液和营养代谢失衡:依据相应临床表现和实验室检查采取措施。
2. 患肢坏死或功能障碍。
3. 伤口感染。

★思考题

1. **题干**:患者,女,23岁,头部外伤9 h来诊。体格检查:血压135/90 mmHg,心率90次/min,呼吸21次/min。血常规示WBC $4.5×10^9$/L,凝血功能正常。头顶可见一长约5 cm,深达头皮下的创口,余未见异常。检查头部CT:未见明显异常。已在就近医疗机构行简单止血包扎,并予静脉滴注抗生素行预防性抗感染治疗。

要求:请为患者进行清创术。

解题思路:患者头顶约5 cm创口,受伤时间小于24 h,血常规示白细胞正常,说明创口处无明显感染征象,且已行抗感染的初步处理,可考虑行清创并一期缝合。明确清创术的适应证、禁忌证并熟练掌握清创术操作方法。

2. **题干**:患者,女,40岁,因车祸致左大腿开放性创伤40 min入院。入院后体格检查:血压80/60 mmHg,心率120次/min,面色苍白,精神差,左大腿内侧可见约5 cm不规则裂口,创口深,局部肿胀,压痛明显,有活动性出血。辅助检查未做。

要求:请对该患者行初步处理。

解题思路:患者因大腿开放性创伤入院,面色苍白,精神差,有失血性休克的表现,应先处理休克,积极止血、补液,待患者生命体征稳定后再行辅助检查和清创处理。明确清创术的适应证、禁忌证并熟练掌握清创术操作方法。

第二节 开放性伤口止血包扎

◆ 临床情境

患者,男,30 岁,15 min 前车祸致右小腿疼痛,伴活动受限、出血。120 出诊到达现场,体格检查:心率 96 次/min,呼吸 23 次/min,血压 115/60 mmHg。右小腿中段受伤畸形,骨折断端外露,可见血液流出,预估出血量 300 mL。

作为急诊科医师,请为患者紧急处理。

◆ 临床思维

患者诊断考虑右小腿开放性骨折,且有活动性出血,尽快止血,并使用夹板、绷带固定患肢,同时建立静脉通路,必要时给予输血、补液。

◆ 适应证

创伤部位的内部组织(如肌肉、骨骼等)与外界相通,出血明显。

◆ 操作流程

👐 操作准备

1. 操作者准备
(1)操作者着装符合上岗要求,洗手,戴帽子、口罩。
(2)核对患者信息,了解患者意识状态及麻醉药物过敏史。
(3)告知患者及家属操作目的、风险及注意事项,取得配合并签署知情同意书。
2. 标准化病人准备
根据培训/考核要求,准备 SP。
3. 物品准备
(1)模型准备:高级创伤模型或者能满足包扎固定操作需求的模型。
(2)三角巾、生理盐水、过氧化氢、络合碘、输液器、胶带、湿化瓶、绷带、夹板、衬垫(三角巾或毛巾)若干、无菌敷料(纱布和棉垫)、换药碗、充气式止血带、听诊器、血压计、剪刀、无菌手套、标记笔等。
4. 环境准备
干净整洁,温度适宜,光线充足。

操作步骤

以右侧小腿开放性伤口为例。

1. 体位

戴手套,协助患者取合适体位。

2. 充分暴露损伤部位

应以剪刀剪开衣裤,而不是脱去衣裤,充分暴露操作部位,若可见活动性出血,应立即按压股动脉止血,助手准备放置止血带。

3. 同时行全身重点体格检查

按照顺序进行相关体格检查,依次为头部检查、颈部检查、胸廓检查、肺部检查、心脏检查、腹部检查、骨盆挤压及分离试验、四肢检查,边重点体格检查边汇报结果。

4. 一般处理

必要时建立静脉输液通道、吸氧、心电监护。

5. 扎止血带

(1)扎止血带位置:右侧大腿中上 1/3,充气止血带贴近皮肤侧加以衬垫,外用绷带缠紧。

(2)充气压力一般不大于 500 mmHg 或创口出血停止即可,以末梢(足背)动脉搏动消失作为标准。

(3)标记时间,需注明具体到分钟;每隔 45～60 min 放松止血带 1 次,每次放松时间为 3～5 min,松开止血带之前用手压迫动脉近心端。

6. 无菌纱布覆盖创面

范围需超过伤口周围 5 cm,由远向近绷带加压包扎。

7. 固定

固定方式可选择夹板固定或绷带固定。

(1)夹板固定:固定前正确移动肢体,关节骨突部位放置棉垫软物,正确放置夹板,由大腿中段到脚跟,夹板固定患肢相邻两个关节,固定松紧合适,用绷带分段包扎。依次固定骨折近端、大腿中段、膝关节、踝关节,并使踝关节位于功能位,绷带从肢体远端向近端缠绕,过踝关节使用"8"字固定,注意露出趾端以利于观察末梢血运情况,标记固定时间。

(2)绷带固定:固定前正确移动肢体,保持患肢牵引,用折叠适当宽度三角巾分段包扎固定患肢至健肢,依次固定骨折近端、大腿中段、膝关节、踝关节,并使踝关节位于功能位。注意小腿与脚掌呈垂直,双下肢间关节突部位放置棉垫软物,固定松紧合适,结打于健侧肢体外侧,绷带从肢体远端向近端缠绕,过踝关节使用"8"字固定,注意露出趾端以利于观察末梢血运情况,标记固定时间。

操作流程图

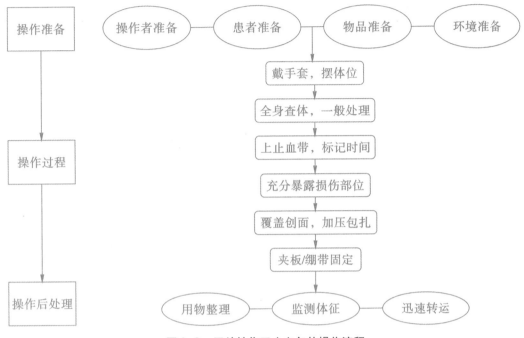

图6-2　开放性伤口止血包扎操作流程

评分标准

开放性伤口止血包扎评分标准
（小腿活动性出血）

◆ **注意事项**

1. 术后严格监测患者生命体征,予以破伤风抗毒素应用,转移至专科病房行进一步处理,如静脉采血送检、输血、清创、骨折复位内固定术等。

2. 操作过程中、操作结束后给予患者充分关怀,密切观察患者伤情变化,有无特殊不适。

3. 操作熟练,配合默契有序,动作迅速准确。

◆ **并发症**

1. 皮肤切割伤:止血带应用敷料、衣物等衬垫,以隔开皮肤和止血带,不宜应用细绳索或电线充当止血带。

2. 局部组织损伤：止血带松紧要适当，以放置后出血停止并摸不到远端动脉搏动为宜。

3. 远端肢体坏死：止血带使用时间过长。应在原止血带的近端加上止血带，然后再行截肢术。

★ 思考题

题干：患者，男，32 岁，20 min 前因工作操作不当至左前臂被刀盘割伤，流血，工友协助使用毛巾简单包扎后送至我院。体格检查：心率 100 次/min，呼吸 24 次/min，血压 100/60 mmHg，左前臂尺侧可见一 15 cm 割裂伤，出血明显。

要求：请为患者做初步处理。

解题思路：患者左前臂伤口出血明显，应尽快使用纱布、绷带进行压迫止血，若止血效果差可使用止血带止血，同时安排手术进行伤口探查及进一步诊疗。

第三节　四肢骨折急救外固定

◆临床情境

患者,男,46 岁,在公路上被一辆转弯行驶的汽车撞击后倒地受伤,诉右上肢疼痛并活动受限。体格检查:生命体征平稳,右上肢皮肤完整,无破溃,上臂肿胀、畸形,可触及骨擦感,局部有压痛,右上肢活动受限,桡动脉搏动良好,各指关节运动及感觉功能良好。

请你为患者提供合理的现场救治。

◆临床思维

患者右上肢活动受限,上臂肿胀、畸形,可触及骨擦感,考虑闭合性骨折;其桡动脉搏动良好,各指关节运动感觉功能良好,为避免患肢活动加重病情,可行小夹板和绷带固定。

◆适应证

1.几乎所有的闭合性四肢骨折。
2.创面较小、经过清创闭合创面后的开放性骨折。
3.四肢骨折经过手法整复后。
4.小夹板固定技术可以与牵引术配合使用。

◆操作流程

操作准备

1.操作者准备
(1)操作者着装符合上岗要求,洗手,戴口罩、帽子。
(2)核对患者姓名、性别,查看患者意识情况及伤情。
(3)向患者及家属解释操作目的、方法和注意事项,并取得配合。
2.标准化病人准备
根据培训/考核要求,准备 SP。
3.物品准备
夹板、棉垫、加压垫、绷带、剪刀,必要时就地取材,选用适合的木板、竹竿、树枝、纸板等简便材料。

4.环境准备

温度适宜,光线充足,注意保护患者隐私。

操作步骤

1.确认现场环境安全后,进行患者一般生命体征检查,同时进行全身检查确认所有损伤部位。

2.协助患者取合适体位,在骨性凸起部位放置棉垫保护。

3.必要时,给予局部麻醉,减轻操作过程中患者痛苦。

4.固定方法如下。

(1)上臂骨折固定:将夹板放在骨折上臂的外侧,用绷带固定;再固定肩肘关节,用一条三角巾折叠成燕尾式悬吊前臂于胸前,另一条三角巾围绕患肢于健侧腋下打结。若无夹板固定,可用三角巾先将伤肢固定于胸廓,然后用三角巾将伤肢悬吊于胸前。

(2)前臂骨折固定:将夹板置于前臂四侧,然后固定腕、肘关节,用三角巾将前臂屈曲悬吊于胸前,另一条三角巾将伤肢固定于胸廓。若无夹板固定,则先用三角巾将伤肢悬吊于胸前,然后用三角巾将伤肢固定于胸廓。

(3)股骨骨折固定:有两种方法。

1)健肢固定法:用绷带或三角巾将双下肢绑在一起,在膝关节、踝关节及两腿之间的空隙处加棉垫。

2)躯干固定法:用长夹板从脚跟至腋下,短夹板从脚跟至大腿根部,分别置于患腿的外、内侧,用绷带或三角巾捆绑固定。

(4)小腿骨折固定:用长度由脚跟至大腿中部的两块夹板,分别置于小腿内、外侧,再用三角巾或绷带固定。亦可用三角巾将患肢固定于健肢。

5.固定稳妥后,评估患肢末梢循环和感觉,记录固定时间,尽快将患者转移至医院进行进一步诊治。

操作流程图

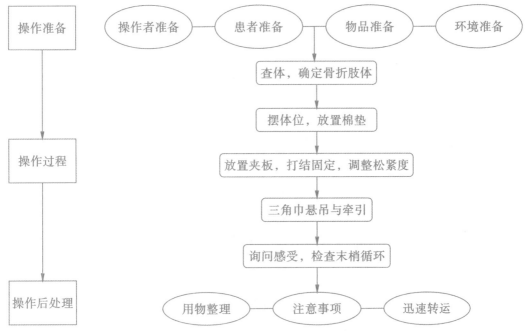

图6-3 上臂骨折急救外固定操作流程

评分标准

上臂骨折急救外固定评分标准

◆注意事项

1.有创口者应先止血、消毒、包扎。

2.取合适规格的夹板,可裁剪夹板以符合患肢长度。

3.根据骨折类型准备好棉垫。

4.协助患者取适宜体位,显露患肢,将患肢保持功能位或所需的位置。

5.根据骨折移位情况安置棉垫。

6.从远端到近端缚扎带3～4根,每根扎带绕肢体2周后结扎,带结打在最外侧夹板的棱线上。

7. 检查扎带的松紧度,以带结能上、下活动各 1 cm 为准。

8. 检查患肢末梢血运,上肢固定后前臂需要吊带悬吊。

9. 操作过程中注意人文关怀,询问患者感受。

◆ 并发症

骨折断端损伤血管及神经、解剖复位不满意、骨筋膜室综合征、远端肢体缺血坏死等。

★ 思考题

题干:患者,女,63 岁,走路时不慎滑倒,诉左前臂疼痛并活动受限。体格检查:生命体征平稳,左上肢皮肤完整,无破溃,前臂肿胀、畸形,可触及骨擦感,局部有压痛,左前臂活动受限,桡动脉搏动良好,各指关节运动及感觉功能良好。

要求:请为患者提供合理的现场救治。

解题思路:患者左前臂活动受限,前臂肿胀、畸形,可触及骨擦感,考虑闭合性骨折。患者桡动脉搏动良好,各指关节运动感觉功能良好,为避免患肢活动加重损伤,可行小夹板和绷带固定。固定时应露出指端,以便随时观察血液循环情况,如有苍白、发绀、发冷、麻木等表现,应立刻松开重新固定,以免造成肢体缺血、坏死。

图片脊柱损
伤搬运法

第四节 脊柱损伤搬运法

◆ **临床情境**

患者,男,38岁,因车祸被甩出车外,诉颈部疼痛并活动受限。体格检查:患者神志清楚,生命体征平稳,颈部活动受限,颈椎有压痛,躯干及四肢运动及感觉功能正常。

请你作为急救人员对患者进行转运。

◆ **临床思维**

患者车祸导致颈部活动受限伴疼痛,躯干及四肢运动及感觉功能正常,考虑颈部轻度损伤,应采用脊柱损伤搬运法。转运过程中注意观察患者的生命体征和病情变化,尤其注意固定患者颈部,避免造成二次损伤。

◆ **适应证**

适用于颈椎、腰椎骨折。

◆ **操作流程**

 操作准备

1. 操作者准备

(1)需要3~4名人员协助。

(2)掌握徒手固定颈椎的手法。

1)头锁:操作者位于患者头顶位置并与患者身体呈一直线;双侧手肘触地后,将双掌放在患者头部两侧;操作者拇指按紧患者前额,同时示、中二指按紧患者下颌骨,环指及小指放在患者耳后。注意操作者手指不可挤压患者耳垂。

2)双肩锁:操作者位于患者头顶位置并与患者身体呈一直线;双侧手肘固定于大腿或地面,手臂在患者头部两侧伸展;双手掌至患者斜方肌下(掌心向上,手指指向患者的脚部并与患者脊柱平行),抓紧患者肩部;向内移动双手前臂,紧压患者头部使其固定。操作过程中切勿用手去承托患者头部,使用适当压力维持头部的位置。

3)头肩锁:操作者位于患者头顶位置并与患者身体呈一直线;操作者一侧肘部关节固定于拟翻转侧大腿,前臂置于患者头部拟翻转侧,手掌至患者同侧斜方肌下,四指在下、拇指在上抓紧其肩部;操作者另一只手掌张开,拇指按紧患者前额,其余四指置于患者头颞部;操作者置于患者头部两侧的手掌及前臂向内移动,压紧患者头部使其固定。

4)头胸锁:患者呈仰卧位时,操作者位于患者身侧;一只手肘关节固定于患者胸前,手掌张开以拇指和其余四指固定于患者两侧颧骨;另一只手肘关节固定于地面,手掌张开以拇指和其余四指固定于患者前额。

5)头背锁:患者呈俯卧位时,操作者位于患者身侧;一只手前臂固定于患者脊柱,手掌张开以拇指和其余四指固定于患者枕部;另一只手肘关节固定于地面,手掌张开以拇指和其余四指固定于患者头顶。

6)胸背锁:患者呈坐位时,操作者位于患者身侧;一只手肘关节固定于患者胸前,手掌张开以拇指和其余四指固定于患者两侧颧骨;另一只手前臂固定于患者脊柱,手掌张开以拇指和其余四指固定于患者枕部;两臂及手掌向内用力,固定患者头颈部。

(3)与患者沟通伤情,并取得配合。

2. 标准化病人准备

根据培训/考核要求,准备SP。

3. 物品准备

(1)颈托:专门用于固定颈椎,颈椎外伤后,怀疑颈椎骨折或脱位时必须用颈托固定。紧急情况下,可就地取材,用硬纸板、衣物、沙袋等做成颈托起到临时固定的作用。

(2)脊柱板、约束带、三角巾。

4. 环境准备

温度适宜,光线充足,注意保护患者隐私。

操作步骤

以颈椎损伤患者为例。

1. 进入现场前需佩戴手套、帽子、口罩,准备好医疗用物。

2. 抵达现场后第一时间确认现场环境安全。

3. 脊柱损伤搬运一般需要4人合作进行操作,其中操作者A为指挥,B、C、D为助手。操作者A位于患者头侧,B位于患者右肩侧,C位于患者左上肢侧,D位于患者左足侧,并向患者表明身份。初步判断脊柱损伤部位,了解患者意识状况,测量生命体征,注意情绪安抚,告知搬运中的相关注意事项,嘱配合搬运操作,勿自主活动。

4. 操作者B使用头胸锁手法进行固定,稳定后操作者A用头锁固定。随后操作者B检查患者颈部,有无压痛、出血,气管是否居中,示指置患者胸骨正中指引。操作者A继续以头锁固定,轻柔地轻转头部将患者鼻尖对准中指。

5. 操作者C评估患者颈部情况,若颈后部有压痛,考虑颈椎损伤,需立即给予颈托固定。测量颈部长度,并调节颈托至对应合适高度,正确放置颈托。随后操作者B行头胸锁固定,稳定后操作者A调整头锁固定。

6. 操作者B依次检查头部有无外伤,瞳孔、头皮、耳口鼻有无渗血、漏液。检查胸部有无开放性伤口;检查锁骨、胸骨有无压痛,胸廓挤压试验是否阳性;听诊双肺呼吸音是否对称,有无异常呼吸音;听诊心脏各瓣膜区有无异常心音。操作者C同时暴露患者腹部,检查腹部有无皮下出血、开放性伤口;触诊腹部是否柔软,有无压痛、肌紧张,检查骨盆有无压痛,挤压分离试验是否阳性;检查四肢有无开放性伤口,有无畸形、压痛、出血,是否可触及足背动脉、桡动脉搏动。

7. 检查结束后操作者 B 行头胸锁固定,操作者 A 松开头锁,更换为头肩锁固定。操作者 B 松开头胸锁,使患者双手交叉,双手抓住患者对侧肩、髋部,操作者 C 使患者双脚交叉,抓住患者对侧手腕和膝部,听从操作者 A 统一指令,将患者翻向自己呈侧卧位,进行背部检伤。

8. 背部检伤后,操作者 D 将脊柱板固定置于患者身下。操作者 A 指挥,与 B、C 同时将患者翻转仰卧在脊柱板上,要求保持患者头部无明显晃动。

9. 操作者 B 行头胸锁固定,操作者 A 松开头肩锁,行双肩锁稳定患者,操作者 C 调整患者双下肢位置,D 扶持脊柱板,B、C 双臂叠放抵住患者一侧,A 指挥 B、C 将患者平推至脊柱板上,并调整患者位置,此过程中要求患者无明显晃动。

10. 操作者 B 以头胸锁稳定患者后,A 行头锁固定。操作者 B、C、D 用固定带将患者躯干部妥善固定,各固定带松紧适度,踝部用三角巾"8"字法固定,约束带松紧适宜。

11. 操作者 B 行头胸锁固定,A、C 准备头部固定器,安放头部固定器侧翼固定患者头部,粘贴头部固定器的固定带。

12. 转运前与患者沟通交流,操作者 A 指挥,A、B 蹲于患者头两侧,C、D 蹲于患者下肢两侧,平稳抬起脊柱板,搬运患者(头朝后,脚朝前,脚先行),注意保持脊柱板稳定。

操作流程图

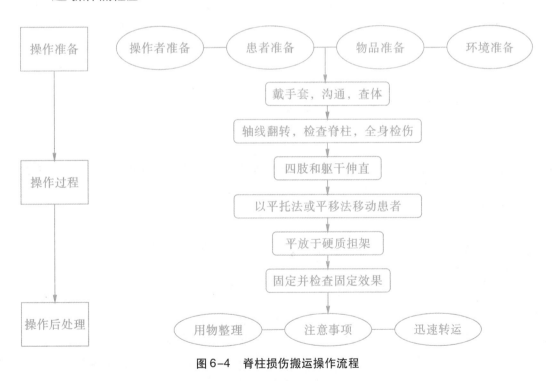

图6-4 脊柱损伤搬运操作流程

评分标准

颈椎损伤搬运评分标准

◆ **注意事项**

1.搬运患者之前,让患者原地勿动。处理脊柱骨折前,必须先快速检查患者全身状况,给予相应的急救处理后,再进行搬运。

2.确保气道通畅,必要时吸痰,防止窒息。

3.保持血管通畅、不受压,必要时建立静脉通路。

4.必须采用正确的搬运方法,如果颈部损伤,必须有一名操作者保护患者颈椎。颈部需使用硬质颈套固定,并要将患者全身固定在脊柱板或硬质担架上。

5.需抬起患者移至担架时,要由多人配合分别抱其头、肩、腰背及臀部,动作平稳、一致地转移患者。

6.固定的总原则是患者在被搬运时,不能让骨折处有丝毫移动,以避免加深骨折损伤或加重脊髓损伤。

7.送院途中应密切观察患者的神志、呼吸、心率、血压及受伤部位等情况变化。

8.一名操作者发号施令,团队其余人员同时进行操作。

◆ **并发症**

操作不当可能造成二次损伤,脊髓损伤平面以下出现运动或感觉功能丧失,严重者影响呼吸功能,造成死亡。

★ **思考题**

题干:患者,男,30岁,高空坠落,腰背部疼痛,生命体征稳定。

要求:请对患者进行施救及转运。

解题思路:患者高空坠落,首先确认周围环境安全,立即检查伤者,特别注意查明首先触地的部位、有无开放性创伤及严重骨折等。若经检查判断患者胸腰椎脊柱损伤,则应采用平托法移动患者。头侧操作者使用双肩锁,固定头颈部,其余人在患者一侧,分别用双手掌托起患者的肩背部、臀部及双下肢,将患者平移至硬质板上妥善固定。在转运过程中应注意避免胸腰椎弯折,同时注意观察患者生命体征和病情变化。

图片心肺复苏
技术(成人)

第五节　心肺复苏技术(成人)

◆ **临床情境**

患者,男,56岁,既往高血压、冠心病10余年,3 min前因情绪激动突然出现意识不清,呼吸、心搏骤停,请立即进行急救。

◆ **临床思维**

考虑患者既往史有高血压、冠心病10余年,因情绪激动导致突发意识不清,需立即识别患者是否出现了心搏骤停。在判断之前,要先确定周围环境安全,确定后需启动应急反应系统或拨打120,取得自动体外除颤仪,并尽快开始心肺复苏。

◆ **适应证**

心搏骤停的患者,其主要症状表现为突然的意识丧失,同时无正常呼吸或完全无呼吸,并伴有大动脉搏动消失(心室颤动、无脉性室速、无脉性电活动)。

◆ **禁忌证**

1.胸壁开放性损伤。

2.广泛肋骨骨折。

3.严重胸廓畸形。

4.心包压塞,血气胸。

5.有可能对施救者产生伤害:周围环境不适宜进行抢救,如进行心肺复苏,可能对施救者产生致命伤害。

6.生前遗嘱:被抢救者具有有效的(已签名并注明日期)"不进行心肺复苏"的生前遗嘱。

◆ **操作流程**

 操作准备

1.操作者准备

(1)操作者着装符合上岗要求,洗手,戴帽子。

(2)掌握成人心肺复苏技术的操作方法。

2.物品准备

(1)模型准备:心肺复苏模拟人或者其他可以满足操作需求的高级急救模拟人。

(2)简易呼吸器、纱布、隔离面罩、听诊器、血压计、手电筒、除颤仪或自动体外除颤仪等。

3.环境准备

周围环境安全。

操作步骤

1.评估和确定现场安全

查看周围环境,迅速确定现场无安全隐患。

2.快速判断患者意识

施救者轻拍患者的双肩,并大声呼叫:"喂,你还好吗?"如无反应即可判断为意识丧失。

3.启动应急反应系统

呼叫帮助,启动应急反应系统,拨打120,并尽快获得除颤仪或自动体外除颤仪(AED)。将患者置于硬板床或在患者背部垫一块硬板,尽量减少搬动患者,敞开衣物,使患者身体无扭曲,保持在一条直线上,同时记录抢救开始时间。

4.检查呼吸及脉搏

施救者站在或跪在患者一侧,用近患者头侧手的示指和中指找到患者的甲状软骨,滑到气管和胸锁乳突肌之间的沟内(距中线1~2 cm),触摸颈动脉的搏动,同时观察患者胸廓有无起伏来判断有无呼吸,判断时间至少5 s,但不超过10 s。若患者颈动脉搏动消失,自主呼吸消失或者没有正常呼吸(即只有喘息),立即给予胸外按压。

5.胸外按压

(1)确定按压部位:两乳头连线与胸骨的交点,或胸骨中下1/3处。

(2)按压方法:施救者将一只手的掌根放于按压部位,将另一只手的掌根置于第一只手上,两手平行重叠,指指交叉,指尖翘起,双肘绷紧伸直,借助身体和上臂的力量,向脊柱方向垂直按压,双肩位于双手正上方。

(3)高质量的胸外按压:①按压频率100~120次/min;②按压深度5~6 cm;③按压中断时间小于10 s;④在每次按压后,让胸廓充分回弹;⑤按压通气比例为30:2。双人或多人配合时,每2 min或感到疲劳时进行轮换,以保证按压质量。

6.开放气道进行人工呼吸

(1)开放气道:首先应检查颈部有无损伤,颈部无损伤者,将患者头部偏向一侧,清除口鼻分泌物,如有义齿应去除患者义齿。采用仰头举颏法开放气道:使头部后仰,并提起下颌,使下颌骨上抬,耳垂与下颌连线与地面垂直。颈部有损伤患者,需采用推举下颌法开放气道,减少颈部和脊椎移动。

(2)人工呼吸:一只手捏住患者鼻子,另一只手托起患者下颌后进行口对口吹气(如使用简易呼吸器,需使用面罩封住患者口鼻使其完全不漏气),每次吹气持续时间为1 s,同时观察胸廓是否隆起,吹气停止后松开鼻孔,离开患者口部。

7.按压通气比

按压与通气比例为30:2,即连续按压30次,通气2次,共进行5个循环。

8.复苏有效的指征

(1)颈动脉搏动可触及。

（2）测量血压收缩压≥60 mmHg。

（3）自主呼吸恢复。

（4）瞳孔回缩，对光反射恢复。

（5）肤色、口唇、甲床转红润。

9. 患者护理

整理患者衣物，安置复苏体位，转为高级生命支持。

操作流程图

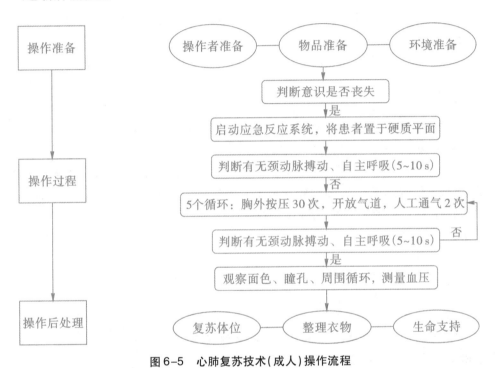

图6-5　心肺复苏技术（成人）操作流程

评分标准

心肺复苏技术（成人）评分标准

◆ **并发症**

1. 骨折：在胸外按压时，如果按压用力过猛或按压部位不正确或老龄患者骨骼脆弱，常引起肋骨骨折、胸骨骨折，其中肋骨骨折是最常见的并发症，其发生率为25%～50%。

2. 气胸或血胸：胸外按压时易引起胸腹腔内脏器损伤，常见有肺损伤引起的张力性气胸,胸壁血管或肺损伤可以引起血胸或血气胸。

3.肝脾破裂:可由不正确的胸外按压或用力过猛所致,也可以是胸廓下肋骨骨折的并发症,有时按压的位置过低可以引起胸骨下端的剑突骨折,并向后伤及肝脏,引起腹腔内出血。

4.心脏压塞:心肺复苏时钝力引起的心肌挫伤、心脏破裂、冠状血管损伤等都可导致心包内积血,当压力升高至一定程度便引起心脏压塞。

5.充气性胃扩张:由口对口呼吸量过大或时间过长所致,使用简易呼吸器时亦可发生类似情况。

6.误吸:主要原因是饱餐时发生心搏骤停后进行心肺复苏,胃内容物容易经食管反流而引起。

★思考题

1.**题干**:患者,男,46岁,在路过社区卫生服务中心时突然晕倒。

要求:作为第一目击者,请进行处理。

解题思路:患者突然晕倒,需要准确快速识别患者情况,遵循院外心肺复苏操作流程,在保障周围环境安全的基础上,立即识别并启动应急反应系统或拨打120,取得AED,在识别心搏骤停10 s内进行高质量的心肺复苏,正确选择按压部位,保证按压深度、频率,每次按压后需保证胸廓充分回弹,同时给予有效的人工通气,避免过度通气。

2.**题干**:患者,男,45岁,因"冠心病"入院,在医师查房时,突发左侧胸部压榨样疼痛,不可耐受,伴大汗、气促。

要求:请进行处理。

题卡一(心电图检查后出示):患者心电图提示"急性广泛前壁心肌梗死",请予以处理并与家属沟通签署溶栓知情同意书。

题卡二(沟通完成后出示):患者突发意识丧失,请给予抢救。

题卡三(5个循环心肺复苏后,心电监护提示):患者心电图提示"心室颤动"。

题卡四(完成电除颤后出示):抢救成功,综合的心搏骤停后治疗。

解题思路:①患者于医师查房时突发左侧胸部压榨样疼痛,给予患者心电图检查,正确判读心电图,患者为"急性广泛前壁心肌梗死",应告知家属详细病情,并向家属解释治疗措施。②患者突发意识丧失,首先判断患者有无心搏骤停,若发生心搏骤停,按照院内心搏骤停急救处理,立即进行胸外按压,掌握对胸痛疾病的诊断及鉴别诊断。③患者心电图显示"心室颤动",应快速除颤。④抢救成功后,给予进一步高级生命支持。

第六节　心肺复苏技术（儿童）

◆ **临床情境**

患儿,男,5岁,车祸后意识不清10 min,路人拨打120,医护人员赶到现场发现患儿俯卧于马路中央,现场有玻璃碎片。体格检查:神志不清,面色苍白,胸廓无起伏,未触及大动脉搏动,头部有擦伤。

作为第一个到达现场的医师,请做出判断并进行处理。

◆ **临床思维**

患儿俯卧于马路中央,考虑到现场环境不安全,需要先将患儿移至安全处。患儿面色苍白,胸廓无起伏,未触及大动脉搏动,可能发生心搏骤停,需要立即识别并启动应急反应系统,取得自动体外除颤仪(AED),进行心肺复苏。复苏成功后再行进一步的生命支持。

◆ **适应证**

心搏骤停的患儿,其主要症状表现为突然意识丧失,同时无正常呼吸或完全无呼吸,并伴有大动脉搏动消失(心室颤动、无脉性室速、无脉性电活动)。

◆ **禁忌证**

1.胸壁开放性损伤。

2.广泛肋骨骨折。

3.严重胸廓畸形。

4.心包压塞、血气胸。

5.有可能对施救者产生伤害:周围环境不适宜进行抢救,如进行心肺复苏,可能对施救者产生致命伤害。

◆ **操作流程**

 操作准备

1.操作者准备

(1)操作者着装符合上岗要求,洗手,戴帽子。

(2)掌握儿童心肺复苏技术的操作方法。

2.物品准备

(1)模型准备:高级儿童心肺复苏模拟人或者其他可满足操作需求的急救模拟人。

（2）儿童简易呼吸器、纱布、听诊器、手电筒、除颤仪或 AED 等。

3. 环境准备

周围环境安全。

操作步骤

1. 现场环境安全性的判断

查看周围环境，将患儿移至安全区域。

2. 快速判断患儿意识

施救者轻拍患儿的双肩，呼叫，如无反应即可判断为意识丧失（对于婴儿应拍足底观察其有无反应）。

3. 启动应急反应系统

呼叫帮助，启动应急反应系统，拨打 120，并尽快获得除颤仪或 AED。将患儿置于仰卧位，身体无扭曲，头、颈、胸部呈一条直线。松解患儿衣领、拉链及裤带，同时记录抢救开始时间。

4. 判断有无呼吸及脉搏

施救者站在或跪在患儿右侧，触摸颈动脉或股动脉搏动；为婴儿检查脉搏时，触摸肱动脉搏动。同时通过观察患儿胸廓有无起伏来判断有无呼吸，判断时间 5～10 s。若患儿动脉搏动停止，自主呼吸消失，立即给予胸外按压。

5. 胸外按压

（1）确定按压部位：儿童（婴儿）按压部位位于胸部的中央（略低于乳头连线，在胸骨的下半部分）。不要按压胸骨末端。

（2）按压方法：对于儿童，可以使用单手或双手按压。单手按压是单手掌根部置于胸骨下半部进行按压；双手按压方法与成人相同，用一只手的掌根按压，另一只手的掌根置于第一只手上，借体重、肩臂之力垂直向脊柱方向按压；对于婴儿，用两手指按压或环抱按压法。两手指法是施救者将一只手的两指并拢、指尖平齐，置于婴儿胸骨中央下半部给予按压；环抱按压法是施救者双手手指环绕婴儿胸廓并支撑婴儿背部，双手拇指并排或重叠置于婴儿胸骨中央下半部给予按压。

（3）按压深度：每次按压时，按压深度应至少为胸廓前后径的 1/3。儿童约为 5 cm，婴儿约为 4 cm。

（4）按压频率：100～120 次/min。每次按压结束后，确保胸廓完全回弹（重新膨胀）。胸外按压时间和胸部回弹时间（放松时间）应大致相等。按压中断时间应尽量控制在 10 s 以内。

6. 开放气道进行人工呼吸

（1）开放气道：检查颈部有无损伤。颈部无损患儿，将患儿头部偏向一侧，清除口鼻分泌物。采用仰头抬颏法开放气道，使头部后仰，耳垂与下颌连线与地面垂直。颈部有损患儿，需采用双手推举下颌法开放气道，施救者位于患儿头侧，两手拇指置于患儿下颌处，其余四指托住患儿下颌角部位，保证头部和颈部固定，用力将患儿下颌向上抬起。

（2）人工呼吸：儿童为口对口吹气，一只手捏住患儿两侧鼻孔，另一只手托起患儿下颌,口对口吹气或使用简易呼吸器进行通气。婴儿为口对口鼻吹气,每次吹气持续时间大于 1 s,应避免过度通气,达到患儿胸廓抬起的潮气量即可,吹气停止后放松鼻孔,离开患儿口部。依次反复进行,同时注意观察患儿胸部起伏。

7. 按压通气比例

按压通气比例为 30∶2,即连续按压 30 次,吹气 2 次,共进行 5 个循环。如果双人施救则按压通气比例为 15∶2。

8. 判断复苏是否成功

触摸动脉和观察胸廓起伏,判断时间 5~10 s。复苏成功的标志为自主呼吸恢复、心音及大动脉搏动恢复、瞳孔对光反射存在、散大的瞳孔缩小、肤色口唇转红润。

9. 患儿护理

整理患儿衣物,清理现场,向家属交代病情,取得家属配合,安置复苏体位,继续高级生命支持。

操作流程图

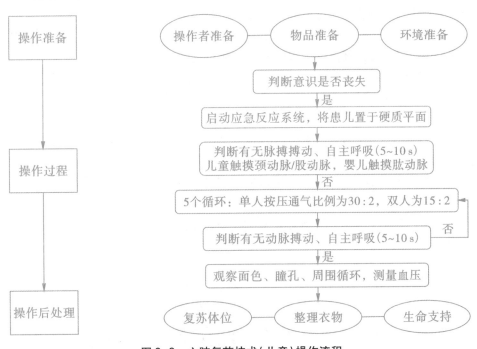

图 6-6　心肺复苏技术(儿童)操作流程

评分标准

心肺复苏技术(儿童)评分标准

◆ 注意事项

1. 开放气道方法。仰头抬颏法:左手肘关节着地,左手掌根贴患儿前额向下按压,右手示指、中指将下颌上抬、前推。推举下颌法将双手放置在患儿头部两侧,肘部支撑在患儿躺的平面上,握紧下颌角,用力向上托下颌,此法适用于疑有头颈部创伤的患儿。

2. 人工呼吸时,吹气时间需要 1 s 或以上,以胸廓抬起为度,避免吹气过快、过大。

3. 单人施救时按压通气比例为 30:2,双人施救时按压通气比例为 15:2。

4. 胸外按压时应避开剑突和肋骨,以免造成损伤。按压时动作迅速,每次按压后应待胸廓完全回弹后方可再次按压,抬起时手不能离开胸壁。

5. 复苏过程中必须保证按压连续性,除非建立人工气道或除颤,中断按压时间不得超过 10 s。

◆ 并发症

1. 骨折:在胸外按压时,如果按压用力过猛或按压部位不正确,易引起肋骨骨折、胸骨骨折,其中肋骨骨折是最常见的并发症。

2. 气胸或血胸:胸外按压时已引起胸腹腔内脏器损伤,常见的有肺脏损伤引起的张力性气胸,胸壁血管或肺脏损伤可以引起血胸或血气胸。

3. 肝脾破裂:可由不正确的胸外按压或用力过猛所致,也可以是胸廓下肋骨骨折的并发症,有时按压的位置过低可以引起胸骨下端的剑突骨折,并向后伤及肝脏,引起腹腔内出血。

4. 心脏压塞:心肺复苏时钝力引起的心肌挫伤、心脏破裂、冠状血管损伤等都可导致心包内积血,当压力升高至一定程度便引起心脏压塞。

5. 充气性胃扩张:由口对口呼吸量过大或时间过长所致,使用简易呼吸器时亦可发生类似情况。

6. 误吸:主要原因是饱餐时发生心搏骤停后进行心肺复苏,胃内容物容易经食管反流而引起。

★ 思考题

题干:患儿,男,8 岁,因"急性心肌炎"入院,早晨医师查房时,突发意识丧失。

要求:请进行处理。

题卡一:患儿突发意识丧失,请给予抢救。

题卡二:5 个循环心肺复苏后,心电监护提示"心室颤动"。

解题思路:①患儿于医师查房时突发意识丧失,需遵循院内急救流程。首先判断患儿有无心搏骤停,若发生心搏骤停,按照院内心搏骤停急救处理,立即获取除颤仪并进行胸外按压,早期心肺复苏。②5 个循环后,患儿心电图显示"心室颤动",需正确判读心电图结果,快速除颤。抢救成功后,给予进一步高级生命支持。

图片电除颤/
电复律

团队急救实境
模拟教学片

第七节 电除颤/电复律

◆ 临床情境

患者,女,56岁,因胸痛4 h入院。患者于4 h前突发胸痛,为胸骨后压榨性疼痛,伴恶心、大汗,反复含服硝酸甘油无缓解,来医院就诊。既往高血压史10年,间断用药,具体不详,糖尿病5年,未特殊治疗。

体格检查:体温37 ℃,心率127 次/min,呼吸24 次/min,血压90/65 mmHg,神志清,查体配合,颈静脉无充盈,双肺呼吸音清,未闻及干湿啰音,心音低钝,未闻及杂音,腹平软,肝脾未扪及,双下肢无水肿。入院后询问病情过程中,患者突然意识丧失,呼吸呈叹气样,颈动脉搏动消失,心电图显示心室颤动。

请立即进行急救处理。

◆ 临床思维

患者意识丧失,叹气样呼吸,触摸不到颈动脉搏动,判断患者为心搏骤停,应立即行心肺复苏,启动应急反应系统,随后心电图显示心室颤动,应立即给予电除颤,除颤后立即行5个循环的心肺复苏。抢救过程中注意观察心电监护,如恢复窦性心律,患者意识转清,即转为复苏后处理,如果室颤持续出现,重复上述除颤步骤并使用合适药物。

◆ 适应证

1. 心室颤动、心室扑动及无脉性室性心动过速:非同步电除颤,成人双向波200 J,单向波360 J,小儿双向波10 ~ 100 J。

2. 室性心动过速:同步电复律,双向波100 ~ 200 J。

3. 心房颤动和心房扑动:同步电复律,双向波50 ~ 200 J。

4. 阵发性室上性心动过速:同步电复律,双向波100 ~ 150 J。

5. 预激综合征伴心动过速:同步电复律,双向波50 ~ 100 J。

◆ 禁忌证

下列情况时禁忌使用电复律。

1. 伴有病态窦房结综合征或高度房室传导阻滞者。

2. 洋地黄中毒。

3. 阵发性异位心动过速反复频繁发作者。

4. 电解质紊乱、甲状腺功能亢进等导致的心律失常,原发病未纠正者。

◆ 操作流程

✍ 操作准备

1. 操作者准备

(1)操作者着装符合上岗要求,洗手,戴帽子、口罩。

(2)核对患者信息,熟悉患者病情,熟悉除颤仪操作。

(3)与患者及其家属沟通,告知电除颤/电复律的目的、必要性及风险,获得患者及其家属配合,并签署知情同意书。

2. 物品准备

(1)模型准备:高级多功能急救训练模拟人或者其他可满足操作需求的急救模拟人。

(2)除颤仪、导电糊、电极片、弯盘、酒精纱布、干纱布、瞳孔笔、血压计、听诊器、抢救车等。

提前检查除颤仪的工作状态,打开除颤仪,设置 2 J 试除颤一次,性能良好,可以使用。

3. 环境准备

温度适宜,宽敞明亮,屏风遮挡,保护患者隐私。

✍ 操作步骤

(一)非同步电除颤

1. 发现患者昏迷,轻拍双肩,呼叫患者(口述"喂,你还好吗?"),患者无反应,呼叫帮助,启动应急反应系统,获取除颤仪。置患者于硬板床,去枕平卧,暴露胸部。

2. 打开除颤仪,调至监护模式,连接心电监护,心电图显示心室颤动,需要除颤治疗(口述患者出现室颤,需要除颤,准备时间不超过 30 s,同时口述给予持续的胸外按压)。

3. 导电糊均匀涂抹于两个电极板表面。

4. 选择非同步,双向波 200 J(或单向波 360 J),按下充电键。

5. 正确放置电极板位置,右侧放于右锁骨下胸骨右缘第 2 或第 3 肋间,左侧放于左侧腋中线第 5 肋间,注意电极板和患者皮肤紧密接触。

6. 再次确认患者为室颤心律,环顾周围并确认所有人未直接或间接接触患者后(口述"除颤,请离开"),按电极板上的放电键,电击时有手臂下压动作以保持电极板适度压力。

7. 除颤结束,马上给予 5 个循环心肺复苏后观察心律,如心电图显示恢复窦性心律,证明除颤成功,评估颈动脉搏动、呼吸、瞳孔、血压等情况,继续心电监护,给予高级生命支持。

8. 用纱布擦干净患者皮肤上的导电糊,整理衣裤,恢复舒适体位。用酒精纱布、干纱布分别擦拭电极板,将除颤仪归位。

9. 整理用物,书写抢救记录。

(二)同步电复律

1. 协助患者置于硬板床,不与周围金属接触。

2. 连接除颤仪的心电监护,选择 R 波高的导联。

3. 选择同步模式。

4. 缓慢给予咪唑安定 2～10 mg,至患者嗜睡,睫毛反射消失。

5. 涂抹导电糊,根据不同心律失常选择合适的复律能量,充电。

6. 正确放置电极板位置,右侧放于右锁骨下胸骨右缘第 2 或第 3 肋间,左侧放于左侧腋中线第 5 肋间,注意电极板和患者皮肤紧密接触。

7. 再次确认患者心律,口述请所有人离开,环顾周围确认所有人未直接或间接接触患者后,双手拇指同时并持续按放电键直至放电结束后松开,复查心律。

8. 复律成功,用纱布擦干净患者皮肤上的导电糊,整理衣裤,恢复舒适体位,用酒精纱布、干纱布分别擦拭干净电极板,将除颤仪归位。继续监护至患者清醒。

9. 如不成功,增加电量后再次复律,累计复律 3 次后仍未恢复者,需再次明确原因或给予其他治疗。

操作流程图

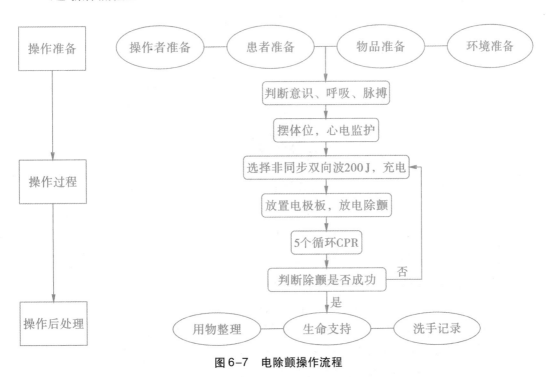

图 6-7　电除颤操作流程

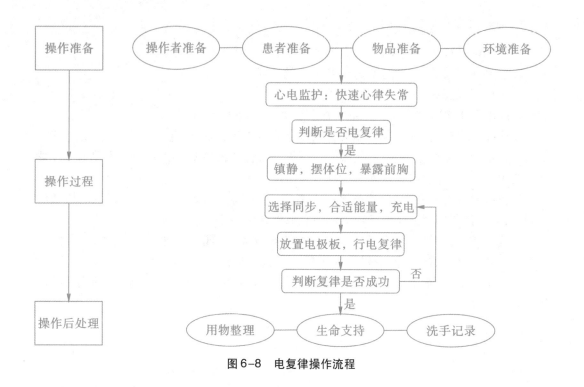

图 6-8　电复律操作流程

⚡ 评分标准

电除颤评分标准

◆ 注意事项

1. 患者身体不能和周围金属物质接触。

2. 两个电极板涂抹导电糊时不能相互接触对涂。

3. 在患者身体上安放两个电极板之间的距离至少为 10 cm。

4. 放电时电极板必须和患者皮肤紧密接触，以免产生电灼伤。

5. 在操作者放电时，确保周围所有人不能直接或间接接触患者身体。

6. 复律时要持续按下放电键直至放电结束才可松开放电键。

◆ 并发症

1.皮肤灼伤:电极板和皮肤紧密接触可减轻皮肤灼伤,通常无须特殊处理。

2.低血压:复律后有少数患者会出现血压轻度下降,多见于电复律能量大者,多数自行恢复。

3.心肌损害:与复律能量、电击面积及两个电极板放置的距离有关。

★ 思考题

题干:患者,男,65岁,以"冠心病"收治入院。在病房中突然倒地,意识不清,心电监护显示心室颤动。

要求:请立即进行急救处理。

解题思路:考虑患者有冠心病史,突然倒地,意识不清,可能发生恶性心律失常。首先判断患者颈动脉搏动有无消失,若触诊不到颈动脉搏动则判断为心搏骤停,应立即行心肺复苏,同时准备电除颤仪,心电监护显示心室颤动,应立即给予电除颤,按操作规程进行。除颤后立即行5个循环的心肺复苏,观察心电监护,如恢复窦性心律,患者意识转清,继续高级生命支持;如果室颤持续出现,立即重新充电,重复除颤步骤。

第八节　简易呼吸器

◆ 临床情境

患者,男,57 岁,20 min 前在家中突发昏迷,呼吸费力、急促,口唇发绀。体格检查:心率 120 次/min,呼吸 23 次/min,血压 90/70 mmHg,SpO_2 83%,双侧瞳孔等大等圆,直径 5 mm,颈软,双肺呼吸音粗,可闻及散在的湿啰音。

你作为急诊科医师,现已出诊至患者家中,发现患者有脉搏,无呼吸,请进行处理。

◆ 临床思维

患者突发昏迷,有脉搏但无呼吸,需要辅助患者通气。体格检查口唇发绀,SpO_2 低,双肺呼吸音粗,判断患者存在低氧血症。为了缓解患者组织缺氧状态,需及时采取呼吸支持治疗,采用简易呼吸器辅助呼吸,并尽快转运至医院进一步诊治。

◆ 适应证

1. 人工呼吸:各种原因所致的呼吸停止或呼吸衰竭的抢救及麻醉期间的呼吸管理。

2. 运送患者:适用于机械通气患者做特殊检查、进出手术室等情况。

3. 临时替代:遇到呼吸机故障、停电等特殊情况时,可临时应用简易呼吸器替代。

◆ 禁忌证

1. 中等以上活动性咯血。

2. 未经减压及引流的张力性气胸,纵隔气肿。

3. 大量胸腔积液。

4. 严重误吸引起的窒息性呼吸衰竭。

5. 重度肺囊肿、肺大疱等。

◆ 操作流程

 操作准备

1. 操作者准备

(1) 操作者着装符合上岗要求,洗手,戴帽子、口罩。

(2) 有急救意识,做好自身防护,动作迅速。

(3) 与患者家属沟通病情,并取得配合,协助患者取仰卧位,头后仰,气道开放。

2. 物品准备

(1)模型准备:高级人体气管插管训练模型或其他能满足简易呼吸器操作的模型或模拟人。

(2)简易呼吸器(面罩、呼吸气囊、氧气袋)、弯盘、纱布、氧气装置、注射器、生活垃圾桶、医疗废物桶、锐器收集盒,必要时备口咽通气管、开口器、舌钳、压舌板。

3. 环境准备

通风良好,周围环境安全,操作空间充足。

 操作步骤

1. 开放气道

(1)体位:去枕仰卧位,解开衣领腰带。

(2)清除异物:清理上呼吸道分泌物和呕吐物,检查有无易于取出的异物,如活动性义齿等,及时取出。

(3)操作者站于患者头侧,左手按前额向下推,使头后倾,右手抬起下颏,拉开颈部(仰头抬颏法),使下颌角和耳垂连线与患者身体的长轴垂直。

2. 应用简易呼吸器

(1)确保面罩、单向阀及呼吸气囊功能良好。

(2)检查简易呼吸器连接是否正确,连接氧气,调节氧流量。

(3)操作者转至患者头部上方,用 EC 手法固定面罩。EC 手法:一只手拇指和示指将面罩紧扣于患者口鼻部,中指、环指和小指放在患者下颌角处,将下颌向前向上托起。

(4)另一只手挤压简易呼吸器。挤压部位:挤压呼吸气囊的后 2/3 部。通气频率:10 ~ 12 次/min(有心跳,无呼吸)。潮气量:一般潮气量 6 ~ 7 mL/kg(通常成人 500 ~ 600 mL 的潮气量就足以使胸壁抬起),以通气适中为好,有条件时测定二氧化碳分压以调节通气量,避免通气过度。吸气和呼气时间比成人为 1:(1.5 ~ 2)。

如果患者有呼吸,尽量在患者吸气时挤压而且要均匀用力,应注意挤压呼吸气囊的频次和患者呼吸的协调性。如与胸外按压配合,按压通气比例为 30:2。

3. 观察要点

(1)观察患者意识、生命体征的变化。

(2)注视患者胸部上升与下降(是否随着挤压气囊而起伏)。

(3)经面罩透明部分观察患者嘴唇与面部颜色的变化。

(4)经透明盖观察单向阀是否正常工作。

4. 呼吸恢复判断

(1)挤压气囊时有抵触感。

(2)面罩扣住给氧时胸廓能自主起伏。

(3)移开面罩观察到患者面色、口唇转红润。

(4)呼吸频率在 30 次/min 以下,SpO_2 维持在 90% 以上,可停用简易呼吸器,改为鼻导管或氧气面罩持续吸氧。

5.患者护理

协助患者取舒适卧位,清醒患者给予解释安慰,继续心电监护,密切观察患者病情。

操作流程图

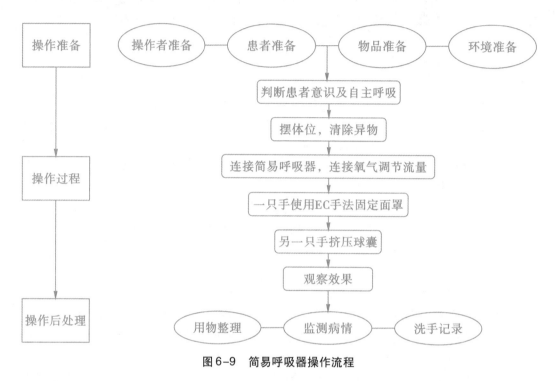

图6-9　简易呼吸器操作流程

评分标准

简易呼吸器评分标准

◆ **注意事项**

1.挤压呼吸气囊时,不可时大时小、时快时慢,以免损伤肺组织,造成呼吸中枢功能紊乱,影响呼吸功能恢复。

2.对于无义齿的患者,可先置入口咽通气道或鼻咽通气道后再进行加压面罩通气。

3.如患者有自主呼吸时,应按照患者的呼吸动作加以辅助,以免影响患者的自主呼吸。

4.加压过程应呈渐进式,不应快速用力挤压通气球囊。助手可按压患者的环状软骨,避免引起胃胀气及反流误吸。

5. 选择合适的面罩,以便获得最佳的使用效果。

6. 如果外接氧气,应调节氧流量至氧气储气袋充满氧气鼓起,氧流量 8~10 L/min。

7. 接氧气时,注意氧气管是否连接紧密。

8. 对于清醒的患者应对其解释应用呼吸器的目的及意义,缓解紧张情绪,使其主动配合,边挤压呼吸气囊边指导患者呼吸。

9. 如患者有气管插管或气管切开置入套管的,将面罩卸下,将气囊直接与插管或气切套管连接使用。

◆ 并发症

1. 胃胀气和胃内容物反流:通气量过大、通气速度过快,使气体流入胃内,导致胃胀气。表现为腹胀、腹痛、腹部膨隆、嗳气、口角有分泌物流出等。

处理措施:①操作者位于患者头部后方,将头部后仰,保持气道通畅,必要时插入胃管;②胃部气体胀满时勿挤压腹部,让患者侧卧,同时清理呼吸道;③有反流发生时,协助患者侧卧,擦拭干净流出的胃内容物。

2. 误吸和吸入性肺炎:一般由于未完全清除胃内容物时,采取了较快的通气方式和过高的气道压力;或是患者有分泌物流出(胃内容物反流)时,未停止挤压呼吸气囊。神志清者表现为咳嗽、气短;神志不清者常无明显症状,但 1~2 h 后可出现呼吸困难、发绀、低血压、咳出浆液性或血性泡沫样痰。情况严重者可发生呼吸窘迫综合征。

处理措施:立即吸出分泌物,高浓度给氧,可用白蛋白或低分子右旋糖酐等纠正血容量不足,使用利尿剂减轻左心室负荷,防止胶体液渗漏入肺间质。

★ 思考题

题干:患者,女,63 岁,给患者进行面罩通气时发现面罩通气效果不好,监测示心率 112 次/min,SpO_2 下降至 40%,患者意识丧失,呼吸停止。

要求:作为抢救医师,请做出紧急处理。

解题思路:患者为老年女性,面罩通气效果不好,心率加快,SpO_2 严重下降,需要准确判断患者的呼吸情况,找出通气效果差的原因(包括检查呼吸气囊有无堵塞、患者的气道有无堵塞等),选择正确的处理方法。患者意识丧失,呼吸停止,临床处理要首先开放气道、托下颌、面罩简易呼吸器辅助或控制通气、氧气导管给氧。上呼吸道梗阻者使用普通面罩通气效果不好,应考虑置入口咽/鼻咽通气道后给予面罩通气;呼吸停止者应立即进行气管插管处理。恢复意识后应检查呼吸气囊,保证每次通气的频率和通气量,注意呼吸的比例,避免过度通气。若意识未恢复,判断有无心搏骤停,必要时进行心肺复苏等生命支持。

第九节　有创呼吸机操作技术

◆ 临床情境

患者,男,58 岁,因"冠心病、肺心病"入住医院内科普通病房,突然出现胸闷,继而呼之不应,值班医师体格检查后发现患者心搏、呼吸骤停,立即进行床旁胸外按压,经口气管插管,同时呼叫值班医护人员携带呼吸机到达现场。

现已复苏成功,请你为患者行呼吸机操作,进一步给予高级生命支持。

◆ 临床思维

患者有冠心病,突发胸闷,心搏、呼吸骤停,需要进行床旁胸外按压,同时应做心电监护,判断有无室颤,如有室颤应尽快除颤,经口气管插管,给予通气,复苏成功后,应考虑给予患者呼吸机辅助呼吸,改善氧供,进一步高级生命支持。根据患者病情调节呼吸机的通气方式及各预置参数(潮气量、呼吸频率、呼吸比、氧浓度、每分通气量、呼气末正压、气道压力等,确定报警上、下限,调节湿化器温度或加热档位),按照有创呼吸机操作流程操作。

◆ 适应证

1.呼吸、心搏骤停,心肺功能衰竭,围手术期的患者。
2.无创通气效果不好的呼吸功能不全患者。

◆ 禁忌证

1.张力性气胸。
2.大咯血。
3.浸润性肺结核。
4.大量胸腔积液。
5.肺大疱。

◆ 操作流程

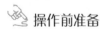 操作前准备

1.操作者准备
(1)操作者着装符合上岗要求,洗手,戴帽子、口罩。
(2)核对患者信息,了解患者病情及血气分析等检查结果,监测患者生命体征。

（3）掌握呼吸机操作相关知识、并发症的诊断与处理。

（4）向患者及家属解释使用呼吸机的目的及可能的风险,取得其同意并签署知情同意书。

2.标准化病人准备

根据培训/考核要求,准备 SP。

3.物品准备

（1）模型准备:高仿真模拟肺或者能满足呼吸机操作的模型/模块。

（2）有创呼吸机、呼吸机管道、模肺、湿化罐、简易呼吸器、氧源、灭菌注射用水、输液器、听诊器、牙垫、气管固定器（黏性胶带）、生活垃圾桶、医疗废物桶,必要时备胃管及胃肠减压器等。

4.环境准备

温度适宜,光线充足。

🤚 操作步骤

1.操作前评估患者的病情、意识状态、呼吸状况、血气分析及皮肤黏膜颜色等。

2.评估患者鼻腔情况,必要时行胃肠减压。

3.将呼吸机推至患者床旁,连接电源、氧源及气体管道装置,打开主机电源,连接呼吸机螺纹管,湿化罐内加湿化滤纸及灭菌注射用水至刻度线。

4.用模肺与呼吸机连接进行试通气,观察呼吸机运转情况,有无漏气。

5.根据医嘱、病情调节呼吸机的通气方式及各预置参数（潮气量、呼吸频率、呼吸比、氧浓度、每分通气量、呼气末正压、气道压力等,确定报警上、下限,调节湿化器温度或加热挡位）。

（1）根据患者有无自主呼吸选择控制通气还是辅助通气模式。

（2）选择潮气量:成人 6 ~ 12 mL/kg。

（3）呼吸频率:成人 10 ~ 20 次/min,以后根据血气结果进行调整,I : E（吸呼比）= 1 : (1.5 ~ 2)。

（4）氧浓度:常规40%（可根据病情设定）。

（5）触发灵敏度:流量触发 2 ~ 5 L/min;压力触发-2 ~ -0.5 cmH$_2$O。

（6）吸入氧浓度:根据患者病情调整吸氧浓度。

（7）呼气末正压通气（positive end expiratory pressure,PEEP）:根据病情决定是否使用PEEP,一般从低值开始,每次增加 2.0 ~ 5.0 cmH$_2$O,直至获得最佳 PEEP,最高一般不超过 15 cmH$_2$O。

（8）设置报警参数:①每分通气量的报警上、下限一般分别设置在患者预设每分通气量的上下 20% ~ 30%。②气道压力报警上限为患者实际气道压力加上 10 ~ 20 cmH$_2$O,小于 40 cmH$_2$O。

6.打开湿化器,调节合适挡位,加入灭菌用水至刻度线以下,及时添加灭菌用水,充分湿化气道。

7.确认呼吸机运转正常后,将呼吸机管道与患者气管插管相连接,妥善固定管道,以防脱落。

8.观察设置的参数和监测的参数是否一致,如果出现报警,则需查找报警原因并及时处理。

9.清理床单位,整理用物,洗手,记录。

10.人工通气30 min后做血气分析检查,根据结果调整限定的通气参数。

11.呼吸机的撤机。

(1)患者意识清晰,咳嗽反射良好。

(2)撤机模式:同步间歇指令(SIMV)、压力支持(PSV)、持续气道正压(CPAP)等。

(3)吸氧浓度<40%,动脉血气分析 PaO_2>60 mmHg。

(4)PEEP<5 cmH_2O。

(5)鼓励患者自主呼吸,逐渐降低通气参数,由间断脱机过渡到完全撤离呼吸机,整个过程要严密观察呼吸、血气分析情况等。

操作流程图

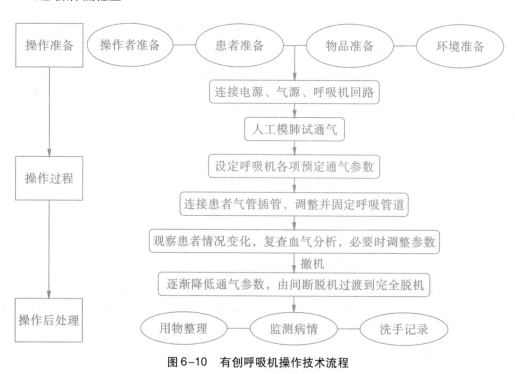

图6-10 有创呼吸机操作技术流程

评分标准

有创呼吸机操作技术评分标准

◆ 注意事项

1. 根据病情需要选择合适的呼吸机,操作人员熟悉呼吸机的性能及操作方法。

2. 未使用过的呼吸机应先充电 10 h,并在使用过程中注意及时充电,以保证突然断电时呼吸机能正常工作。

3. 保持呼吸道通畅,及时清理分泌物,定时湿化、雾化。

4. 严密监测呼吸,注意呼吸改善的指征。

5. 及时评估血气分析结果,调节潮气量、吸氧浓度和 PEEP。

6. 重视报警信号,及时检查处理。

7. 加强呼吸机管理:机器电源插座牢靠,保证呼吸机工作电压与供电电压一致;机器与患者保持一定的距离,以免患者触摸或调节旋钮;及时倾倒储水杯内的冷凝水,防止冷凝水反流入呼吸回路及气道内;空气过滤器及时更换,以免影响通气;妥善固定呼吸管道,避免牵拉、扭曲;呼吸管道使用后按要求消毒;机器定期通电、检修,机器功能每年测试一次。

8. 严格无菌操作,预防感染。

9. 呼吸机开关机顺序:开机时先开启呼吸机,再开启电源;关机时先关闭电源,再关闭呼吸机。

◆ 并发症

1. 通气过度。

2. 通气不足。

3. 呼吸机相关性肺炎。

4. 气压伤。

5. 呼吸机依赖。

6. 肺不张。

7. 低血压。

8. 腹胀。

9. 氧中毒。

★**思考题**

题干:患者,男,67 岁,以"反复咳嗽、咳痰、气促 3 年,加重 3 d"为主诉入院。体格检查:听诊双肺呼吸音粗,右下肺可闻及少量湿啰音。胸部 CT 示:右肺见斑点状、大片状、条片状高密度影,边界模糊,以右肺下叶为著;右肺上叶见囊状薄壁空腔影。无创呼吸机下血气分析:pH 7.42,$PaCO_2$ 43 mmHg,PaO_2 52 mmHg,HCO_3^- 22.6 mmol/L,BE −1.7 mmol/L,FiO_2 40%,SaO_2 90%。

要求:请进行处理。

题卡一:根据检查结果判断辅助通气方案应如何调整?

题卡二:(如判断需行有创呼吸机辅助通气)请对患者进行有创呼吸机辅助通气。

题卡三:有创呼吸机辅助通气过程中,患者出现气胸,且仍呼吸衰竭,如何处理?

解题思路:①患者为老年男性,反复咳嗽、咳痰,体格检查双肺呼吸音粗,胸部 CT 可见右肺病变严重,无创呼吸机下血气分析仍显示呼吸衰竭,在兼顾相对禁忌证后,需要行有创呼吸机辅助通气;②遵循有创呼吸机操作流程,患者肺大疱,使用呼吸机时,应降低气道峰压,调低限压水平,严密监测 SaO_2,观察患者病情变化,观察患者的呼出气潮气量,根据血气分析结果调整呼吸机通气参数;③经常进行肺部听诊,发现气胸时应先暂停有创呼吸机辅助通气,行胸腔闭式引流后继续有创呼吸机辅助通气。

第十节　经口气管插管术

◆ 临床情境

患者,女,49 岁,在全麻下行房间隔缺损修补术。术毕返回监护室,麻醉初醒,不能耐受气管插管,躁动明显,随后行拔管处理。拔管后患者出现呼吸慢、幅度浅,氧合指标明显下降,刺激患者后无明显改善。

体格检查:心率 124 次/min,呼吸 8 次/min,血压 160/90 mmHg,SpO_2 80%。血气分析:PaO_2 56 mmHg,$PaCO_2$ 59 mmHg。

为改善患者通气,请行相关处理。

◆ 临床思维

患者全麻初醒,不能耐受气管插管,躁动明显,拔管后出现呼吸微弱,血氧饱和度和血氧分压下降明显,刺激后无明显改善,考虑与麻醉药物代谢不完全有关。为改善通气氧合指标,需要立即再次行气管插管,保证通气正常。

◆ 适应证

1. 上呼吸道梗阻。
2. 气道保护性机制受损。
3. 气道分泌物潴留。
4. 急性呼吸衰竭需实施机械通气。

◆ 禁忌证

无绝对禁忌证,但在如下情况下须谨慎操作或选择其他人工气道建立的方法。
1. 口腔、颌面部外伤。
2. 上呼吸道烧伤。
3. 喉及气管外伤。
4. 颈椎损伤。

◆ 操作流程

 操作准备

1. 操作者准备

（1）操作者着装符合上岗要求,洗手,戴帽子、口罩。

（2）了解患者病情,告知患者及其家属操作目的、必要性及风险,取得配合并签署知情同意书。

2. 物品准备

（1）模型准备:高级人体气管插管训练模型。

（2）喉镜、各型号气管插管、金属导丝、牙垫、注射器、石蜡油棉球、胶带、听诊器、吸引装置、抢救车、心电监护仪、无菌手套、手消毒剂、无菌纱布块、生活垃圾桶、医疗废物桶、锐器收集盒等。

气管插管管号及深度的选择:成人选用 7.5 号气管插管,导管插入深度为导管尖端至上切牙的距离,成年男性 22～24 cm,成年女性 21～23 cm。小儿插管选择公式:导管型号＝年龄/4+4,深度（cm）＝年龄/2+12。

操作步骤

动画经口气
管插管

1. 体位

患者取仰卧位,去枕,头后仰,取下义齿并清理口腔分泌物。

2. 打开气道

仰头抬颏法打开气道。

3. 面罩通气给氧去氮

对患者进行面罩通气 2 min,纯氧加压通气以去除氮气,避免插管过程中出现缺氧和二氧化碳潴留,通气量适中（500～600 mL）,频率 10～12 次/min。

4. 插管前准备

选择合适的气管插管,戴无菌手套后检查导管气囊是否漏气,置入导丝,塑形,气管导管远端 1/3 表面涂抹石蜡油,注意上、下、左、右、前均匀涂抹。选择大小合适的镜片,检查喉镜及其光源是否正常,检查牙垫,准备胶带、听诊器。

5. 暴露声门

操作者站在患者的头侧,右手拇指和示指呈"剪刀式"交叉打开患者口腔,左手持大小合适、光源良好的喉镜,从患者口腔的右侧轻柔插入,将舌头推向左侧,喉镜位于口腔中央,可见到悬雍垂,继续推进喉镜至舌根与会厌交界处,向上、向前提起,会厌抬起,即暴露声门。

6. 插入气管插管

右手执气管插管后端,由右侧口角置入,对准声门轻巧旋转插入,导管尖端进入声门后,即拔出导丝,再将导管推入 2~3 cm,放入牙垫撤出喉镜,气管插管头端套囊充气,随即将气管插管连接简易呼吸器。

7. 确认气管插管插入位置

挤压简易呼吸器气囊,听诊双下肺、双上肺的呼吸音是否对称,观察两侧胸廓起伏是否对称,确认气管插管置入位置正确。

8. 固定气管插管

确定位置正确后,轻柔复位患者头部,用胶带将气管插管和牙垫一起固定于面颊部。

9. 整理与记录

用物整理,洗手记录。

操作流程图

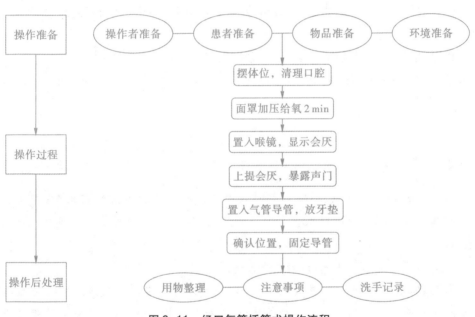

图6-11 经口气管插管术操作流程

评分标准

经口气管插管术评分标准

◆ 注意事项

1. 动作轻柔,喉镜由右侧口角置入,将舌体推至左侧,避免暴力损伤牙齿,致使牙齿脱落导致误吸。

2. 喉镜至会厌及舌根的交界区,手臂向上、向前提起喉镜,避免以上切牙齿为支撑点撬起会厌。

3. 导管前端对准声门后,轻柔旋转置入气管插管,避免使用暴力。

4. 认真检查气管插管位置是否正确。

5. 气管插管成功后,注意头部复位时动作一定要轻柔。

◆ 并发症

1. 缺氧:插管操作过程较长,会导致患者出现缺氧情况,临床需给予面罩加压给氧去氮,持续监测血氧饱和度,避免出现缺氧。

2. 损伤:插管过程中暴力操作会导致牙齿、杓状软骨、声带、声门下组织、颈椎等部位损伤。

3. 误吸:肌松药应用及面罩加压给氧会出现胃内容物反流导致误吸。

4. 插管位置不当:在抢救插管时位置会出现过深、过浅的情况,听诊双肺呼吸音及床旁胸片检查必不可少。

★ 思考题

题干:患者,男,40岁,因酒后驾车致严重颅脑外伤就诊。体格检查:神志昏迷,呼吸浅慢,口唇发绀,口腔内有呕吐物痕迹,双肺可闻及大量干湿啰音。查血气:PaO_2 54 mmHg,$PaCO_2$ 59 mmHg。

要求:为保证患者通气,请对患者行适当处理。

解题思路:患者为车祸导致严重颅脑外伤,体格检查呼吸浅慢,口唇发绀,有呕吐痕迹,血气分析结果为Ⅱ型呼吸衰竭,怀疑呕吐物误吸,需要为患者清理呼吸道后立即气管插管,防止反流误吸风险。应遵循气管插管术的步骤流程,避免暴力操作,准确无误地将气管插管置入气管内。

图片环甲膜
穿刺术

第十一节　环甲膜穿刺术

◆ **临床情境**

患者,女,25 岁,有系统性红斑狼疮病史。1 年前因重症肺炎在医院重症监护室救治,肺部感染痊愈出院,其间经口气管插管 2 周,遗留声门下气管狭窄。1 周前上呼吸道感染后逐渐出现声嘶、呼吸费力,3 h 前因呼吸困难至附近卫生院就诊,喉镜下见声门处水肿严重,声门暴露不清,急来我科。体格检查:患者意识模糊,面色发绀,有明显喉鸣音,呼吸时出现"三凹征"。

作为接诊医师,请做出判断并进行处理。

◆ **临床思维**

患者有声门下气管狭窄病史,上呼吸道感染导致声门水肿严重,暴露不清,呼吸困难,体格检查已出现意识模糊、发绀和三凹征,需要紧急开放气道。考虑到以前有声门下气管狭窄,在无其他绝对禁忌证的情况下,应立即进行环甲膜穿刺术,缓解呼吸困难。

◆ **适应证**

1. 急性上呼吸道梗阻。
2. 喉源性呼吸困难(如白喉、喉头水肿等)。
3. 头面部严重外伤。
4. 无气管切开条件而病情紧急需快速开放气道时。
5. 需气管内注射治疗药物。

◆ **禁忌证**

1. 无绝对禁忌证。
2. 已明确呼吸道阻塞发生在环甲膜水平以下及有严重出血倾向时,不宜行环甲膜穿刺术。

◆ **操作流程**

 操作准备

1. 操作者准备
(1)操作者着装符合上岗要求,洗手,戴帽子、口罩。
(2)核对患者信息,询问有无药物过敏史,向患者或家属说明施行环甲膜穿刺的目的、意义等,告知患者家属可能发生的并发症及风险,并签署知情同意书。

2. 物品准备

(1)模型准备:环甲膜穿刺模型或者其他可满足操作需求的模型。

(2)穿刺用品:经皮穿刺针(或18号带套管的静脉穿刺针)、碘伏、无菌棉签、利多卡因、无菌手套、注射器、生理盐水、无菌洞巾;紧急情况只需准备穿刺针。

(3)其他:气管导管接头、简易呼吸器、氧气、高频喷射呼吸机、所需治疗药物、生活垃圾桶、医疗废物桶、锐器收集盒等。

3. 环境准备

温度适宜,光线充足,干净整洁。

操作步骤

1. 沟通

核对患者姓名等信息,说明紧急施行环甲膜穿刺的目的和配合要点,签署知情同意书。

2. 体位定位

患者去枕平卧,肩下垫高,头后仰,使气管向前突出,头颈保持中线位。标记穿刺部位:环甲膜位于甲状软骨下缘和环状软骨之间,为上下窄、左右宽的筋状组织,手指触摸呈一椭圆形小凹陷,正中部位最薄,为穿刺部位。

3. 消毒铺巾

使用碘伏以穿刺点为中心消毒颈部皮肤2遍,消毒范围不少于15 cm(紧急情况或无消毒用品时可不考虑消毒),消毒后铺无菌洞巾。

4. 麻醉

操作者戴无菌手套,于穿刺点行局部浸润麻醉。昏迷、窒息或其他危重患者,因其已失去知觉,或为争取时间解除呼吸道梗阻,可以不用麻醉。

5. 穿刺

(1)再次确定穿刺位置。

(2)检查穿刺针是否完好、通畅,有无倒刺。注射器内装2~5 mL生理盐水备用。

(3)左手示指、中指固定环甲膜两侧,右手持穿刺针,在正中线环甲膜处垂直进针。当针头进入气管,即可感到阻力突然消失。即刻接注射器并回抽,可见大量气泡进入注射器。此时,患者可出现咳嗽反射,或注入少许生理盐水后出现咳嗽,均表明穿刺成功。

(4)将外套管向气管内推入,同时除去穿刺针针芯及注射器,固定套管。

(5)连接气管插管接头,接简易呼吸器进行通气,也可将套管直接连接高频喷射呼吸机。如需气管内注射药物,可进行相应操作。

(6)吸出气道内分泌物,观察患者胸廓是否起伏,呼吸是否改善。

6. 协助患者取舒适体位,监测患者生命体征。

7. 整理用物,洗手后记录操作过程。

操作流程图

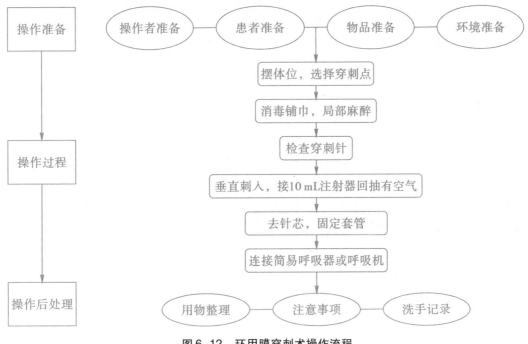

图6-12　环甲膜穿刺术操作流程

评分标准

环甲膜穿刺术评分标准

◆ **注意事项**

1. 穿刺时进针不可过深,避免损伤喉腔后壁黏膜或穿破食管。

2. 若穿刺点皮肤出血,用干棉球压迫即可。

3. 患者术后咳出带血的分泌物,嘱患者勿紧张,一般在1~2 d内即消失。

4. 若上呼吸道完全阻塞(喉部以上的呼吸道),短时间内难以改善时,需尽早行气管切开。

5. 须回抽有空气、确定针尖在气管腔内才能注射药物。

◆ **并发症**

1. 出血：对凝血功能障碍者应慎重穿刺。

2. 假道形成：准确定位环甲膜，谨慎穿刺，避免假道形成。

3. 食管穿孔：穿刺时不可用力过猛，以免穿透气管，形成食管-气管瘘。

4. 皮下气肿或纵隔积气：穿刺后不可过长时间通气，有条件时做正规气管切开术。

★ **思考题**

题干：患者，男，30岁，因食物过敏引起急性呼吸困难送至急诊，入院时面色发绀，呼吸急促，有明显喉鸣音。体格检查：三凹征阳性。

要求：作为接诊医师，请做出判断并进行处理。

解题思路：患者由于食物过敏引起急性呼吸困难，体格检查发现明显喉鸣音，三凹征，发绀。对于急性喉梗阻和严重呼吸困难的患者，应立即进行气管插管或气管切开。此患者过敏引起急性喉部水肿，来不及或不具备气管插管或气管切开的条件时，需紧急采用环甲膜穿刺术，同时抗过敏治疗。

图片海姆立克腹部冲击法

第十二节　海姆立克腹部冲击法

◆ **临床情境**

患者,女,35 岁,与家属在餐厅进食谈笑过程中突然出现呛咳,呼吸急促,面色发绀,双手紧抓颈部,无法言语,呼吸困难,表情恐惧,家属紧急呼救。

作为第一目击者,请立即进行处理。

◆ **临床思维**

患者进食过程中突然出现双手紧抓颈部,无法言语,呼吸困难,考虑食物堵塞气道造成气道梗阻。患者无明确禁忌证,应迅速进行海姆立克腹部冲击法,尽快解除气道梗阻,恢复有效呼吸。

◆ **适应证**

因食物、异物造成气道梗阻,迅速出现的气体交换不良或无气体交换。患者主要表现如下。

1.无法说话或哭喊。

2.微弱、无力或无效咳嗽。

3.吸气时出现尖锐噪音或完全无噪音。

4.呼吸困难加重。

5.出现发绀,甚至失去知觉,昏倒。

◆ **禁忌证**

海姆立克腹部冲击法无绝对禁忌证,其相对禁忌证包括以下几种。

1.肋骨骨折。

2.胸壁、腹部开放性损伤。

3.周围环境不适宜抢救,可能对施救者或患者产生致命伤害。

◆ **操作流程**

操作准备

1.操作者准备

(1)掌握海姆立克腹部冲击法的操作方法、并发症的诊断与处理。

(2)评估患者意识,询问患者是否被异物噎住,确认气道梗阻症状、体征。

(3)在操作前启动应急反应系统。

2. 标准化病人准备

根据培训/考核要求,准备 SP。

3. 环境准备

光线充足,环境安全。

操作步骤

1. 对成人/儿童患者

(1)对于成人和儿童,施救者应站在或跪在患者背后,一条腿伸于患者腿间,用双臂环绕患者腰腹部。

(2)一只手握拳,握拳的拇指侧紧抵患者上腹部,位于剑突与脐连线、脐上两横指处,同时轻推患者背部使其稍前倾位,头部略低,口唇张开,另一只手压住拳头。

(3)双手有节律、急速向内上方向快速冲击腹部,每秒 1 次,以形成的气流冲击异物。

(4)反复进行上述操作,直至气道中气流将异物冲出。

(5)期间反复检查患者口腔及周围有无异物冲出,关注患者的呼吸、心跳,必要时尽快行心肺复苏。

2. 对婴儿患者

(1)操作者先将患儿俯卧放置在前臂,用手撑住患儿头部,再将前臂放在同侧大腿上,使患儿呈头低脚高的姿态,在其背部两肩胛骨间拍背 5 次。

(2)翻转患儿至仰卧位,用食指和中指并在一起,按压其胸骨下半段 5 次。

(3)如此正反交替拍击和按压,直到异物吐出。

(4)期间反复检查患儿口腔及周围有无异物冲出,关注其呼吸、心跳,必要时尽快行心肺复苏。

操作流程图

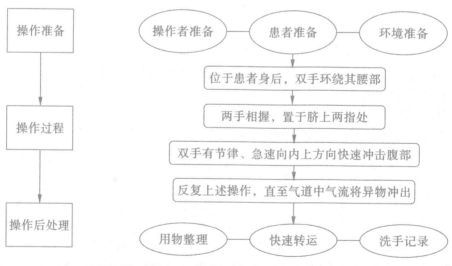

图 6-13　海姆立克腹部冲击法操作流程(成人/儿童)

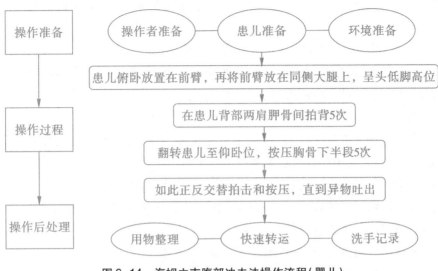

图6-14　海姆立克腹部冲击法操作流程(婴儿)

 评分标准

海姆立克腹部冲击法评分标准
（成人/儿童）

◆ **注意事项**

1. 海姆立克腹部冲击法应在急救现场开展,尽快解除气道梗阻。

2. 对于轻度气道梗阻和能说话的患者,不宜立刻实施海姆立克腹部冲击法,应鼓励患者尝试自行解除梗阻,密切观察其病情变化。

3. 操作结束后,检查患者是否存在并发症并及时处理。

4. 针对患者的年龄、病情和环境可采取不同的体位,如发现患者意识不清卧位在地,或患者站立不便时,取患者仰卧位;患者为即将临盆孕妇或过于肥胖,施救者无法环抱腹部时,在胸骨下半段中央(CPR按压部位)垂直向内做胸部按压,直至气道梗阻解除;1岁以下婴儿为避免伤及腹腔内器官,应采用拍背压胸法。

◆ **并发症**

1. 腹部损伤:海姆立克腹部冲击法可使腹内压力迅速升高,引起腹腔内脏器破裂、损伤。如食管撕裂伤、胃小弯破裂或撕裂、空肠破裂、膈肌破裂、胰腺炎与假性囊肿、肝撕裂伤、肠系膜撕裂伤/腹腔内出血、主动脉血栓形成/主动脉剥离/支架移位、食管下段撕裂伤等。

处理:救治完成后,完善检查后请专科会诊救治。

2.肺气肿、纵隔气肿和心包积气:胸外按压用力过大,或按压手法不当时,引起胸腔脏器损伤,如肺气肿、纵隔气肿和心包积气等。

处理:救治完成后,积气量大则穿刺引流,量少暂观察。

3.骨折:快速按压患者腹部时,按压用力过大、按压部位不正确或患者老龄,可引起肋骨骨折、胸骨骨折,其中肋骨骨折是常见的并发症。

处理:立即停止操作,固定胸廓,防治开放性气胸及内脏损伤。

4.视网膜脱落:胸外快速冲击按压时,眼内压随之迅速升高,对存在眼部疾病特别是存在高眼内压的患者,可引起视网膜脱落。

处理:救治完成后,择期行手术治疗。

5.肩部损伤:操作过程中,患者肩膀处于内旋位伴不同程度的屈曲与外展,肩胛带上缘容易受损,尤其是肌腱、韧带退化的患者。

处理:救治完成后,择期行专科治疗。

★**思考题**

1.**题干**:患者,男,65岁,与家属在餐厅进食过程中突然出现呛咳,呼吸急促,双手紧抓颈部,无法言语,呼吸困难,表情恐惧,家属紧急呼救。

要求:作为第一目击者,请进行处理。

解题思路:患者为老年男性,进食过程中突然出现呛咳,双手紧抓颈部,无法言语,呼吸困难,考虑食物堵塞气道造成气道梗阻。应快速准确判断窒息情况,识别"海姆立克"征象,患者无明确禁忌证,并快速启动海姆立克急救法,正确选择按压部位,力度适当,进行高质量的急救。

2.**题干**:患儿,男,10个月,因进食葡萄被噎,出现呛咳、喘气、面色发绀等呼吸困难表现。

要求:作为第一目击者,请进行处理。

解题思路:患儿为10个月男婴,进食过程中出现呛咳、面色发绀等呼吸困难表现,考虑患儿因食物堵塞气道造成气道梗阻,应快速判断婴儿为呼吸道异物窒息,并遵照婴儿呼吸道异物窒息急救流程进行急救。注意针对患者的年龄、病情和环境可采取不同的体位,1岁以下婴儿为避免伤及腹腔内器官,应采用拍背压胸法。

第七章

护理技能

第一节　穿脱隔离衣

图片穿脱隔离衣

一、穿脱隔离衣（防护性隔离）

◆ **临床情境**

患儿,男,3岁,2 d前受凉后双足、双手及口周出现散在分布的疱疹,米粒大小,疱疹周围有炎性红晕,疱内液体较少,伴随有鼻塞、流涕,无恶心、呕吐等症状,考虑"手足口病"。为明确诊断,需进行静脉采血,完善相关实验室检查。

在静脉采血操作前,请操作者做好自我防护。

◆ **临床思维**

根据患儿症状,考虑"手足口病",该病可通过密切接触传播和呼吸道飞沫传播,在接触该患儿前,医务人员需做好防护,穿隔离衣,避免感染。

◆ **适应证**

1. 检查、护理特殊隔离患者时,可能受其分泌物、排泄物、血液、体液污染者。

2. 进入易引起院内播散的感染性疾病患者病区时,如传染病患者、多重耐药菌感染患者病区等。

3. 接触不同病种传染病患者时应更换隔离衣。

4. 根据医疗机构的内部规定需要防护性隔离时。

◆ **操作流程**

操作准备

1.操作者准备

(1)操作者着装符合上岗要求,修剪指甲,取下首饰,卷袖过肘,洗手,戴帽子、口罩。

(2)评估隔离种类、穿隔离衣的环境是否符合要求。

(3)检查隔离衣大小、长短是否合适,有无破损、潮湿,挂放区域是否得当。

2.物品准备

隔离衣、挂衣架、衣夹、洗手池、手消毒剂、毛巾。

3.环境准备

安静整洁,宽敞明亮,温、湿度适宜,有流动水洗手设施。

操作步骤

1.洗手

穿隔离衣前洗手。

2.取隔离衣

手持衣领从衣夹上取下隔离衣,清洁面朝向自己,污染面向外。

3.穿隔离衣

(1)衣领两端对折,露出肩袖内口,一只手持衣领,另一只手伸入一侧袖内,持衣领的手向上拉衣领,将衣袖穿好,换手持衣领,依上法穿好另一袖。

(2)两手持衣领,由领子中央顺着边缘由前向后探触衣领系带后系好衣领,注意袖口勿触及衣领、面部、帽子。

(3)扣好袖口或系紧袖带(此时手视为被污染)。

(4)将隔离衣一边(约在腰下5 cm处)逐渐向前拉,见到衣边捏住,同法捏住另一侧衣边(注意手勿触及隔离衣内面)。两手在背后将衣边边缘对齐,向一侧折叠,一只手按住折叠处,另一只手将腰带拉至背后折叠处,腰带在背后交叉,再回到前面打一活结系好,注意勿使折叠处松散。

4.穿戴其他防护用品

进行临床操作前,根据需要穿戴其他防护用品。

5.脱隔离衣

(1)按要求洗手。

(2)解开腰带,在前边打一活结。

(3)解开袖口,将隔离衣袖子向上提拉至肘上,在肘部将部分衣袖塞入工作衣袖内,充分暴露双手、前臂。

（4）消毒双手：使用手消毒剂从前臂至指尖搓（刷）洗 2 min，用流动水冲洗干净后擦干。

（5）解开衣领。

（6）一只手伸入另一侧袖口内，拉下衣袖过手（遮住手），再用衣袖遮盖着的手在外面握住另一衣袖的外面并拉下袖子。

（7）两手转换逐渐从袖内退出，双手持领，将隔离衣两边对齐。挂好在衣钩上，洗手。

操作流程图

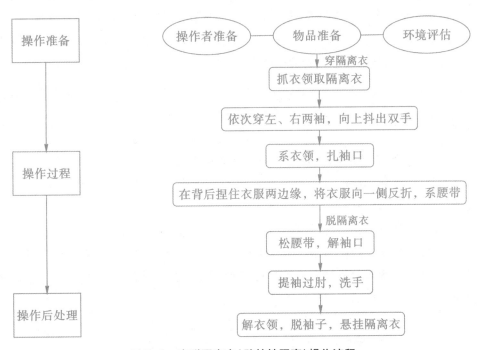

图 7-1 穿脱隔离衣（防护性隔离）操作流程

评分标准

穿脱隔离衣（防护性隔离）评分标准

◆**注意事项**

1. 严格按照区域流程,在规定区域内穿脱,在不同区域穿戴不同用品。穿隔离衣后,只限在规定区域内进行活动,离开时按照要求脱去隔离衣。

2. 穿隔离衣前,准备好工作中一切需用物品,避免穿着隔离衣到清洁区取物。

3. 穿隔离衣前,检查隔离衣有无破损、潮湿,长短须将工作服完全遮盖。

4. 穿脱隔离衣过程中,隔离衣内面及衣领为清洁区,应始终保持衣领清洁,穿脱时要注意避免污染面部、衣领、帽子、清洁面(内面)。

5. 隔离衣的衣领和内面为清洁面,外面为污染面;脱下的隔离衣,污染面向外悬挂于污染区;清洁面向外悬挂于半污染区,不得使衣袖露出或衣边污染面盖过清洁面。

6. 隔离衣应每天更换,如有潮湿或被污染时立即更换;如送洗,脱下隔离衣后使清洁面向外卷成包裹状,投入医疗污物袋中送洗。

★**思考题**

题干:患者,女,50岁,肠切除吻合术后第4天。体格检查:体温38.6 ℃,手术切口无红肿、渗液,敷料干燥、无渗湿,24 h内引流出200 mL黄色液体。复查血常规WBC $15.66×10^9$/L,CRP 20.5 mg/L,细菌培养多重耐药肠杆菌阳性。

要求:为该患者换药前,请做好自我防护。

解题思路:该患者细菌培养结果示多重耐药肠杆菌阳性,为避免传染,接触患者前,需在标准预防的基础上穿隔离衣,在规定区域内穿戴防护用品。

二、穿脱隔离衣(保护性隔离)

◆**临床情境**

患者,男,30岁,诊断为"急性白血病",行造血干细胞移植术后1周,遵医嘱给患者进行静脉输液。

进入隔离病房前,请做好保护性隔离。

◆**临床思维**

该患者行造血干细胞移植术后1周,免疫力低下,接触患者前,医务人员需穿隔离衣,保护患者,避免交叉感染。

◆ **适应证**

1. 进入需要保护性隔离的病区时,如骨髓移植、大面积烧伤、器官移植和早产儿病区等。

2. 可能受其分泌物、排泄物、血液、体液污染时。

3. 根据医疗机构的内部规定需要保护性隔离时。

◆ **操作流程**

 操作准备

1. 操作者准备

(1) 操作者着装符合上岗要求,修剪指甲,取下手表,卷袖过肘,洗手,戴帽子、口罩。

(2) 评估隔离种类、穿隔离衣的环境是否符合要求。

(3) 检查隔离衣大小、长短是否合适,有无破损、潮湿,挂放区域是否得当。

2. 物品准备

隔离衣、挂衣架、衣夹、洗手池、手消毒剂、毛巾。

3. 环境准备

安静整洁,宽敞明亮,温、湿度适宜,有流动水洗手设施。

操作步骤

1. 洗手

穿隔离衣前洗手。

2. 穿隔离衣

(1) 打开无菌包,取出无菌隔离衣。

(2) 手持衣领,内面朝向自己,外面朝向外,衣领两端对折,对齐肩缝,露出肩袖内口。

(3) 向上抖开隔离衣,双手同时伸入袖内。

(4) 操作者双手前举,助手协助将衣领向上拉,使操作者一只手露出来,依上法穿好另一袖,露出双手。

(5) 助手两手持衣领带,在操作者背后系好衣领,注意勿触及面部。

(6) 戴手套。

(7) 操作者将腰带递于助手,双手勿至于腰部以下,勿超过两侧腋中线。

(8) 助手将衣服向一侧反折,腰带在背后交叉,打一个活结。

3. 穿戴其他防护用品

进行临床操作前,根据需要穿戴其他防护用品。

4.脱隔离衣

(1)按要求洗手。

(2)解开腰带,在前边打一活结。

(3)助手解开衣领带,注意勿触及面部。

(4)解开袖口,一只手伸入另一侧袖口内,拉下衣袖过手,再用衣袖遮盖着的手在外面握住另一衣袖的外面并拉下袖子。

(5)两手转换逐渐从袖内退出。

(6)将隔离衣清洁面向外,卷好放入医疗污物袋中或回收袋内。

(7)洗手。

操作流程图

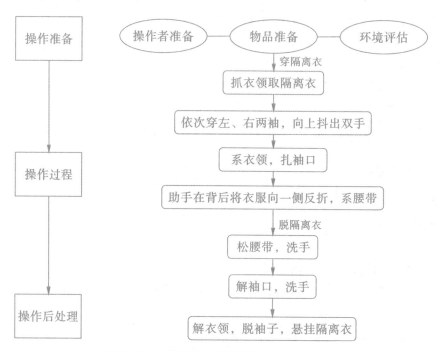

图 7-2　穿脱隔离衣(保护性隔离)操作流程

评分标准

穿脱隔离衣(保护性隔离)评分标准

◆ **注意事项**

1. 严格按照区域流程,在不同区域穿戴不同用品。穿隔离衣后,只在规定区域内进行活动,离开时按照要求脱去隔离衣。

2. 穿隔离衣前,准备好工作中一切需用物品,严禁穿好隔离衣后返回到清洁区取物。

3. 保护患者时,隔离衣的衣领和外面视为清洁面。

4. 隔离衣每次更换(或使用一次性隔离衣),如有潮湿或被污染时立即更换;如送洗,应使清洁面向外包裹污染面,投入污衣袋中送洗。

★ **思考题**

题干:患者,男,50岁,因全身大面积烧伤入院,右下肢(大腿)伤口有较多量渗出,敷料渗出液呈淡绿色,具有微甜腐霉气味,现需进行换药处理。

要求:为该患者换药前,请做好防护。

解题思路:该患者大面积烧伤,自身皮肤的屏障功能不全,为保护患者,避免交叉感染,为该患者进行换药操作时需穿隔离衣。

图片氧气吸入法

第二节　氧气吸入法

◆ **临床情境**

患者,女,35 岁,怀孕 37 周,因自觉胸闷不适、呼吸困难来院就诊。心电监护显示:体温 36.7 ℃,心率 93 次/min,呼吸 26 次/min,血压 102/72 mmHg,SpO_2 89%。

为缓解患者当前症状,请行相关处理。

◆ **临床思维**

目前患者胸闷、呼吸困难,SpO_2 等指标提示患者轻度低氧血症,符合氧疗适应证,需立即给予氧气吸入。

◆ **适应证**

1. 各种原因导致患者在呼吸时,动脉血氧分压低于 60 mmHg 或 SpO_2 低于 90%,或者 SpO_2、血氧分压未达到期望值。

2. 心脑血管急症,突然出现胸痛、呼吸困难、意识障碍的患者。

3. 疑有低氧血症的患者。

◆ **禁忌证**

临床上吸氧没有绝对的禁忌证,但以下情况需要注意。

1. 早产儿给氧要慎重,因高浓度氧疗有可能导致婴儿视网膜脱落。

2. 低氧血症伴二氧化碳潴留的患者,在吸入高浓度的氧气后,解除缺氧对呼吸的刺激作用,容易导致呼吸抑制。

◆ **操作流程**

📋 **操作准备**

1. 操作者准备

(1)操作者着装符合上岗要求,洗手,戴帽子、口罩。

(2)核对患者姓名、性别、床号、住院号等信息,评估患者的年龄、病情、意识、治疗情况、心理状态等。

(3)告知患者及其家属氧气吸入的目的、方法、注意事项及配合要点等,并取得其配合。

2. 标准化病人准备

根据培训/考核要求,准备 SP。

3. 物品准备

(1)模型准备:综合护理模型或者能满足吸氧操作的模型。

(2)氧气筒及氧气压力装置、流量表、湿化瓶(内盛灭菌注射用水 1/3～1/2)、治疗碗(内盛温开水)、治疗盘、手电筒、扳手、纱布、弯盘、吸氧管(单鼻、双鼻或面罩)、无菌棉签、记录单、笔、空/满标识、监护仪、手消毒剂、治疗卡、生活垃圾桶、医疗废物桶。

4. 环境准备

安静整洁,温、湿度适宜,光线充足,远离火源。

 操作步骤

视频氧气筒吸氧

1. 核对

携用物至患者床旁,洗手,核对患者信息,向患者说明给氧目的、方法及配合要点。

2. 评估

评估患者身体状况,协助患者取舒适体位,检查患者鼻腔情况,洗手,用湿无菌棉签清洁鼻腔。

3. 吸氧设备检查

(1)氧气筒:①检查氧气筒装置是否完好,吹尘,开总开关,使少量气体冲去瓶口灰尘,关总开关,正确安装氧气表;②连接湿化管和湿化瓶;③关紧流量表开关→开总开关→开流量表开关,检查氧气是否通畅,管道有无漏气→关流量表开关。

(2)中心供氧:①打开防尘盖,安装氧气表,按顺序安装湿化管和湿化瓶;②开流量开关,检查氧气装置有无漏气,氧气流量是否通畅。

4. 吸氧管的连接与检查

连接吸氧管,将吸氧管头端浸入治疗碗的温开水中,湿润,并观察是否有气泡冒出,检查其是否通畅。

5. 调节氧流量

开流量表开关,根据医嘱或病情调节氧流量。

6. 开始吸氧

将双鼻吸氧管前端轻轻插入鼻孔内约 1 cm;如为单吸氧管,插入长度为鼻尖至耳垂距离的 2/3;或将面罩置于口鼻部,将导管环绕患者耳郭放妥并调节好松紧度。询问患者有无不适,协助患者取舒适体位,洗手,记录用氧时间、氧流量、患者反应。向患者交代注意事项并指导其进行有效呼吸,观察患者缺氧症状改善情况。

7. 停止吸氧

(1)氧气筒吸氧法:向患者说明,取得配合,取下吸氧管,关流量表开关→关总开关→开流量表开关放出余气→关流量表开关。

(2)中心供氧:向患者说明,取得配合,取下吸氧管,关闭流量开关。

8. 整理与记录

协助患者取舒适体位,整理用物,洗手。记录停止用氧时间及效果。

操作流程图

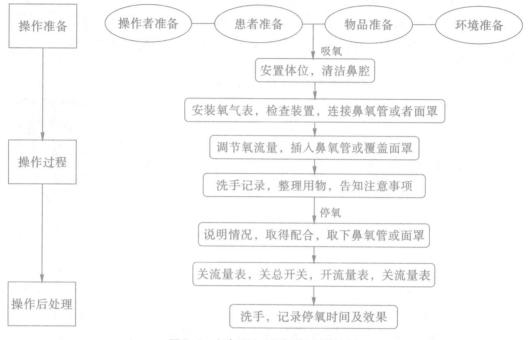

图7-3 氧气吸入(氧气筒)操作流程

评分标准

氧气吸入(氧气筒)操作评分标准

◆ 注意事项

1.严格遵守操作规程,注意用氧安全,切实做好"四防":防火、防油、防热、防震,中心供氧装置注意防水、防油、防热、防堵塞。

2.氧气筒内氧气不可用尽,压力表上指针降至5 kg/cm²时,不可再用,对未用或已用尽的氧气筒应分别放置,并挂"满"或"空"的标记。

3.操作熟练,插管动作轻柔,鼻黏膜无损伤。

4.单侧鼻导管吸氧法:插入长度为鼻尖至耳垂距离的2/3。面罩吸氧法:将面罩置于口鼻部,将导管环绕患者耳郭放好并调节好松紧度。

5.氧气筒式装表法:一吹(尘)、二上(表)、三紧(拧紧)、四查(检查)。

6.吸氧过程中,注意观察患者缺氧症状改善情况或监护仪 SpO_2 指标等,交代患者及家属勿自行调整氧流量,如有不适,请及时告知医务人员。

◆ 并发症

当氧浓度高于 60%,持续时间超过 24 h,可出现副反应。

1.氧中毒:其特点是肺实质的改变,表现为胸骨下不适、疼痛、灼热感,继而出现呼吸增快、恶心、呕吐、烦躁、断续的干咳。预防措施是避免长时间、高浓度氧疗,经常做血气分析动态观察氧疗的治疗效果。

2.肺不张:吸入高浓度氧气后,肺泡内氮气被大量置换,一旦支气管有阻塞时,其所属肺泡内的氧气被肺循环血液迅速吸收,引起吸入性肺不张。表现为烦躁,呼吸、心率增快,血压上升,继而出现呼吸困难、发绀、昏迷。预防措施是鼓励患者做深呼吸,多咳嗽和经常改变卧位姿势,防止分泌物阻塞。

3.呼吸道分泌物干燥:氧气是一种干燥气体,吸入后可导致呼吸道黏膜干燥,分泌物黏稠,不易咳出,且有损纤毛运动。因此,氧气吸入前一定要先湿化再吸入,以此减轻刺激作用,并定期雾化吸入。

4.晶状体后纤维组织增生:仅见于新生儿,以早产儿多见。由于视网膜血管收缩、视网膜纤维化,最后出现不可逆转的失明,因此新生儿应控制氧浓度和吸氧时间。

5.呼吸抑制:见于Ⅰ型呼吸衰竭者(PaO_2 降低、$PaCO_2$ 增高),由于 $PaCO_2$ 长期处于高水平,呼吸中枢失去了对二氧化碳的敏感性,呼吸的调节主要依靠缺氧对外周化学感受器的刺激来维持,吸入高浓度氧,解除缺氧对呼吸的刺激作用,使呼吸中枢抑制加重,甚至呼吸停止。因此对Ⅰ型呼吸衰竭患者应给予低浓度、低流量($1 \sim 2$ L/min)持续吸氧,维持 PaO_2 在 8 kPa 即可。

★ 思考题

题干:患者,男,73 岁,以"发热、呼吸困难 1 d"为主诉入院。患者自觉胸闷、呼吸困难。心电监护显示:心率 89 次/min,呼吸 26 次/min,血压 110/82 mmHg,SpO_2 82%。动脉血气分析:pH 7.31,PaO_2 55 mmHg,$PaCO_2$ 54 mmHg。

要求:为快速缓解患者缺氧状况,请给患者吸氧。

解题思路:根据患者自觉胸闷、呼吸困难等症状,心电监护示 SpO_2 低,考虑患者缺氧,应遵循氧气吸入的操作流程,给予吸氧,纠正患者缺氧状况。

图片吸痰术

第三节　吸痰术

◆ 临床情境

患者,女,65 岁,以"咳嗽、咳痰 1 周"为主诉入院。既往慢性阻塞性肺疾病史 10 余年。1 周前受凉后出现咳嗽、咳痰,痰多不易咳出,精神差,双肺呼吸音粗,闻及大量痰鸣音。入院后给予吸氧、雾化吸入等对症支持治疗,患者仍痰多不易咳出,仍有痰鸣音。

为尽快缓解患者症状,请行相关处理。

◆ 临床思维

患者有慢性阻塞性肺疾病史 10 余年,体格检查听诊双肺呼吸音粗,有大量痰鸣音,痰多不易咳出,给予雾化吸入等对症支持治疗后,仍无法自行排痰,为缓解患者症状,应考虑给予人工吸痰,清除呼吸道分泌物,保持呼吸道通畅。

◆ 适应证

1. 咳嗽无力、咳嗽反射迟钝或会厌功能障碍的老年、危重、昏迷及麻醉后不能自行排痰导致呼吸困难的患者。

2. 溺水、误吸等导致窒息者。

3. 正在行机械通气的患者如出现以下情况:①出现明显痰鸣音或从人工气道观察到有痰液冒出;②动脉血氧饱和度(SaO_2)和动脉血氧分压(PaO_2)明显下降;③患者机械通气,呼吸机上使用容量控制模式时显示气道峰压明显增加或使用压力控制模式时显示潮气量明显下降;④患者机械通气,呼吸机波形图上显示压力-时间或流速-时间曲线中,吸气相和呼气相相同时出现锯齿图形。

◆ 禁忌证

1. 绝对禁忌证:通常无,但颅底骨折患者禁止经鼻腔吸痰。

2. 相对禁忌证:严重缺氧者、严重心律失常者,吸痰时应同时给予氧气吸入。

◆ 操作流程

 操作准备

1. 操作者准备

(1)操作者着装符合上岗要求,洗手,戴帽子、口罩。

(2)评估患者意识状态,听诊肺部,评估呼吸情况、痰液黏稠度、SpO_2 及氧疗情况,检查患者口腔、鼻腔有无异常,有活动义齿应取出。

（3）告知患者及其家属吸痰的目的、方法、注意事项及配合要点等，并取得配合。

2. 标准化病人准备

根据培训/考核要求，准备 SP。

3. 物品准备

（1）模型准备：综合护理模型或者能满足吸痰操作的模型。

（2）中心吸引装置或电动吸引器，密封储液瓶装少量消毒液。

（3）治疗盘：型号合适的无菌吸痰管数根、治疗碗 2 个（盛无菌生理盐水，分别用于吸痰前试吸及吸痰后冲洗导管）、消毒液瓶、连接管、治疗巾、无菌手套、无菌纱布、无菌棉签、弯盘、听诊器、手电筒、笔、记录单、手消毒剂、医疗废物桶、生活垃圾桶，必要时备开口器、压舌板、口咽通气道管等。

4. 环境准备

安静整洁，温、湿度适宜，光线适中，必要时可用屏风或围帘遮挡患者。

操作步骤

1. 携用物至床旁，洗手，核对患者信息，解释吸痰目的、方法、配合要点等，听诊肺部，评估呼吸情况，必要时给予叩背。

2. 吸痰前提高患者氧储备，吸纯氧 30 ~ 60 s。

3. 用手电筒检查口腔、鼻腔黏膜，左手保护患者眼部，遮挡手电筒的光线。

4. 协助患者头偏向一侧，铺治疗巾于患者胸前，置弯盘于口角旁。

5. 检查吸引器储液瓶内消毒液（需 200 mL），拧紧瓶盖，连接导管。打开吸引器开关，检查吸引器性能，调节负压，一般成人 40.0 ~ 53.3 kPa（300 ~ 400 mmHg）；儿童 < 40.0 kPa。

6. 检查吸痰管型号，打开吸痰管包装，戴无菌手套，连接吸痰管。

7. 试吸生理盐水，检查吸痰管是否通畅。

8. 吸痰，具体操作如下。

（1）嘱患者张口（昏迷者用压舌板或口咽气道协助张口）。

（2）阻断负压，将吸痰管插入咽喉处，先将口腔咽喉部分泌物吸净；然后更换吸痰管，在患者吸气时顺势将吸痰管经咽喉插入气管达一定深度（约 15 cm），带负压轻轻自深部向上旋转提拉吸净痰液。

（3）如从口腔吸痰有困难者，可从鼻腔抽吸；气管插管或气管切开者，可由气管插管或气管套管内吸痰（吸痰管在气管插管或气管切开套管下缘至少 0.5 ~ 1.0 cm），需严格执行无菌技术操作。

（4）每次吸痰时间 < 15 s，以免缺氧；吸痰过程中随时擦净喷出的分泌物，观察患者面色、生命体征及 SpO_2，同时注意吸出物的性状、量及颜色，吸痰前后呼吸频率的改变。

9. 吸痰管取出后，抽吸生理盐水冲洗接头及管道；如需继续吸痰，更换吸痰管，间隔 3 ~ 5 min 后吸痰。

10. 吸痰完毕，将吸痰管弃于医疗废物桶，将连接头放入消毒液瓶内，挂至床旁，洗手。

11. 擦净患者面部分泌物，撤掉治疗巾，洗手。

12. 观察患者口鼻腔黏膜有无损伤,听诊肺部情况。

13. 继续吸氧,调节氧流量至原有水平。

14. 协助患者采取舒适卧位,整理床单位。

15. 整理物品,洗手,记录。

操作流程图

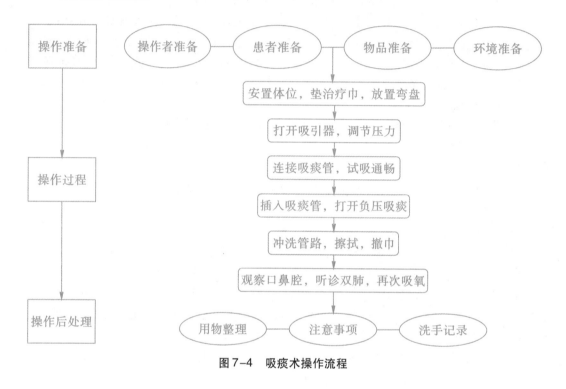

图 7-4　吸痰术操作流程

评分标准

吸痰术评分标准(经口鼻腔吸痰)

◆ **注意事项**

1. 严格执行无菌操作,每次吸痰应更换吸痰管,避免重复使用。

2. 动作应轻柔、准确、快速,注意吸痰管插入是否顺利,遇到阻力时应分析原因,不可粗暴盲插。

3. 吸痰管最大外径不能超过气管导管内径的1/2,负压不可过大,插送吸痰管时不可给予负压,以免损伤患者呼吸道黏膜。

4. 每次吸痰时间 <15 s,以免造成缺氧,根据患者病情需要间隔 3～5 min 后再次吸痰。

5. 持续吸痰时,负压连接管应 24 h 更换 1 次;储痰瓶 2/3 满时要及时倾倒。

6. 痰液黏稠时,可配合背部叩击、蒸汽吸入、雾化吸入等,提高吸痰效果。

7. 昏迷者用压舌板或口咽气道协助张口。

8. 经鼻腔吸痰:如口腔吸痰有困难者,可由鼻腔吸引。

9. 经气管插管/气管切开吸痰:注意无菌操作,先吸气管插管/气管切开处,再吸口(鼻)部。

10. 吸痰后将呼吸机氧浓度调到 100%,给患者吸纯氧 2 min,增加氧储备,待 SpO_2 恢复正常后将氧浓度调到原有水平。

11. 在为患者吸痰过程中,要做好自我防护,避免直接接触分泌物,必要时戴护目镜,穿防护服。

◆ 并发症

1. 吸入性肺炎:吸痰可增加下呼吸道细菌聚居,并发吸入性肺炎,尤其是经气管插管吸痰的患者,对此类患者采取封闭式吸痰可预防吸入性肺炎的发生。

2. 低氧血症:对于原有低氧血症的患者有可能加重低氧血症。吸痰前提高患者氧储备,吸纯氧 30～60 s,提高患者的血氧分压。

3. 气管组织或支气管黏膜损伤:与吸痰时的负压和持续时间有关。

4. 心律失常:应立即停止吸痰,给予对症处理。

5. 支气管收缩/支气管痉挛:立即停止吸痰,并按支气管哮喘急性发作处理。

6. 颅内压升高:应立即停止吸痰,按颅内压升高处理。

★ 思考题

题干:患者,男,80 岁,胃癌术后行气管插管,现痰多、咳痰无力。体格检查:体温 39 ℃,心率 90 次/min,呼吸 28 次/min,血压 160/110 mmHg,SpO_2 89%,意识不清,口唇发绀,双肺呼吸音粗,闻及大量痰鸣音。

要求:为患者清除呼吸道分泌物。

解题思路:患者年迈,胃癌术后行气管插管,现患者意识不清,痰多,无法自主排痰,为保持呼吸道通畅,应立即给予吸痰,遵循气管内插管吸痰的步骤流程,严格执行无菌操作。

第四节　胃管置入术

图片胃管置入术

◆ **临床情境**

患者,男,50 岁,以"腹胀,反复呕吐,肛门停止排便、排气 2 d"为主诉入院。2 d 前无明显诱因出现腹胀,伴反复呕吐,呕吐物为隔夜宿食,有臭味,并停止排便、排气。既往有十二指肠溃疡病史。

为尽快缓解患者症状,请给相关处理。

◆ **临床思维**

根据患者症状、呕吐物的性质和既往病史,考虑该患者可能为幽门梗阻,为尽快减轻腹胀等症状,应给予胃肠减压引流,同时注意纠正电解质紊乱、控制溃疡等。

◆ **适应证**

1.胃肠减压:如胃大部分切除术后、各种肠切除肠吻合术后、食管手术后、胆道手术后、粘连性肠梗阻、机械性肠梗阻、幽门梗阻者等。

2.肠内营养:昏迷、口腔疾患、口腔和咽部术后无法经口进食而需鼻饲者。

3.减轻胃黏膜水肿,减轻腹胀:如幽门梗阻患者。

4.洗胃解毒:非腐蚀性毒物急性中毒,如有机磷、安眠药、食物中毒患者等。

5.病情观察与治疗:如上消化道出血患者出血情况的观察和治疗、进行胃液的检查。

◆ **禁忌证**

1.鼻咽部或食管狭窄、梗阻。

2.严重颌面部损伤。

3.食管胃底静脉曲张。

4.吞食腐蚀性药物。

◆ **操作流程**

 操作准备

1.操作者准备

(1)操作者着装符合上岗要求,洗手,戴帽子、口罩。

（2）评估患者病情、意识状态、鼻腔情况等，观察有无颌面部损伤，询问有无鼻咽部占位病史或急性炎症，有无食管腐蚀、梗阻或静脉曲张等。

（3）告知患者及家属操作相关注意事项，签署知情同意书。

2. 标准化病人准备

根据培训/考核要求，准备 SP。

3. 物品准备

（1）模型准备：综合护理模型或者能满足胃管置入操作的模型。

（2）置胃管包配置：治疗碗、弯盘、镊子、止血钳、一次性胃管。

（3）其他：手消毒剂、无菌生理盐水、注射器、无菌棉签、纱布、无菌手套、液体石蜡棉球、治疗巾、压舌板、手电筒、听诊器、胶带、别针、负压吸引鼓、医疗废物桶、生活垃圾桶；拔管时治疗盘内备治疗碗（内有纱布）、松节油、酒精、无菌棉签、弯盘、治疗巾、漱口杯、无菌手套等。

4. 环境准备

安静整洁，温、湿度适宜，光线充足，必要时可用屏风或围帘遮挡患者。

操作步骤

1. 携用物至床旁，洗手，核对患者信息，解释插胃管的目的和配合要点。

2. 根据病情协助患者取舒适体位：一般患者取半坐卧位或坐位；无法坐起者取右侧卧位；中毒患者取左侧卧位；昏迷患者取去枕平卧位，头后仰。

3. 洗手，将治疗巾铺于患者颌下，置弯盘于口角旁；检查鼻腔是否通畅，用无菌棉签清洁鼻腔。

4. 准备胶带，打开置胃管包或一次性胃管，戴无菌手套，检查胃管是否通畅。

5. 测量置入胃管长度，并作标记。测量方法：患者发际至剑突或由鼻尖经耳垂再至剑突的距离，长度一般成人 45～55 cm，婴幼儿 14～18 cm，应根据患者身高等确定个体化长度。

6. 用液状石蜡棉球润滑胃管前端。

7. 正确置入胃管。

（1）一只手持纱布托住胃管，另一只手持胃管前端，将胃管沿一侧鼻孔缓缓插入。

（2）插至 10～15 cm（咽喉部）时：清醒患者嘱其做吞咽动作，继续插入至预定长度；昏迷患者，将患者头部托起，使下颌靠近胸骨柄，缓缓插入胃管至预定长度，初步固定胃管于鼻翼。插入不畅时，检查口腔内有无胃管盘曲。

8. 确认胃管在胃内，有以下 3 种检查方法。

（1）注射器可抽吸到胃液。

（2）注射器向胃管注入空气，听诊器放于胃部可听到气过水声。

（3）将胃管末端置于水中，无气泡逸出。

9.确认胃管在胃内后,用胶带固定胃管于鼻翼及同侧颊部,粘贴胃管标识。

10.根据需要进行胃肠减压、鼻饲流质饮食或洗胃等,胃肠减压者,应注意观察引流胃液性质。

11.清洁口鼻及面部,撤去治疗巾,整理床单位。

12.标记置管日期和时间。

13.洗手,记录,用物处置。

附:根据病情,遵医嘱拔出胃管。

1.洗手,铺治疗巾于患者颌下,弯盘置于患者口角边,揭去胶带。

2.戴无菌手套,反折胃管末端,用纱布包裹近鼻孔处胃管,嘱患者深呼吸,在患者呼气时拔管,边拔边用纱布擦胃管,至咽喉处时快速拔出。置胃管于弯盘内,撤去弯盘。

3.清洁口鼻、面部,擦去胶带痕迹,协助患者漱口,安置舒适体位。整理床单位,清理用物。

4.洗手,记录。

操作流程图

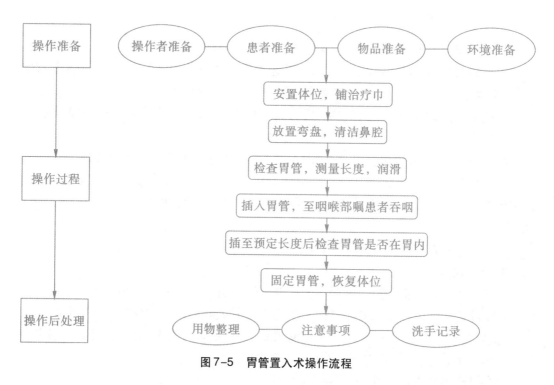

图7-5 胃管置入术操作流程

评分标准

胃管置入术评分标准

◆ 注意事项

1. 严格遵守操作规程,操作前仔细检查胃管是否通畅。

2. 插管动作应轻柔,在通过食管 3 个狭窄部位(环状软骨水平、平气管分叉处、食管通过膈肌处)时要特别小心,避免损伤食管黏膜。

3. 插管过程如出现恶心、呕吐时,应暂停,嘱患者做深呼吸或吞咽动作;如出现呛咳、呼吸困难、发绀等情况,表示误入气管,应立即拔出,休息后可重新插入。

4. 为昏迷患者插管时,应将患者头向后仰,当胃管插入约 15 cm 时,左手托起头部,使下颌靠近胸骨柄,增加咽后壁的弧度,提高插管成功率。

5. 对长期使用胃管的患者,应定期更换胃管(普通胃管每周更换,硅胶胃管每月更换)。

◆ 并发症

1. 误入气管:多见于不合作或不能合作的患者。

2. 鼻腔出血:插管动作粗暴或留置胃管时间过长可引起鼻腔出血。

3. 恶心、呕吐:鼻腔及咽喉部神经分支对刺激较敏感,置入胃管时患者可出现恶心、呕吐及咳嗽等表现。

4. 其他:胃管留置时间过长可导致胃食管反流、食管糜烂等。

★ **思考题**

题干:患者,男,50 岁,以"颅脑外伤伴颅内血肿"为诊断急诊入院,患者意识不清,拟行"颅内血肿清除术",需尽快完善术前准备,置入胃管。

要求:请为患者留置胃管。

解题思路:患者颅脑外伤伴意识不清,无法自主吞咽,现拟行"颅内血肿清除术",为避免患者误吸,需置入胃管,应遵循胃管置入术的操作流程,插管动作轻柔,注意观察患者生命体征变化。

图片导尿术

第五节 导尿术

一、男性导尿术

◆ 临床情境

患者,男,69 岁,高空坠落,意识模糊,入急诊 ICU 抢救 5 h,现患者膀胱高度膨胀,需要立即引流尿液,缓解症状。

请立即给予患者留置导尿。

◆ 临床思维

患者高空坠落、意识模糊,无法自主排尿,现患者膀胱高度膨胀,大量尿液潴留,为缓解腹胀症状,在排除导尿禁忌证后,应给予导尿操作;为便于进一步密切观察患者病情变化,及时记录尿量、测量尿比重等,应留置导尿管。操作时遵循导尿术的步骤流程,严格遵守无菌操作原则。

◆ 适应证

1.各种下尿路梗阻所致的急、慢性尿潴留。
2.膀胱疾病诊断与治疗。
3.进行尿道或膀胱造影。
4.留取未受污染的尿标本做细菌培养。
5.腹部手术、泌尿系统疾病手术前的导尿。
6.尿失禁或危重、昏迷。

◆ 禁忌证

1.急性尿道炎、急性前列腺炎或附睾炎。
2.严重的全身出血性疾病。
3.尿道已完全断裂。
4.尿道狭窄。

◆ 操作流程

 操作前准备

1.操作者准备
(1)操作者着装符合上岗要求,洗手,戴帽子、口罩。

（2）核对患者信息，了解患者病情，测量生命体征，评估患者膀胱充盈程度，询问有无急性尿道炎或尿道狭窄等既往病史。

（3）告知患者及其家属操作目的、方法和注意事项，并取得配合，签署知情同意书，嘱患者清洁外阴。

2. 标准化病人准备

根据培训/考核要求，准备 SP。

3. 物品准备

（1）模型：男性导尿模型。

（2）导尿包配置：初步消毒用物包括弯盘、镊子、纱布、棉球包、手套；导尿用物包括导尿管、治疗巾、弯盘、镊子2把、注射器、棉球包、集尿袋、标本管、纱布、孔巾、手套。

（3）其他：灭菌注射用水、液体石蜡棉球、碘伏、手消毒剂、垫巾、生活垃圾桶、医疗废物桶、锐器收集盒、屏风。

4. 环境准备

关闭门窗，屏风遮挡，保护隐私，调整合适的室温，光线充足。

视频男性导尿术

操作步骤

1. 携用物至床旁，洗手，核对患者信息，评估病情及膀胱充盈度，向患者说明目的、方法及配合要点。

2. 站在患者右侧，松开床尾盖被，帮助患者脱去对侧裤腿，盖在近侧腿部，对侧腿用盖被遮盖。协助患者取曲膝仰卧位，双腿略向外展，露出会阴，铺垫巾于患者臀下，弯盘置于近会阴处。

3. 洗手，检查导尿包包装有无破损，打开导尿包外层，取出初步消毒用物，单手戴手套，将消毒液棉球倒入消毒盘内。

4. 初步消毒。由外向内、由上向下，依次消毒阴阜、大腿内上 1/3、阴茎、阴囊、尿道口、龟头及冠状沟。消毒阴茎时，应从根部向尿道口方向消毒；消毒尿道口时，需另一只戴手套的手取无菌纱布包裹并提起阴茎，将包皮向后推，暴露尿道口，自尿道口向外、向后旋转消毒尿道口、龟头及冠状沟。使用过的棉球放于弯盘内，消毒完毕后，撤去弯盘及消毒盘，脱手套。

5. 洗手，将导尿包放在患者两腿之间，打开导尿包内层。

6. 取出无菌手套，戴好手套，取出洞巾，铺在患者的外阴处，暴露外阴，使洞巾与导尿包的内层形成一个连续无菌区。

7. 再次消毒。取消毒棉球放在弯盘内，一只手用无菌纱布包住阴茎向后推，暴露尿道口，另一只手持镊子夹消毒棉球由内向外再次消毒尿道口、龟头、冠状沟，最后一个棉球消毒尿道口。每个棉球限用一次。

8. 按照操作顺序整理好用物，取出导尿管，向导尿管球囊内注水后抽空，检查导尿管球囊是否完好。用液体石蜡棉球润滑导尿管前端 20～22 cm，根据需要连接导尿管和接尿袋。

9. 插入尿管。一只手继续用无菌纱布包裹阴茎固定并提起，使之与腹壁呈 60°，嘱患者张口呼吸，另一只手持镊子将导尿管对准尿道口轻轻插入尿道 20～22 cm，见尿液流出,再插入 1~2 cm,固定导尿管,将尿液引入集尿袋内。待尿液引流入集尿袋需要量位置,夹闭尿管。如需留置导尿,见尿液流出后再插入 7~10 cm;连接注射器向气囊注入适量无菌生理盐水,轻轻拉动导尿管有阻力感,确认导尿管在膀胱内固定良好,再向内插入 1 cm,包皮复位。

10. 留取标本。打开导尿管,留取中段尿 5~10 mL 于标本容器内(如留取尿培养,使用无菌标本容器)。

11. 操作后处理如下。

(1)导尿完毕,轻轻拔出导尿管,撤下洞巾,擦净外阴,清理导尿用物,撤下垫巾及治疗巾,分类处理。脱去手套,快速洗手,协助患者整理衣物,整理床单位,交代注意事项。如需留置尿管,需用安全别针将集尿袋固定在床边膀胱以下位置,开放导尿管。

(2)整理用物,测量尿量,将标签贴于尿标本上送检。

(3)洗手,记录导尿管留置时间和引流尿液的量、性质及患者反应。

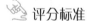 操作流程图

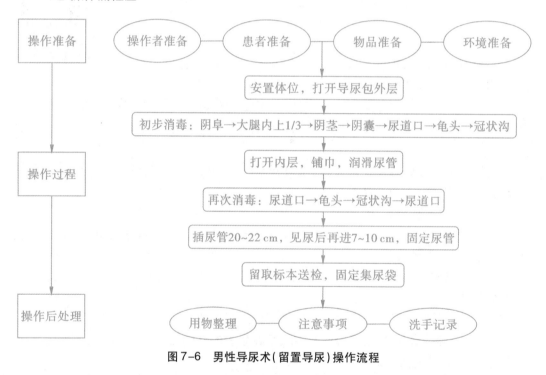

图 7-6 男性导尿术(留置导尿)操作流程

 评分标准

男性导尿术(留置导尿)评分标准

◆注意事项

1.严格遵守无菌操作原则,预防尿路感染。

2.插入尿管动作要轻柔,以免损伤尿道黏膜,若插入时有阻力可更换方向再插,勿过深或过浅,尤忌反复抽动尿管。

3.根据患者情况选择合适型号导尿管,粗细要适宜,对小儿或疑有尿道狭窄者,尿管宜细。

4.测定残余尿时,嘱患者先自行排尿,然后导尿。残余尿量一般为 5~10 mL,如超过100 mL,则应留置导尿。

5.固定气囊导尿管时,不可牵拉过紧,避免膀胱内的气囊压迫尿道内口、膀胱壁或尿道,引起黏膜损伤。

◆并发症

1.尿路感染:保持尿道口清洁,定期更换集尿袋和导尿管,避免导尿管打折、弯曲,保证集尿袋高度低于膀胱水平,鼓励患者多饮水等,有助于预防尿路感染的发生。如果患者出现尿路感染,应及时更换导尿管,并留取尿液进行病原学检查,必要时应用抗生素治疗。

2.尿道损伤:正确选择导尿管型号,可最大限度降低尿道损伤;置管时动作轻柔,置管后妥善固定,防止脱出,从而避免尿道黏膜损伤。

3.导尿管阻塞:导尿管被尿结晶沉渣或血块堵塞,引流不畅。应随时观察尿液引流情况,必要时请泌尿外科会诊。

4.虚脱或血尿:一次性大量放尿,可导致腹压突然下降,大量血液进入腹腔血管,引起血压下降,产生虚脱,或因膀胱突然减压而引起膀胱通透性增加,黏膜充血、出血,发生血尿。因此,尿潴留患者引流尿液速度宜缓慢,对膀胱高度膨胀且极度虚弱的患者,首次放尿量不超过 1 000 mL。

★思考题

题干:患者,男,35 岁,骑跨伤后 4 h 入院,诉外阴部疼痛,自主排尿困难,腹胀逐渐加重。体格检查示:外阴及阴茎肿大,腹部高度膨隆,耻骨上区域叩诊浊音明显伴压痛。

要求:为缓解患者腹胀症状,请选择合适的方法处理。

解题思路:患者骑跨伤,伤后腹胀伴耻骨上区域叩诊浊音,提示尿潴留,考虑为骑跨伤引起尿道断裂或狭窄所导致。为缓解患者腹胀,应立即引流尿液,但禁忌经尿道进行导尿,可选择膀胱造瘘术。

二、女性导尿术

◆临床情境

患者,女,28 岁,自然分娩后 6 h,膀胱充盈,不能自行排尿,下腹部胀痛难忍,需要导尿并留取尿标本进行尿常规检查。

请给予患者留置导尿。

◆临床思维

患者分娩后不能自主排尿,现膀胱充盈,下腹部胀痛难忍,为缓解患者症状,需要进行导尿。操作时应遵循导尿术的步骤流程,严格遵守无菌操作原则。

◆适应证

1. 各种下尿路梗阻所致的急、慢性尿潴留。
2. 膀胱疾病诊断与治疗。
3. 进行尿道或膀胱造影。
4. 留取未受污染的尿标本做细菌培养。
5. 盆腔手术、泌尿系统疾病手术前的导尿。
6. 尿失禁或危重、昏迷。

◆禁忌证

1. 急性尿道炎。
2. 严重的全身出血性疾病及女性月经期。
3. 尿道损伤已完全断裂。
4. 尿道狭窄。

◆操作流程

操作前准备

1. 操作者准备

(1)操作者着装符合上岗要求,洗手,戴帽子、口罩。

(2)核对患者信息,了解患者病情,测量生命体征,评估患者膀胱充盈程度,询问是否处于月经期、有无急性尿道炎或尿道狭窄等既往病史。

(3)告知患者及其家属操作目的、方法和注意事项,并取得配合,签署知情同意书,嘱患者清洁外阴。

2. 标准化病人准备

根据培训/考核要求,准备 SP。

3.物品准备

（1）模型准备:女性导尿模型。

（2）导尿包配置:初步消毒用物包括弯盘、镊子、纱布、棉球包、手套;导尿用物包括导尿管、治疗巾、弯盘、镊子2把、注射器、棉球包、集尿袋、标本管、纱布、孔巾、手套。

（3）其他:灭菌注射用水、液体石蜡棉球、碘伏、手消毒剂、垫巾、生活垃圾桶、医疗废物桶、锐器收集盒、屏风。

4.环境准备

关闭门窗,屏风遮挡,保护隐私,调整合适的室温,光线充足。

视频女性导尿术

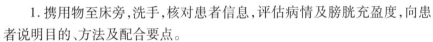 操作步骤

1.携用物至床旁,洗手,核对患者信息,评估病情及膀胱充盈度,向患者说明目的、方法及配合要点。

2.站在患者右侧,松开床尾盖被,帮助患者脱去对侧裤腿,盖在近侧腿部,对侧腿用盖被遮盖。协助患者取曲膝仰卧位,双腿略向外展,露出会阴,铺垫巾于患者臀下,弯盘置于近会阴处。

3.洗手,检查导尿包包装有无破损,打开导尿包外层,取出初步消毒用物,单手戴手套,将消毒液棉球倒入消毒盘内。

4.初步消毒。由外向内、由上向下,依次消毒阴阜、大腿内上1/3、大阴唇、小阴唇(一只手持纱布分开阴唇)及尿道口。消毒小阴唇及尿道口时,需用戴手套的手分开大阴唇,最后一个棉球从尿道口消毒至肛门。每个棉球限用一次,使用过的棉球放于弯盘内;消毒完毕后,撤去弯盘及消毒盘,脱手套。

5.洗手,将导尿包放在患者两腿之间,打开导尿包内层。

6.取出无菌手套,戴好手套,取出洞巾,铺在患者的外阴处,暴露外阴,使洞巾与导尿包的内层形成一个连续无菌区。

7.再次消毒。取消毒棉球置于消毒盘内,用戴手套的手分开并固定小阴唇,另一只手持镊子夹消毒棉球自上而下,由内向外分别消毒尿道口(在尿道口轻轻旋转消毒后向下擦洗)及两侧小阴唇,最后一个棉球消毒尿道口,每个棉球限用一次。

8.按照操作顺序整理好用物,取出导尿管,向导尿管球囊内注水后抽空,检查导尿管球囊是否完好。用液体石蜡棉球润滑导尿管前端,根据需要连接导尿管和接尿袋。

9.插入尿管。一只手继续固定分开小阴唇,嘱患者张口呼吸,另一只手持镊子将导尿管对准尿道口轻轻插入尿道4~6 cm,见尿液流出,再插入1~2 cm,固定导尿管,待尿液引流入集尿袋需要量位置,夹闭尿管。如需留置导尿,见尿液流出后再插入7~10 cm;连接注射器向气囊注入适量无菌生理盐水,轻轻拉动导尿管有阻力感,确认导尿管在膀胱内固定良好,再向内插入1 cm。

10.留取标本。打开导尿管,留取中段尿5~10 mL于标本容器内(如留取尿培养,使用无菌标本容器)。

11.操作后处理如下。

（1）导尿完毕,轻轻拔出导尿管,撤下洞巾,擦净外阴,清理导尿用物,撤下垫巾及治疗巾,分类处理。脱去手套,快速洗手,协助患者整理衣物,整理床单位,交代注意事项。如需留置尿管,需用安全别针将集尿袋固定在床边膀胱以下位置,开放导尿管。

（2）整理用物,测量尿量,将标签贴于尿标本上送检。

（3）洗手,记录导尿管留置时间和引流尿液的量、性质及患者反应。

操作流程图

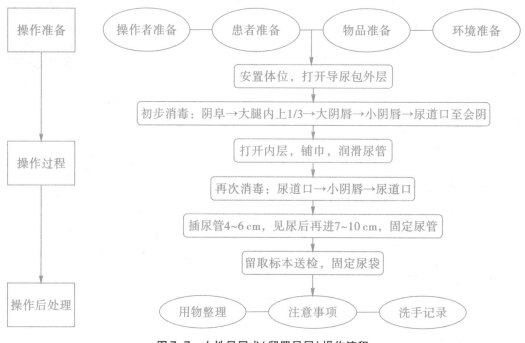

图 7-7 女性导尿术（留置导尿）操作流程

评分标准

女性导尿术（留置导尿）评分标准

◆ 注意事项

1.严格遵守无菌操作原则,预防尿路感染。

2.插入尿管动作要轻柔,以免损伤尿道黏膜,若插入时有阻力可更换方向再插,勿过深或过浅,尤忌反复抽动尿管。

3.根据患者情况选择合适导尿管,粗细要适宜,对小儿或疑有尿道狭窄者,尿管宜细。

4.测定残余尿时,嘱患者先自行排尿,然后导尿。残余尿量一般为5~10 mL,如超过100 mL,则应留置导尿。

5.为女性患者导尿时,如误入阴道,必须更换无菌导尿管,重新插管。

6.固定气囊导尿管时,不可牵拉过紧,避免膀胱内的气囊压迫尿道内口、膀胱壁或尿道,引起黏膜损伤。

◆ 并发症

1.尿路感染:保持尿道口清洁,定期更换集尿袋和导尿管,避免导尿管打折、弯曲,保证集尿袋高度低于膀胱水平,鼓励患者多饮水等,有助于预防尿路感染的发生。如果患者出现尿路感染,应及时更换导尿管,并留取尿液进行微生物病原学检查,必要时应用抗生素治疗。

2.尿道损伤:正确选择导尿管型号,可最大限度降低尿道损伤;置管时动作轻柔,置管后妥善固定,防止脱出,从而避免尿道黏膜损伤。

3.导尿管阻塞:导尿管被尿结晶沉渣或血块堵塞,会造成引流不畅。应随时观察尿液引流情况,必要时请泌尿外科会诊。

4.虚脱或血尿:一次性大量放尿,可导致腹压突然下降,大量血液进入腹腔血管,引起血压下降,产生虚脱,或因膀胱突然减压而引起膀胱通透性增加,黏膜充血、出血,发生血尿。尿潴留患者引流尿液速度宜缓慢,对膀胱高度膨胀且极度虚弱的患者,首次放尿量不超过1 000 mL。

★ **思考题**

题干:患者,女,49岁,以"头颅外伤伴昏迷2 h"为主诉急诊入院,为监测患者24 h出入量,需要留置尿管。

要求:给予患者留置导尿。

解题思路:患者头颅外伤、昏迷,排尿不受控制,为正确记录24 h出入量,密切观察患者病情变化,应给予留置导尿。操作者应熟悉女性尿道解剖结构,遵循导尿术的操作流程,严格遵守无菌操作原则。

图片动脉穿刺术

第六节　动脉穿刺术

◆ 临床情境

　　患者,男,64岁,以"发热、咳黄黏痰1周"为主诉入院。既往慢性阻塞性
肺疾病病史20余年,吸烟史40年。以"慢性阻塞性肺疾病急性发作期"为诊断收入院。
心电监护示:体温38.5 ℃,心率105 次/min,呼吸29 次/min,血压135/85 mmHg,SpO_2
90%。现患者面色发绀,诉胸闷,不能平卧,给予对症处理。

　　为进一步明确诊断,需行血气分析,请对患者行动脉穿刺术。

◆ 临床思维

　　患者有发热、痰液黏稠不易咳出及慢性阻塞性肺疾病病史,现面色发绀,胸闷严重,
心电监护示SpO_2下降,初步考虑为二氧化碳潴留引起,为查明原因,应给予动脉穿刺,抽
取动脉血样本行血气分析。

◆ 适应证

　　1.各种原因的呼吸功能障碍患者。
　　2.酸碱平衡紊乱患者。
　　3.需要监测有创血压者。
　　4.各种动脉内介入治疗或操作者。
　　5.机械通气患者。

◆ 禁忌证

　　1.穿刺部位有感染者。
　　2.有明显出血倾向者为相对禁忌证。

◆ 操作流程

 操作前准备

　　1.操作者准备
　　(1)操作者着装符合上岗要求,洗手,戴帽子、口罩。
　　(2)核对患者姓名、性别、床号、住院号及检验单等,了解患者病情,确认无出血
倾向。
　　(3)告知患者及其家属操作目的、方法、注意事项及配合要点等,并取得配合。

2.标准化病人准备

根据培训/考核要求,准备 SP。

3.物品准备

(1)模型:动脉穿刺手臂模型。

(2)动脉穿刺用品:一次性无菌注射器或动脉血气针。

(3)其他:碘伏、无菌棉签、手消毒剂、治疗盘、弯盘、无菌手套、治疗巾、小垫枕、无菌纱布、小沙袋、肝素、无菌软木塞或橡胶塞、冰盒、标签或条形码、生活垃圾桶、医疗废物桶、锐器收集盒。

4.环境准备

安静整洁,温、湿度适宜,光线适中,必要时可用屏风或围帘遮挡患者。

视频动脉穿刺

操作步骤

1.穿刺部位

(1)桡动脉穿刺:穿刺点为前臂掌侧腕关节上 2 cm,动脉搏动明显处。

(2)股动脉穿刺:穿刺点为腹股沟动脉搏动明显处。

2.操作方法

(1)将用物携至患者床旁,洗手,核对患者信息(PDA 扫描腕带),并做好解释,取得患者配合。

(2)体位:桡动脉穿刺时,协助患者取舒适体位,前臂外展,掌心向上;股动脉穿刺时,协助患者仰卧位,下肢伸直略外展外旋,充分暴露穿刺部位。

(3)选血管:选择动脉搏动最明显处,评估穿刺部位皮肤和血管弹性,避开关节、瘢痕等,行 Allen 试验。

(4)铺治疗巾:将治疗巾铺于小垫枕上,置于手腕下,手掌背伸,暴露穿刺部位。

(5)消毒:洗手,以穿刺点为中心,螺旋式由内向外用碘伏消毒穿刺部位皮肤,消毒范围直径≥8 cm,待干,常规消毒操作者左手示指、中指和环指或戴无菌手套。

(6)再次核对医嘱检验单及患者的信息。

(7)采血:用左手示指和中指触及动脉搏动最明显处并固定动脉于两指之间,右手持注射器或动脉血气针,在两指间垂直进针或与动脉走向呈45°逆血流方向刺入动脉。

1)一次性注射器采血:见有鲜红色血液涌进注射器,即以右手固定穿刺针的方向和深度,左手抽取血液至所需量。

2)动脉血气针采血:将血气针栓推到底部,拉到预设血量刻度,血气针筒自动形成吸引等量血液的负压,采血针进入动脉后血液自然涌入动脉采血管,自动抽取所需血量。

(8)拔针、按压:采血结束,迅速拔出针头,局部用无菌纱布加压止血 5～10 min,直至不出血为止,必要时用沙袋压迫止血,凝血功能障碍患者拔针后按压时间应延长。

(9)插入软木塞:针头拔出后立即插入软木塞或橡胶塞,以隔绝空气,并轻轻搓动注射器使血液和肝素混匀,取出针头立即放进锐器收集盒内。

(10)将对应条形码粘贴于一次性注射器或动脉血气针外。

(11)脱去手套,消毒双手。再次核对医嘱检验单、患者及标本信息。

（12）协助患者取舒适体位，整理床单位，向患者交代注意事项。

（13）整理用物，垃圾分类处理。

（14）洗手，记录采血时间和量。

（15）将标本连同检验单及时送检。

操作流程图

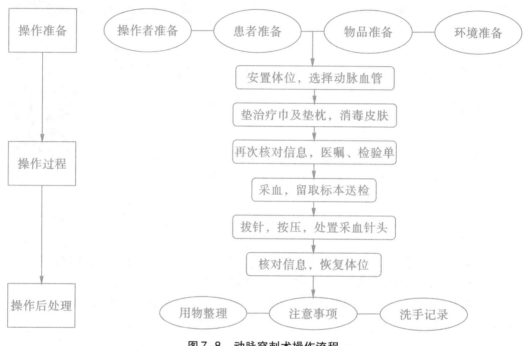

图7-8　动脉穿刺术操作流程

评分标准

动脉穿刺术评分标准（桡动脉）

◆ 注意事项

1. 严格执行查对制度和无菌技术操作原则。

2. 在操作过程中注意保护患者的隐私，并采取适当的保暖措施。

3. 一次性注射器采血前先抽取肝素0.5 mL，湿润注射器管腔后弃去余液，以防止血液凝固。

4. 采集血气分析样本，抽血时注射器内不能有气泡，抽血后立即密封针头，隔绝空气,颠倒混匀5次,手搓注射器针管5 s,以保证抗凝剂完全作用;立即送检,如>15 min需冷藏,标本不得超过2 h,以免影响检查结果。

5.新生儿宜选择桡动脉穿刺,因股动脉穿刺进针时易伤及髋关节。

6.穿刺失败或一旦发现局部血肿,立即拔出针头,按压局部,另选取其他动脉重新穿刺;拔针后局部用无菌纱布或沙袋加压止血,以免出血或形成血肿;凝血功能障碍患者拔针后按压时间延长。

7.采血前,若患者有饮热水、沐浴、运动等情况,需休息30 min后再行采血。

8.有出血倾向患者慎用动脉穿刺法采集动脉血标本。

◆ 并发症

1.感染:临床表现为穿刺部位皮肤有红、肿、热、痛;严重者有脓肿形成,个别患者会出现全身症状,如高热等,其血液和导管细菌培养为阳性。

预防及处理:穿刺时严格遵守无菌原则;穿刺前认真选择血管,避免在有皮肤感染的部位穿刺;已发生感染者,除对因处理外,还应根据医嘱使用抗生素治疗。

2.皮下血肿:临床表现为穿刺点周围皮肤青紫,患者局部疼痛、灼热、活动受限。

预防及处理:①加强穿刺基本功的训练,掌握穿刺技能;②如血肿轻微,应观察肿胀范围有无扩展,若肿胀局限,可暂不进行特殊处理;③若压迫止血无效时可以加压包扎,穿刺成功后局部加压止血5 min,或用小沙袋压迫止血10 min,直到不出血为止;凝血机制严重障碍者应避免动脉穿刺;④血肿发生后24 h内采用冷敷,24 h后采用热敷,50%的硫酸镁湿热敷也可使血肿消退,疼痛减轻;⑤内服、外用活血化瘀的中药。

3.筋膜间隔综合征及桡神经损伤,临床表现为穿刺肢体肿胀、疼痛及活动障碍。

预防及处理:①在血肿处理的基础上,尽快给患者止痛,以减轻患者痛苦;②注意观察肢体血运、感觉、运动情况,必要时手术;③如果以上保守治疗无效时,可行筋膜间室压力测定(正常值为0～8 mmHg),当筋膜间室压力大于30 mmHg时应报告医师采取筋膜间室切开减张术,以免造成不可逆的损伤。

4.假性动脉瘤形成:临床表现为假性动脉瘤易活动,血管表浅、管壁薄、突出皮肤表面,局部有肿块、有"膨胀性"搏动。

预防及处理:①避免在同一部位重复穿刺;②患者若有小的足背动脉瘤形成,应嘱其穿宽松、软质面的鞋;③假性动脉瘤较大而影响功能者,可采用手术直接修补,效果良好。

5.动脉痉挛:临床表现为血管痉挛时远侧动脉搏动减弱或消失,肢体可出现麻木、发冷、苍白等缺血症状,长时间血管痉挛可导致血管栓塞。

预防及处理:穿刺前,安抚患者紧张情绪,必要时,予以局部麻醉。

★ 思考题

1. **题干**：患者，男，68岁，诊断为"慢性阻塞性肺疾病"，在家期间坚持氧疗。近期居家氧疗效果差，患者胸闷等症状加重，遂来我院就诊。入院后给予无创呼吸机辅助通气，以改善缺氧症状。

要求：为进行血气分析，协助临床诊断和治疗，请完成动脉穿刺术，采集动脉血。

解题思路：患者为慢性阻塞性肺疾病，坚持氧疗效果差，考虑存在呼吸衰竭，为明确呼吸衰竭类型，需检测血液中的氧气、二氧化碳及酸碱度水平。给予动脉穿刺，进行动脉血气分析，遵循动脉穿刺步骤流程，不得违反无菌原则。

2. **题干**：患者，男，68岁，以"胸闷3 d"为主诉入院。既往高血压病史10年，糖尿病病史5年。在家期间坚持氧疗，效果差，夜间休息可，诊断为"慢性阻塞性肺疾病"。入院后测SpO_2 85%，拟佩戴无创呼吸机缓解症状。

要求：现患者入院，请为患者完成动脉采血，以行动脉血气分析，指导呼吸机参数设置。

解题思路：患者胸闷，氧疗效果差，血氧饱和度下降，根据既往病史，初步判断患者存在呼吸衰竭，需佩戴无创呼吸机。设置呼吸机参数需明确动脉血气情况，应遵循动脉穿刺步骤流程完成动脉采血。

图片静脉穿
刺术

第七节　静脉穿刺术

◆ **临床情境**

患者,女,31 岁,车祸伤后 15 h 入当地医院。查体:体温 39.8 ℃,右下肢大腿外侧撕裂伤,右下肢疼痛、活动不便。CT 结果显示无明显骨折。遂给予退热、镇静、镇痛等对症处理,用药后体温未下降,患者出现寒战、乏力。实验室检查回示:WBC 20.4×10^9/L,RBC 3.32×10^{12}/L,Hb 100 g/L,PLT 124×10^9/L。

为协助诊断,需进行血培养,请为患者抽取静脉血。

◆ **临床思维**

患者为大腿撕裂伤伴发热,给予对症治疗措施后体温仍未下降,实验室检查白细胞数量明显升高,提示存在细菌感染。为明确细菌类型,需进行血培养,按要求进行静脉穿刺,抽取静脉血。最佳抽血时机为患者寒战、发热且尚未应用抗生素治疗时。

◆ **适应证**

1. 需留取静脉血标本的各种血液化验检查。
2. 需建立静脉通道进行输液及相关检查。

◆ **禁忌证**

1. 穿刺部位有感染者。
2. 有明显出血倾向者相对禁忌。
3. 禁止在输血、输液针头处留取血标本。

◆ **操作流程**

操作前准备

1. 操作者准备
(1)操作者着装符合上岗要求,洗手、戴帽子、口罩,必要时按上岗要求戴手套。
(2)核对患者姓名、性别、床号、住院号及检验单等,了解患者病情,评估患者有无出血倾向。

（3）告知患者及其家属操作目的、方法、注意事项及配合要点等,并取得配合。

2. 标准化病人准备

根据培训/考核要求,准备 SP。

3. 物品准备

（1）模型:静脉穿刺手臂模型。

（2）静脉穿刺用品:一次性静脉采血针或一次性无菌注射器。

（3）其他:碘伏、无菌棉签、手消毒剂、治疗盘、弯盘、无菌手套、治疗巾、小垫枕、采血管、止血带、试管架、检验单、标签或条形码、生活垃圾桶、医疗废物桶、锐器收集盒。

（4）核对医嘱、检验申请单及条形码,正确选取静脉采血管,将对应条码标签粘贴于相应容器外壁上。

4. 环境准备

安静整洁,温、湿度适宜,光线适中,必要时可用屏风或围帘遮挡患者。

操作步骤

1. 静脉穿刺部位

（1）四肢浅静脉:上肢常用肘部浅静脉(贵要静脉、肘正中静脉、头静脉)、腕部及手背静脉;下肢常用大隐静脉、小隐静脉及足背静脉。

（2）颈外静脉:常用于婴幼儿的静脉采血。

（3）股静脉:股静脉位于股三角区,在股动脉内侧 0.5 cm 处。

2. 操作方法(以肘正中静脉为例)

（1）将用物携至患者床旁,洗手,核对患者信息(PDA 扫描腕带),并做好解释,取得患者配合。

（2）体位:选取肘静脉,协助患者取平卧位或坐位,暴露前臂和上臂,上臂外展,掌心向上。

（3）将治疗巾铺于小垫枕上,置于穿刺部位下方,放好止血带。

（4）选择粗、直、弹性好且易于固定的静脉,避开静脉瓣、关节、瘢痕等。

（5）消毒:以穿刺点为中心,螺旋式由内向外用消毒液消毒穿刺部位皮肤,直径≥5 cm,在穿刺部位上方约 6 cm 处系止血带。

（6）再次核对,嘱患者握拳。

（7）采血:①一次性注射器采血。一只手拇指于静脉穿刺部位下端绷紧皮肤,另一只手持注射器,示指固定针栓,针尖斜面向上,与皮肤呈 15°～30°自静脉上方或侧方快速刺入皮下。再沿静脉走向滑行刺入静脉,见回血后可再沿静脉走行进针少许,抽取所需血液标本量,松开止血带,嘱患者松拳。②静脉采血管采血。取下采血针护套,一只手拇指于静脉穿刺部位下端绷紧皮肤,另一只手持采血针,针尖斜面向上,自静脉上方或侧方快速刺入皮下。再沿静脉走向滑行刺入静脉,见回血后可再沿静脉走行进针少许,将采血针另一端刺入静脉采血管,采血至需要量。如需多管采血,可再接入其他所需的静脉采血管,当采集到最后一管血标本时,即可松开止血带,嘱患者松拳。

（8）拔针、按压：抽血结束,使用一次性注射器采血,应迅速拔出针头；使用静脉采血管采血,先拔采血管,后拔去针头。用无菌棉签按压局部 3 ~ 5 min 至不出血为止,凝血功能障碍或长期应用抗凝剂的患者,拔针后可适当延长拔针时间。

（9）留取血培养标本：抽取静脉血 5 mL,先打开瓶盖,常规消毒瓶塞,待消毒剂完全干燥后将血液注入瓶内,轻轻摇匀。血培养瓶如有多种,先注入厌氧瓶,然后再注入需氧瓶。

（10）将血标本放回试管架,取下止血带、治疗巾和小垫枕。

（11）消毒双手,再次核对医嘱检验单、患者及标本信息。

（12）协助患者取舒适体位,整理床单位,向患者交代注意事项。

（13）整理用物,垃圾分类处理。

（14）洗手,记录抽血及送检时间并签名。

（15）将标本连同检验单及时送检,以免影响检验结果。

🔖 操作流程图

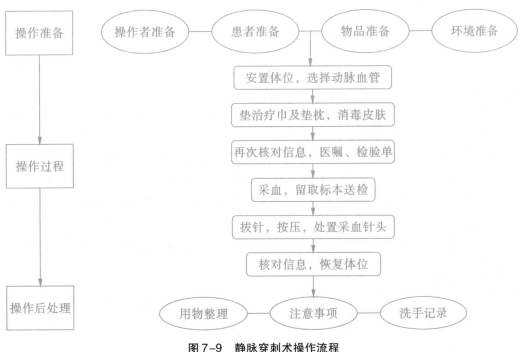

图 7-9　静脉穿刺术操作流程

☝ 评分标准

静脉穿刺术(外周静脉穿刺)评分标准

◆ 注意事项

1. 严格执行查对制度及无菌操作原则;加强核对,在采血操作前核对医嘱、检验申请单及条形码,正确选取静脉采血管,杜绝差错事故的发生。

2. 采用真空采血管采血时,不可先将真空试管与采血针头相连,以免试管内负压消失而影响采血。

3. 穿刺动作应轻柔,切勿多次反复穿刺,一旦出现局部血肿,立即拔出针头,按压局部,另选其他静脉重新穿刺。

4. 不宜在同侧反复穿刺,一侧穿刺失败,在有效压迫止血后取对侧穿刺。尽可能将所有的操作一次进行。

5. 肘部采血穿刺时,不能拍打患者前臂,结扎止血带的时间不宜超过 40 s,长时间容易引起淤血、静脉扩张,影响部分检查结果。

6. 注射器抽血时避免推注和用力抽吸,以免注入空气形成气栓而造成血细胞破裂等严重后果。

7. 穿刺过程中,如果抽出鲜红色血液,提示误穿动脉,应立即拔出针头,持续按压穿刺处 5 ~ 10 min,直至不出血为止。

8. 穿刺中应注意观察患者面色和呼吸情况,如有异常应立即停止操作。

9. 标本采集时,采集方法、量和采集时间要正确,标本要及时送检,不宜放置过久。静脉置管的患者抽取血液标本时,应在对侧肢体采取;若女性患者做了乳腺切除术,应在手术对侧手臂采血。

10. 穿刺完毕应该立即按压穿刺部位,以免引起局部出血或血肿;有出血倾向或凝血功能障碍者应延长按压时间并观察局部渗血情况。

11. 采集标本所用的材料应安全处置,注意个人防护,禁止回套针帽,防止针刺伤。

◆ 并发症

1. 皮下出血:往往发生在穿刺失败时,表现为穿刺部位疼痛、肿胀、压痛、皮下瘀斑。

预防及处理:①穿刺完毕后,无菌棉签按压至不出血;②拔针后无菌棉签与血管走向平行,竖直按压;③上肢静脉穿刺时,若患者衣袖较紧,要求患者脱去衣袖;④提高穿刺技术,掌握进针方法;⑤如出现皮下出血,早期冷敷,后期热敷。

2.误抽动脉血:如抽出为鲜红色血液,即提示穿入动脉,应立即拔出针头,紧压穿刺处10 min,直至不出血为止,再更换部位重新穿刺。

◆知识拓展

1.全血标本为抗凝血标本,主要用于临床血液学检查,测定红细胞沉降率(血沉)、血常规,以及血液中某些物质如血糖、尿素氮、肌酐、尿酸、肌酸、血氨的含量;血浆标本多用于内分泌激素测定、血栓和止血检测等;血清标本多适合于临床化学和免疫学的检测,如测定肝功能、血清酶、脂类、电解质等;血培养标本用于检测血液中的病原菌。

2.不同颜色的采血管其添加剂不同,对应标本类型和检查项目也有所不同,具体详见表7-1。

3.同时抽取不同种类的血标本,应先将血液注入血培养瓶,然后注入抗凝管,最后注入干燥试管。

4.血培养标本采集:一般取血标本5 mL,应在使用抗生素前采集。将血液注入血培养瓶前先打开瓶盖,常规消毒瓶塞,待消毒剂完全干燥后将血液注入瓶内,轻轻摇匀。血培养瓶如有多种,先注入厌氧瓶,后注入需氧瓶。

表7-1　常用彩色静脉采血管的使用

标识	标本类型	添加剂	适用范围	要求
红头管	血清	无	各种生化和免疫学检测,如肝肾功能、血清免疫等	采血后不需要摇动
紫头管	全血	EDTA	适用于血液常规检测、糖化血红蛋白等检测	采血后立即颠倒混匀5~8次
黑头管	全血	3.2%枸橼酸钠(109 mmol/L)	适用于血沉(ESR)检测	抗凝剂与血液1:4混合,采血后立即颠倒混匀5~8次
蓝头管	全血	3.2%枸橼酸钠(109 mmol/L)	适用于血凝试验,如PT、APTT、TT、各种凝血因子检测等	抗凝剂与血液1:9混合,采血后立即颠倒混匀5~8次
黄头管	血清	分离胶/促凝剂	适用于急诊各种生化和血清学实验	可将血细胞与血清快速很好地分开,减少影响实验的因素
绿头管	血浆	肝素锂/肝素钠	可用于急诊、大部分的生化实验和某些特定的化验项目,如血氨、血流变等流式T细胞因子检测	采血后立即颠倒混匀5~8次

续表 7-1

标识	标本类型	添加剂	适用范围	要求
灰头管	血浆	草酸盐-氟化钠	适用于糖耐量试验	采血后立即颠倒混匀5～8次
细菌培养瓶	需氧/厌氧	无	血液、体液需氧/厌氧细菌培养	标本量5～10 mL,摇匀,不能注入空气(厌氧瓶)

★ 思考题

题干:患者,女,50岁,确诊乙肝肝硬化10余年。1个月前无明显诱因出现乏力、恶心、厌食,伴腹胀,自觉面色明显发黄,间断出现鼻腔、牙龈出血,遂来院就诊。近半年,患者未规律复查,且停用抗乙肝病毒药物。考虑患者病情进展,为明确诊断,需尽快完善肝功能等相关检查。

要求:请为患者抽取血标本完善相关检查。

解题思路:患者具有乙肝肝硬化病史,近期出现乏力、恶心、厌食、腹胀、黄疸,以及鼻腔、牙龈出血等症状,提示疾病进展。为明确患者肝功能减退情况,需尽快进行静脉穿刺采血,完善肝功能检查,且需提前告知患者该项检查要求空腹下进行,检查前勿进食进水。患者具有乙肝病史,在为其采血时,操作者需加强自我防护,戴手套进行静脉采血,操作中防止针刺伤,严格遵守无菌原则。

第八节　咽拭子采集

◆ 临床情境

患者,女,21岁,因"咽痛、发热1周"入院。患者无明显诱因出现咽痛、反复发热1周,最高39.5 ℃,继之出现头痛、乏力症状,于急诊就诊收入院。

请为患者进行咽拭子采集。

◆ 临床思维

患者咽痛、反复发热1周,伴头痛、乏力症状,考虑咽部及扁桃体感染,故收治入院后应行咽拭子采集,协助诊断,进一步检测出被感染的细菌或病毒类型,选择敏感抗生素,以达到最佳的治疗效果。

◆ 适应证

从咽部及扁桃体部取分泌物做细菌培养或病毒分离,以协助诊断及治疗。

◆ 禁忌证

无绝对禁忌证。

◆ 操作流程

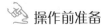 操作前准备

1. 操作者准备

(1)着三级防护装备,医用防护口罩(根据疾病种类选择)、护目镜(面屏)、防护服、工作帽、乳胶手套、防水靴套;如果接触患者血液、体液、分泌物或排泄物,戴双层乳胶手套;手套被污染时,及时更换外层乳胶手套。每采一个人应当严格手消毒或更换手套。

(2)查对医嘱及检验单:核对床号、姓名、检验项目与咽拭子培养管是否相符。

(3)核对患者姓名、性别、年龄,向患者解释咽拭子采集的目的。

2. 标准化病人准备

患者取坐位或半坐卧位。坐位者背靠椅子,稍抬头并把头靠在椅背或墙上固定不动。

3. 物品准备

检验单、无菌长棉签、无菌咽拭子采集管、压舌板、手电、密封运输袋、标本转运箱、快速手消毒液、医嘱单、护理记录单、医用垃圾桶、生活垃圾桶。

4. 环境准备

采样点应为独立空间,通风、安静、整洁、温度适宜、光线充足,内部划分相应清洁区和污染区。

🖐 操作步骤

1. 核对条码、核对患者信息：核对床号、姓名、检验项目与咽拭子培养管是否相符。

2. 评估患者病情、年龄、意识状态、合作程度、口腔黏膜和咽部感染情况及心理反应等。

3. 与患者沟通，向患者解释留取咽拭子的目的和方法，取得患者配合。

4. 协助患者取舒适体位，取坐位或半坐卧位。坐位者背靠椅子，稍抬头并把头靠在椅背或墙上固定不动。

5. 打开咽拭子采集套装，取出采样管并粘贴检验条码。

6. 再次核对条码，询问患者姓名。

7. 手消毒。

8. 留取标本：①嘱患者头微仰，张大嘴巴，发出"啊"音，必要时使用压舌板；②取无菌长棉签，轻柔、快速在患者口腔两侧腭弓、咽、扁桃体上擦拭；③迅速将咽拭子垂直插入无菌试管中，塞紧试管口。

9. 将化验单贴到试管上，再次核对信息，注明标本留取时间，及时送检。

10. 整理用物，按要求脱防护服，洗手，记录。

11. 采样后环境处理：①采样后，开窗通风或无人情况下紫外线消毒>30 min；②采样后，1 000 mg/L含氯消毒剂擦拭桌面；③产生的医疗废物，使用双层黄色包装袋盛装，打鹅颈结有效封口，确保封口严密，确保医疗废物包装无破损、无渗漏。

🖐 操作流程图

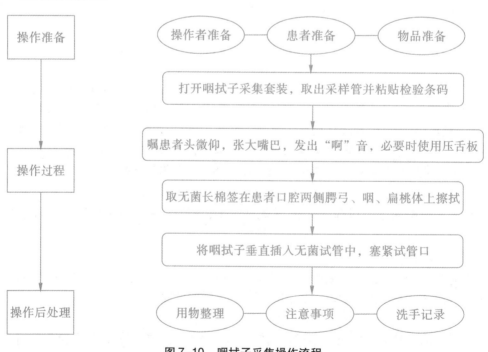

图 7-10　咽拭子采集操作流程

评分标准

咽拭子采集评分标准

◆ 注意事项

1. 注意棉签不要触及口腔两侧腭弓、咽及扁桃体以外的部位。

2. 操作过程中,应注意瓶口消毒,保持容器无菌。

3. 最好在使用抗菌药物治疗前采集标本,留取标本前不要用效度漱口水漱口。

4. 采集咽拭子标本前2 h勿进食,以免咽部刺激引起呕吐。

5. 采集咽拭子标本前不要抽烟、喝酒、嚼口香糖。

6. 等待采样过程中佩戴口罩,相距1 m。

7. 做真菌培养时,需在口腔溃疡面取分泌物。

★ 思考题

题干:患者,女,32岁,因"发热、干咳、四肢乏力"等症状来我院治疗,询问患者得知其配偶新冠检测呈阳性。

要求:请你作为值班医生,对该患者行初步处理。

解题思路:新型冠状病毒肺炎为一种传染性疾病,传染率极高,该患者配偶呈新冠阳性,且患者自身也出现"发热、干咳、四肢乏力"等新型冠状病毒肺炎相应症状,故应行咽拭子采集,检测患者是否也感染新型冠状病毒。

第九节　皮内注射

◆ 临床情境

患者,男性,40岁,以"咳嗽、咳痰半月余"为主诉就诊,入院后完善相关检查,现确诊为"肺炎",拟行青霉素抗感染治疗。遵医嘱,给予青霉素皮试,st。

请对患者行青霉素皮试。

◆ 临床思维

患者确诊"肺炎",拟行青霉素抗感染治疗,需提前进行皮试。进行青霉素皮试前,需了解患者的用药史、过敏史及家族史,如果曾皮试阳性,则禁用青霉素类药物。应遵循青霉素皮试液的配制方法,合理选择皮试部位。

◆ 适应证

1. 凡初次应用有可能发生过敏反应的药物,如青霉素等。
2. 需要皮试的药物,如停止用药 3 d 后再次应用或中途更换药物批号时。

◆ 禁忌证

1. 对青霉素有过敏史或曾皮试阳性者。
2. 近 4 周内发生过过敏反应者。
3. 过敏性休克高危人群,如有小剂量过敏原导致严重过敏反应病史等。

◆ 操作流程

操作准备

1. 操作者准备

(1)操作者着装符合上岗要求,洗手,戴帽子、口罩。

(2)核对患者姓名、性别、床号、住院号及治疗卡等,评估穿刺部位皮肤情况,了解患者用药情况及药物过敏史、意识状态等。

(3)告知患者及其家属皮内注射的目的、方法、注意事项及配合要点等,并取得配合。

2. 标准化病人准备

根据培训/考核要求,准备 SP。

3.物品准备

（1）模型准备:皮内注射模型。

（2）砂轮、启瓶器、注射卡、治疗盘、无菌棉签、酒精、碘伏、手消毒剂、笔、记录单、治疗卡、青霉素、氯化钠注射液、注射器、肾上腺素、弯盘、无菌针头、生活垃圾桶、医疗废物桶、锐器收集盒。

4.环境准备

整洁宽敞,温、湿度适宜,光线充足,符合无菌技术操作要求,必要时可用屏风或围帘遮挡患者。

操作步骤

1.皮试液配制操作流程

（1）根据医嘱取所需药物:青霉素80万IU/支,生理盐水10 mL/支。

（2）核对药物名称、浓度、剂量、用法、时间、有效期。

（3）检查青霉素瓶口有无松动,瓶体有无裂缝,药物有无浑浊、变色、沉淀及絮状物。

（4）取5 mL注射器,检查注射器包装是否破损、有无漏气及是否在有效期。

（5）启开青霉素瓶盖,常规消毒瓶口。

（6）配制皮试液:开启生理盐水,抽取4 mL,注入青霉素瓶内,则1 mL含20万IU。

取上液0.2 mL,加生理盐水至1 mL,则1 mL含4万IU。

取上液0.1 mL,加生理盐水至1 mL,则1 mL含4 000 IU。

取上液0.1 mL,加生理盐水至1 mL,则1 mL含400 IU,每次配制时需将药液混合均匀。配制完毕,备用。

（7）整理操作台,洗手。

2.皮内注射操作流程

（1）将用物推至患者床旁,洗手,核对患者信息（或PDA扫描腕带）,取得患者配合。

（2）评估患者病情、意识、合作程度,询问过敏史、家族过敏史、用药史以及是否发热等。

（3）告知患者及家属操作的目的、方法及配合要点。

（4）协助患者取舒适体位。

（5）评估并选择合适的注射部位（前臂掌侧下段交界皮肤颜色最浅的部位）,避开血管。

（6）洗手,用75%酒精消毒（酒精过敏者应用生理盐水清洁）,以穿刺点为中心,环形消毒,消毒范围直径大于5 cm,待干。

（7）再次核对,调整注射器针尖斜面与针筒刻度一致。

（8）左手绷紧皮肤,右手持注射器,针尖斜面向上,与皮肤呈5°进针。针头斜面完全进入皮内后,放平注射器,左手拇指固定针栓,注入皮试液0.1 mL,局部形成隆起的皮丘。皮肤变白,并显露毛孔（同时询问患者有无不适）,迅速拔出针头,嘱患者切勿按压,避免摩擦穿刺点。

(9)分类处理用物,针头放入锐器收集盒,注射器放入医疗废物桶。

(10)洗手,再次查对治疗卡、药物及患者信息。

(11)整理患者床单位,协助患者取舒适体位,并向患者及家属讲解注意事项。

(12)洗手,记录皮试时间。

(13)观察 20 min,20 min 后判断皮试结果并记录。

3.皮试结果判定

(1)阴性:皮丘大小无改变,周围无红肿、红晕,患者无自觉症状。

(2)阳性:皮丘隆起、增大,出现红晕,直径>1 cm,或周围有伪足伴局部发痒,可有头晕、心慌、恶心,严重时发生过敏性休克。如为阳性,应立即报告医师,做好标识,如床头卡、腕带、病历夹、医嘱本及皮试本等。

操作流程图

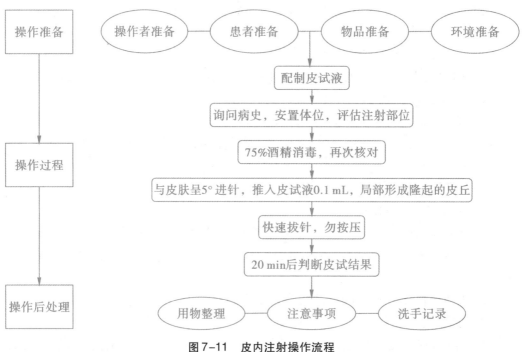

图 7-11 皮内注射操作流程

评分标准

皮内注射评分标准

◆注意事项

1.青霉素过敏试验前详细询问患者的用药史、药物过敏史及家族过敏史,必要时备急救药品,对青霉素有过敏史者禁止做此项试验。

2.皮试液必须现用现配,浓度与剂量准确。

3.做药物过敏试验时,消毒皮肤禁用含碘消毒剂,以免着色影响对局部反应的观察,如注射部位有各种皮损、炎症、硬结、瘢痕或位于皮肤病处,注射时需避开。

4.严密观察患者,注射后需观察20 min,注意局部和全身反应,告知患者注射后不能离开病房,出现任何不适,立即通知医护人员,并做好急救准备工作。

5.如对皮试结果有怀疑,应在对侧前臂皮内注射生理盐水0.1 mL,以作对照,确认青霉素皮试结果为阴性方可用药。使用青霉素治疗过程中要继续严密观察反应。

◆并发症

1.过敏反应:临床表现为综合性表现,涉及皮肤、呼吸、循环、中枢神经、消化等多个系统,最严重的表现为过敏性休克。

预防及处理:①询问三史,用药史、过敏史、家族史;②皮试液现用现配;③做好急救准备;④排除影响因素。

2.过敏性休克:出现胸闷、气促、呼吸困难、喉头水肿、血压下降、脉搏细弱、意识丧失等症状。

处理:应立即停药,协助患者平卧,就地抢救,给予氧气吸入、抗过敏、皮下注射0.1%盐酸肾上腺素0.5~1 mL,如症状不缓解,每隔半小时皮下或静脉注射0.1%盐酸肾上腺素0.5 mL,直至脱离危险。保持呼吸道畅通,维护循环功能,纠正酸中毒,密切观察病情。

★思考题

题干:患者,男,46岁,因发热至社区卫生服务中心就诊。拟应用头孢唑林钠2.0 g+生理盐水250 mL,静脉滴注,bid,患者述曾经青霉素皮试阳性。

要求:请对患者行头孢类药物皮试操作。

解题思路:青霉素皮试阳性者,为避免过敏反应,应用头孢药物之前,需配制头孢皮试液进行皮试;有头孢唑林钠过敏史者,严禁使用此类药物;皮试结果需双人判断,必要时做生理盐水对照试验。

图片皮下注射

第十节 皮下注射

◆ 临床情境

患者,男,54 岁,既往患糖尿病 2 年余,未规律治疗。近日来,自觉口渴、乏力、消瘦,遂来院就诊。检查结果示:空腹血糖 12 mmol/L,尿糖 3+。遵医嘱给予普通胰岛素 8 IU 皮下注射,每日 3 次,三餐前 30 min 注射。

请对患者执行药物皮下注射。

◆ 临床思维

患者既往糖尿病史,现血糖控制差,空腹血糖超过 11 mmol/L,符合胰岛素强化治疗指征,遵医嘱给予胰岛素皮下注射,用药前应了解患者的现病史和用药史;注意评估患者局部皮肤情况,正确抽吸药物剂量;多次注射时应轮换注射部位,避免产生局部硬结。

◆ 适应证

1. 需迅速达到药效,不能经口服或静脉注射的药物。

2. 预防接种。

3. 局麻用药。

◆ 禁忌证

1. 对药物过敏。

2. 注射部位有各种皮损、炎症、硬结、瘢痕等。

3. 刺激性较强的药物。

◆ 操作流程

 操作准备

1. 操作者准备

(1)操作者着装符合上岗要求,洗手,戴帽子、口罩。

(2)核对患者姓名、性别、床号、住院号及治疗卡等,评估穿刺部位皮肤情况,了解患者用药情况及药物过敏史、意识状态等。

（3）告知患者及其家属皮下注射的目的、方法、注意事项及配合要点等，并取得配合。

2.标准化病人准备

根据培训/考核要求，准备 SP。

3.物品准备

（1）模型准备：皮下注射模型。

（2）皮下注射用品：胰岛素注射液、注射器。

（3）其他：碘伏、无菌棉签、手消毒剂、治疗盘、弯盘、治疗巾、治疗卡、生活垃圾桶、医疗废物桶、锐器收集盒。

4.环境准备

安静整洁，温、湿度适宜，光线适中，必要时可用屏风或围帘遮挡患者。

操作步骤

1.选择合适的注射器抽吸药液，排尽空气，再次核对，将保留的安瓿或药瓶置于铺好的无菌治疗盘内。将用物携至患者床旁，洗手，核对患者信息（PDA 扫描腕带），并做好解释，取得患者配合。

2.评估病情，了解患者的用药史和药物过敏史，告知操作的目的、方法及配合要点，协助患者取舒适体位。

3.选择正确的注射部位并定位，评估注射部位情况（常用的注射部位：上臂三角肌下缘，两侧腹壁，后背，大腿前侧、外侧）。

4.洗手，常规消毒注射部位皮肤 2 次，消毒范围直径≥5 cm，待干。

5.再次核对，取出注射器，排尽空气，调整针尖斜面与刻度一致，并旋紧连接处。

6.一只手绷紧局部皮肤，另一只手持注射器，以示指固定针栓，针尖斜面向上，与皮肤呈 30°~40°，快速刺入针梗的 1/2~2/3 至皮下，松开绷紧皮肤的手，抽动活塞，如无回血，缓慢注射药液。询问患者有无不适。

7.注射完毕，用无菌干棉签轻压穿刺部位，快速拔针后按压至不出血为宜。

8.再次核对。整理床单位，协助患者取舒适体位，交代注意事项。

9.整理用物，洗手，记录。

操作流程图

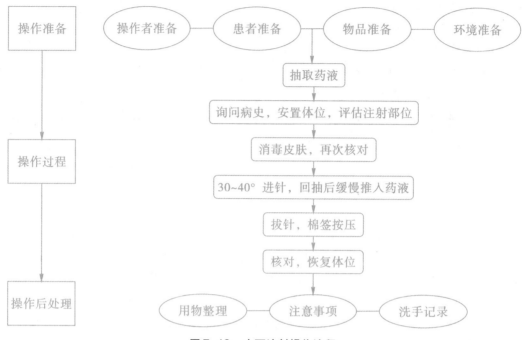

图 7-12　皮下注射操作流程

评分标准

皮下注射评分标准

◆ 注意事项

1. 严格执行查对制度和无菌操作原则。

2. 刺激性过强的药物不宜做皮下注射。

3. 长期皮下注射者,应有计划地经常更换注射部位,防止局部产生硬结。

4. 注射少于 1 mL 的药液,应选用 1 mL 注射器抽吸药液,以保证注入药液的剂量准确。

5. 护士在注射前应详细询问患者的用药史。

6. 对过于消瘦者,应捏起局部组织,进针角度适当减小。

◆ 并发症

多次注射可能产生局部硬结。

预防及处理:熟练掌握注射深度,选用锐利针头,选择注射点要尽量分散,避免在同一部位多次反复注射,避免在瘢痕、炎症、皮肤破损部位注射。注射后可给予局部热敷或按摩,以促进局部血液循环,加速药物吸收,防止硬结形成。已形成硬结者,可应用50%硫酸镁局部湿热敷。

★ 思考题

题干:患者,女,45岁,因"乳腺癌术后行第2周期化疗"入院。血常规示 WBC $2\times10^9/L$。遵医嘱应用人粒细胞刺激因子注射液 150 μg,皮下注射,st。

要求:执行药物皮下注射。

解题思路:患者白细胞水平低,符合人粒细胞刺激因子的应用指征。药物皮下注射前注意评估患者局部皮肤情况,选择合适注射部位,了解以往用药的效果,并加强与患者沟通。

第十一节　肌内注射

◆ **临床情境**

患者,女,45 岁,以"右胫骨骨折"为诊断入院,因右下肢疼痛难忍,疼痛评分 4 分,遵医嘱应用盐酸曲马多注射液 100 mg,肌肉注射(IM),st。

请按要求对患者行肌内注射。

◆ **临床思维**

患者骨折伤,疼痛难忍,疼痛评分为 4 分,可给予曲马多药物止痛,应用前需询问患者的用药史、过敏史,了解药物效果维持时间,正确选择注射部位,做好沟通解释,注意关怀患者。

◆ **适应证**

1.药物不宜或不能口服,要求比皮下注射更迅速发生疗效的药物。

2.注射刺激性较强或药量较大的药物,不宜皮下及不能静脉注射的油剂或混悬剂等。

◆ **禁忌证**

1.注射部位有炎症、硬结、肿瘤、皮肤破损等。

2.严重出、凝血倾向,血小板或凝血因子明显减少或用肝素、双香豆素等进行抗凝治疗者。

3.破伤风发作期、狂犬病痉挛期采用肌内注射可诱发阵发性痉挛。

4.癫痫抽搐、不能合作的患者也为相对禁忌,必要时可予以镇静。

◆ **操作流程**

 操作准备

1.操作者准备

(1)操作者着装符合上岗要求,洗手,戴帽子、口罩。

(2)核对患者姓名、性别、床号、住院号及治疗卡等,评估穿刺部位皮肤情况,了解患者用药情况及药物过敏史、意识状态等。

(3)告知患者及其家属操作过程,用药目的、方法和注意事项,并取得其配合。

2.标准化病人准备

根据培训/考核要求,准备SP。

3.物品准备

(1)模型准备:肌内注射模型。

(2)肌内注射用品:盐酸曲马多注射液、注射器。

(3)其他:碘伏、无菌棉签、手消毒剂、治疗盘、弯盘、砂轮、治疗卡、治疗巾、生活垃圾桶、医疗废物桶、锐器收集盒。

4.环境准备

安静整洁,温、湿度适宜,光线适中,必要时可用屏风或围帘遮挡患者。

操作步骤

1.核对医嘱,查对药物的名称、浓度、剂量、用法、有效期、药液质量等,按照规范抽取药液,排净空气。再次核对,保留安瓿或药瓶置于无菌盘内。

2.将用物携至患者床旁,洗手,核对患者信息(PDA 扫描腕带),评估患者的病情,了解患者的用药情况,告知患者操作的目的、方法及配合要点,询问患者的需求并帮助解决。

3.协助患者摆好体位。

(1)侧卧位:协助患者上腿伸直,下腿稍弯曲。

(2)俯卧位:足尖相对,足跟分开,头偏向一侧。

(3)仰卧位:常用于危重及不能翻身的患者。

(4)坐位:坐位时,椅子稍高,便于操作。

4.按照体表标志,选择注射部位。常用的注射部位:臀大肌,其次为臀中肌、臀小肌、股外侧肌及上臂三角肌。

(1)臀大肌注射定位法:①十字法。从臀裂顶点向左侧或右侧划一水平线,然后从髂嵴最高点作一垂线,将一侧臀部分为 4 个象限,其外上象限并避开内角(从髂后上棘至股骨大转子连线),即为注射区。②连线法。从髂前上棘至尾骨作一连线,其外上 1/3 处为注射部位。

(2)臀中肌、臀小肌注射定位法:①以示指尖和中指尖分别置于髂前上棘和髂嵴下缘处,在髂嵴、示指、中指之间构成一个三角形区域,此区域为注射区;②髂前上棘外侧三横指处(以患者手指宽度为标准)。

(3)股外侧肌注射定位法:大腿中段外侧。成人可取髋关节下 10 cm 至膝关节上 10 cm,宽约 7.5 cm 的范围,此处大血管、神经干很少通过,且注射范围较广,适用于多次注射或 2 岁以下幼儿注射。

(4)上臂三角肌注射定位法:上臂外侧,肩峰下 2～3 横指处,此处肌肉较薄,只可作小剂量注射。

5.洗手,常规消毒注射部位皮肤,消毒范围直径≥5 cm,待干。

6.再次核对,取出注射器,调整注射器针尖斜面与刻度一致,拧紧针栓,排尽空气。

7.一只手示指、拇指绷紧局部皮肤,另一只手持注射器,以中指固定针栓,用手臂带动手腕力量,将针梗的 1/2～2/3 迅速垂直刺入皮肤。

8.松开绷紧皮肤的手,抽动活塞,若无回血,根据药液的刺激性,以适宜的速度注入,并随时询问患者有无不适,观察患者反应。

9. 注药完毕,用无菌棉签轻轻按压针刺处,快速拔针,继续按压片刻至不出血为宜。

10. 协助患者穿好衣裤,取舒适体位,整理床单位,询问患者有无不适。

11. 再次核对,向患者交代注意事项。

12. 整理用物,洗手,记录。

操作流程图

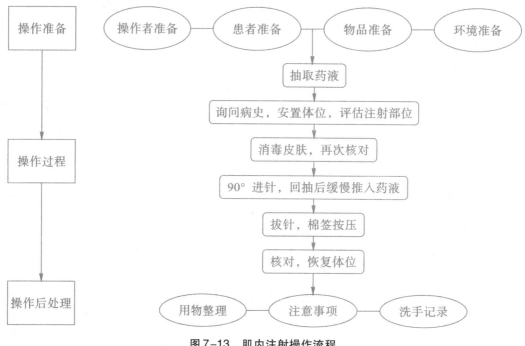

图 7-13　肌内注射操作流程

评分标准

肌内注射评分标准

◆**注意事项**

1. 严格执行查对制度和无菌操作原则。

2. 2 种或 2 种以上药物同时注射时,注意配伍禁忌。

3. 对 2 岁以下婴幼儿不宜选用臀大肌注射,因其臀大肌尚未发育好,注射时有损伤坐骨神经的危险,最好选择股外侧肌、臀中肌和臀小肌注射。

4. 对需长期注射者,应交替更换注射部位,并选用细长针头,以避免或减少硬结的发生。

◆ 并发症

1. 多次注射出现局部硬结。

预防及处理:注射前选择锐利针头,选择注射点要分散,避免同一部位反复注射。熟练掌握注射深度,注射药量不宜过多,推注药液时,速度要缓慢,用力要均匀,以减少对局部的刺激。已形成局部硬结,可应用50%硫酸镁湿热敷,促进硬结吸收。

2. 部位选择不正确致坐骨神经损伤。

预防及处理:注射药物应选择刺激性小、等渗、pH接近中性的药物。准确选择注射部位,避开神经及血管。注射药物过程中,如患者出现神经支配区麻木或放射痛,应立即改变进针方向或停止注射。不完全性神经损伤患者,给予理疗、热敷,促进炎症消退和药物吸收,同时应用神经营养药物治疗。完全性神经损伤患者,应尽早手术探查,行神经松解术。

3. 局部感染。

预防及处理:操作过程中,严格执行无菌技术操作;注射部位皮肤瘙痒者,嘱患者勿抓挠,局部应用抗生素涂抹;注射部位皮肤出现水疱者,应用无菌注射器抽吸;注射部位出现溃烂、破损,给予外科换药处理。

4. 晕针或晕厥。

预防及处理:患者过度紧张时可出现,注射前向患者做好解释工作,消除紧张心理,避免在饥饿状态下进行治疗。注射过程中随时观察患者情况,如有不适,立即停止注射。对以往有晕针史及体弱、饥饿、情绪紧张的患者,可采取卧位。如患者出现晕针或晕厥,协助患者平卧位,加强保暖,针刺人中、合谷等穴位,患者清醒后给予口服糖水等对症处理。

5. 针头弯曲或针头折断。

预防及处理:选择粗细适中的注射针头,注射时勿将针梗全部插入皮肤内;选择合适的注射部位,不可在局部皮肤有硬结或瘢痕处进针;协助患者取舒适体位,操作者注意进针手法、力度及方向。发生针头弯曲或针头折断,操作人员保持镇静,立即一只手捏紧局部肌肉,嘱患者放松,保持原体位,勿移动肢体或做肌肉收缩动作,迅速用止血钳将弯曲或折断的针头拔出。若针体已完全断入体内,需在X射线定位后,通过手术将断裂针体取出。

★ 思考题

题干:患者,男,46岁,因"背部疖痛3 d,发热2 d"到社区卫生服务中心诊治,给予局部清创、抗感染治疗。遵医嘱应用青霉素160万IU,IM,bid。

要求:为患者行青霉素肌内注射。

解题思路:应用青霉素之前,需询问患者的用药史、过敏史、家族过敏史,确认皮试结果阴性;根据青霉素的半衰期和溶媒要求,可应用生理盐水稀释至3~4 mL,避免浓度过大;可选择臀大肌注射。

第十二节 周围静脉输液

◆ **临床情境**

患者,男,25 岁,以"腹痛、腹泻 2 d"为主诉入院。2 d 前进餐后出现腹痛伴恶心、呕吐、腹泻、大便不成形,腹泻 5~8 次/d,自觉尿少。体格检查:体温 36.8 ℃,心率 90 次/min,呼吸 15 次/min,血压 100/75 mmHg,神志清,精神差,皮肤弹性稍差,眼眶凹陷。

为行补液等治疗,请为患者建立静脉通路。

◆ **临床思维**

结合患者腹泻、恶心、呕吐、尿量减少等临床表现及皮肤弹性稍差、眼窝凹陷等体征,可诊断患者为严重腹泻造成的中度等渗性脱水,在积极消除原发病因的同时,应尽快建立静脉通路,给予静脉滴注平衡盐溶液或等渗盐水,补充血容量,缓解脱水症状。

◆ **适应证**

1.各种原因引起的脱水、酸碱平衡失调的患者,如腹泻、剧吐、大手术后。
2.严重烧伤、大出血、休克患者。
3.慢性消耗性疾病、胃肠道吸收障碍及不能经口进食者。
4.治疗性药物输入者,如抗生素、解毒药物、化疗药物等。

◆ **禁忌证**

1.输注高浓度、高渗透压、刺激性强的液体者。
2.需要快速大量补液者。
3.急性肺水肿、充血性心力衰竭者。
4.严重肾功能衰竭者。

◆ **操作流程**

 操作准备

1.操作者准备
(1)操作者着装符合上岗要求,洗手,戴帽子、口罩,必要时戴手套。
(2)核对患者信息,评估患者年龄、病情、配合程度、皮肤情况、头皮静脉情况,询问病史、过敏史,向患者及其家属解释静脉输液的目的、方法、注意事项等,并取得配合。
(3)嘱患者排空大小便,取舒适体位。

2. 标准化病人准备

根据培训/考核要求,准备 SP。

3. 物品准备

(1)模型准备:静脉穿刺手臂模型。

(2)输液用品:生理盐水注射液、输液器、输液贴/无菌透明敷贴。

(3)其他:碘伏、无菌棉签、手消毒剂、血管钳、剪刀、治疗盘、一次性头皮针/留置针、止血带、治疗巾、小垫枕、输液执行单、输液观察卡、输液瓶贴、弯盘、计时器、笔、输液架、医疗废物桶、生活垃圾桶、锐器收集盒,必要时备夹板、绷带。

4. 环境准备

安静整洁,温、湿度适宜,光线适中,必要时可用屏风或围帘遮挡患者。

视频静脉输液

操作步骤

1. 查对输液用药的药名、用药方法、用药时间、浓度、剂量、有效期、质量,检查瓶口无松动,瓶颈、瓶身、瓶底无裂痕,对光检查溶液有无混浊、沉淀、变色絮状物。

2. 核对输液执行单、输液观察卡,书写输液瓶贴,将输液瓶贴倒贴于输液瓶上,打开瓶盖中心,常规消毒瓶塞 2 次,待干后加药,插入输液器;再次核对。

3. 将用物携至患者床旁,洗手,核对患者信息(PDA 扫描腕带),取得患者配合。

4. 告知患者输液的目的及配合要点,询问患者有无需求并协助解决,协助患者取舒适体位。

5. 调整输液架,洗手。

6. 核对液体,挂输液瓶于输液架上,初次排气至连接处(不滴出药液),关闭调节器,检查有无气泡。

7. 根据输注液体的时间、性质、量,正确选择血管;评估穿刺部位皮肤及血管,穿刺部位下方铺包裹治疗巾的小垫枕,放止血带。

8. 洗手,准备输液贴。

9. 常规消毒注射部位皮肤 2 次,直径≥5 cm,待干。

10. 距离穿刺点上方 6 ~ 10 cm 处扎止血带,使尾端向上,再次消毒穿刺部位皮肤。

11. 二次排气,排出少许液体,再次检查无气泡。如果为静脉留置针,需将输液器与留置针肝素帽连接后进行排气。

12. 静脉穿刺及固定,分以下两种。

(1)一次性头皮针:再次查对,取下护针帽,嘱患者握拳,使静脉充盈。一只手拇指于静脉穿刺部位下端绷紧皮肤,另一只手持头皮针,针尖斜面向上,沿静脉走向,与皮肤呈 15°~30°滑行刺入皮肤,见回血后再平行进针少许。用右手拇指固定好针柄,松开止血带,打开调节器,嘱患者松拳。待液体滴入通畅,患者无不适后,用输液贴固定针柄、针眼部位,最后将针头附近的输液管环绕后固定。必要时夹板固定关节。

(2)静脉留置针:取下针套,旋转松动外套管(转动针芯),右手拇指与示指夹住两翼,再次排气于弯盘中。嘱患者握拳,绷紧皮肤,固定静脉,右手持留置针在血管的上方使针头与皮肤呈 15°～30°滑行刺入皮肤,见回血后压低角度(放平针翼),顺静脉走行再继续进针 0.2 cm,左手持 Y 接口,右手后撤针芯约 0.5 cm,持针座将针芯与外套管一起送入静脉内,左手固定两翼,右手迅速将针芯抽出,放入锐器收集盒中。松开止血带,打开调节器,嘱患者松拳,用无菌透明敷贴对留置针管作密闭式固定,用注明置管日期和时间的透明胶带固定三叉接口,再用胶带固定插入肝素帽内的输液器针头及输液管。

13. 遵医嘱根据患者年龄、病情、药物性质调节滴速,填写输液观察卡,再次查对。

14. 整理用物及患者床单位,协助患者取舒适体位,交代注意事项。

15. 分类整理用物,洗手,记录。

操作流程图

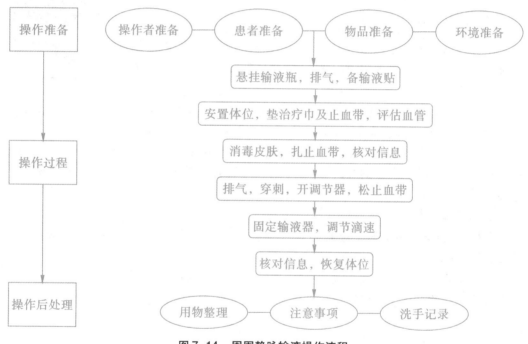

图 7-14 周围静脉输液操作流程

评分标准

周围静脉输液(一次性头皮针)评分标准

◆注意事项

1. 严格执行无菌操作及查对制度,预防感染及差错事故的发生。

2. 根据病情需要合理安排输液顺序,避免配伍禁忌;根据治疗原则,按急、缓及药物半衰期等情况按时应用药物。

3. 对需要长期输液的患者,要注意保护和合理使用静脉,一般从远端小静脉开始穿刺(抢救时可例外)。

4. 输液前要排尽输液管及针头内的空气,药液滴尽前要及时更换输液瓶(袋)或拔针,严防造成空气栓塞。

5. 刺激性或特殊药物,应在确认针头已完全在静脉内时再输入。

6. 严格掌握输液速度。对有心、肺、肾功能不全的患者,老年患者,婴幼儿以及输注高渗、含钾或血管活性药物的患者,要适当减慢输液速度;对严重脱水而心肺功能良好者可适当加快输液速度。

7. 输液过程中要加强巡视,注意观察下列情况:①滴入是否通畅,针头或输液管有无漏液,针头有无脱出、阻塞或移位,输液管有无扭曲、受压;②有无溶液外溢,注射局部有无肿胀或疼痛,有些药物如甘露醇、脂肪乳、去甲肾上腺素等外溢后会引起局部组织坏死,如发现上述情况,应立即停止输液并给予局部处理;③密切观察患者有无输液反应,如患者出现心悸、畏寒、持续性咳嗽等情况,应立即减慢或停止输液,并通知医师,及时处理。

8. 若采用静脉留置针输液法,要严格掌握留置时间。一般静脉留置针可以保留3~5 d。

9. 输液接头或输液管内的血液或脂肪乳要及时冲洗干净,避免细菌滋生而引起感染。如采用静脉留置针输液完毕,需要封管,封管可以保证静脉输液管道的通畅,并可以将残留的刺激性药液冲入血流,避免刺激局部血管。常用的封管液有无菌生理盐水、稀释肝素溶液等。

◆并发症

1. 发热反应:输入致热物质所致或无菌技术不严格。

预防及处理:①严格遵守无菌技术操作原则;②严格查对制度,操作前认真检查液体、药液及输液器具;③液体现配现用,严格执行一人一用具,不得重复使用;④合理用药,注意药物配伍禁忌;⑤发热反应轻者,减慢输液速度,注意保暖;⑥高热患者给予物理降温,观察生命体征,并遵医嘱给予药物治疗;⑦严重发热反应者应停止输液,予以对症处理,并保留输液器具和溶液进行检查。

2. 循环负荷过重:液体输入过快或总量过多。

预防及处理:①注意调节输液速度,尤其对老年、小儿、心脏病患者速度不宜过快,液体量不宜过多。②经常巡视输液患者,避免体位或肢体改变而加快或减慢滴速。③患者如发生肺水肿,立即减慢或停止输液,协助患者取端坐位,两腿下垂,以减少下肢静脉回流;高浓度给氧,20%～30%酒精湿化后吸入,缓解缺氧症状;遵医嘱给予镇静、平喘、强心、利尿和扩血管药物;必要时进行四肢轮流扎止血带或血压计袖带,可减少静脉回心血量。

3. 静脉炎:无菌技术不严格或药物刺激。

预防及处理:①严格执行无菌技术操作;②选择粗直、弹性好的静脉,避开关节、静脉瓣等部位;③规范输液操作过程,减少微粒污染液体所致的静脉炎;④严格掌握药物配伍禁忌,对血管壁有刺激性的药物,适当放慢输液速度,防止药液漏出血管外;⑤如发生静脉炎,应更换输液部位,嘱患者抬高患肢、制动,促进静脉回流,根据情况局部进行处理,可采用局部热敷、50%硫酸镁湿热敷、中药外敷等。

4. 空气栓塞:输入空气所致。

预防及处理:①输液前注意检查输液器各连接是否紧密,有无松脱,穿刺前排尽输液管及针头内空气。②输液过程中及时更换药液,输液完毕后及时拔针,如需加压输液,应有专人守护。③发生空气栓塞,立即置患者于左侧卧位和头低足高位;给予高流量氧气吸入,提高患者的血氧浓度,纠正缺氧状态;有条件者可通过中心静脉导管抽出空气;严密观察患者病情变化,如有异常及时对症处理。

★ 思考题

题干:患者,男,40岁,因脑外伤致硬膜下血肿急诊入院。现行"硬膜下血肿清除术"后第1天,为预防脑水肿,需应用甘露醇降低颅内压。遵医嘱给予20%甘露醇250 mL,静脉滴注,q 8 h。

要求:请为患者建立静脉通路,给予药物治疗。

解题思路:患者行"硬膜下血肿清除术"后第1天,为防止脑水肿发生,降低颅内压,遵医嘱使用甘露醇。操作者需了解应用甘露醇的目的,输液前评估患者血压和瞳孔;甘露醇只有在快速进入血液循环时,才能增加血液和大脑之间的渗透压,起到降颅压的作用,因此需尽量在半小时内输完。应当选择相对粗直的外周静脉,首选套管针,防止影响滴速;同时甘露醇渗透压高,易刺激血管,要避免液体外渗,防止静脉炎的发生;输注过程中需密切观察患者生命体征和尿量变化,避免液体滴空或滴速过慢。

图片小儿头皮静脉穿刺技术

第十三节　小儿头皮静脉穿刺技术

◆ 临床情境

患儿,男,13 个月,以"四肢热液烫伤 2 h"为主诉入院。2 h 前被开水烫伤四肢皮肤,遂来医院就诊。体格检查:体温 37.4 ℃,心率 135 次/min,呼吸 26 次/min,血压 85/55 mmHg,体重 11.0 kg,双上肢、双下肢均可见散在大小不一水疱,部分水疱皮破溃,基底红白相间,烫伤创面面积约 7%。

为补充血容量,请对患儿行头皮静脉穿刺建立静脉通路。

◆ 临床思维

患儿四肢烫伤,为补充血容量,需要遵医嘱补液,并行抗感染治疗。因双上肢、双下肢均有散在烫伤创面,部分水疱破溃,不适宜在四肢进行穿刺,因此选择头皮静脉穿刺进行输液治疗。

◆ 适应证

1.扩充循环血量,维持血压及微循环灌注量。
2.补充水分及电解质,维持体内水、电解质平衡。
3.供给营养,促进组织修复。
4.输入药物,治疗疾病。

◆ 禁忌证

头部外伤或感染。

◆ 操作流程

 操作准备

1.操作者准备
(1)操作者着装符合上岗要求,洗手,戴帽子、口罩,必要时戴手套。
(2)核对患儿信息,评估患儿年龄、病情、配合程度、皮肤情况、头皮静脉情况,询问病史、过敏史,向患儿及其家属解释头皮静脉输液的目的、方法、注意事项等,并取得配合。
(3)嘱患儿排空大小便,取舒适体位。
2.标准化病人准备
根据培训/考核要求,准备 SP。

3. 物品准备

(1)模型准备:小儿头皮静脉穿刺模型。

(2)输液用品:生理盐水注射液、输液器、输液贴/无菌透明敷贴。

(3)其他:碘伏、无菌棉签、手消毒剂、血管钳、剪刀、治疗盘、一次性头皮针/留置针、止血带、治疗巾、小垫枕、输液执行单、输液观察卡、输液瓶贴、弯盘、计时器、笔、输液架、医疗废物桶、生活垃圾桶、锐器收集盒,必要时备备皮刀等。

4. 环境准备

安静整洁,温、湿度适宜,光线适中,必要时可用屏风或围帘遮挡患儿。

操作步骤

视频小儿头皮
静脉穿刺

1. 穿刺部位

(1)额前正中静脉:位于额部中央,有利于患儿头部运动。静脉来源于面前静脉的直接分支,较为粗大,血管明显且直,血流丰富,同时此处的皮下脂肪较厚,血管较固定,进行静脉穿刺时不易损伤血管壁。

(2)颞浅静脉:血管浅而易见,来源于颞静脉的分支,血管较为粗大,血流量大,药液在血管的停留时间短,对血管壁的刺激性小。

2. 操作方法

(1)查对输液用药的药名、用药方法、用药时间、浓度、剂量、有效期、质量,检查瓶口无松动,瓶颈、瓶身、瓶底无裂痕,对光检查溶液无混浊、沉淀、变色絮状物。

(2)核对输液执行单、输液观察卡,书写输液瓶贴,将输液瓶贴倒贴于输液瓶上,打开瓶盖中心,常规消毒瓶塞2次,待干后加药,插入输液器;再次核对。

(3)将用物携至患者床旁,洗手,核对患儿信息(PDA扫描腕带),并向患儿家属做好解释,告知输液的目的及配合要点,询问有无需求并协助解决。

(4)体位:协助患儿取仰卧位或侧卧位,助手站于患儿足端,以两臂约束患儿身躯,两手固定患儿头部,并依据需要摆好体位;操作者站于患儿头端。

(5)穿刺静脉选择:选择适宜的头部静脉血管,常用的血管有额前正中静脉、颞浅静脉等,根据需要备皮。注意辨别动、静脉,以免误穿动脉。

(6)调整输液架,洗手。

(7)核对液体,挂输液瓶于输液架上,初次排气至连接处(不滴出药液),关闭调节器,检查有无气泡。

(8)消毒:以穿刺点为中心,常规消毒皮肤2遍。

(9)再次核对。排尽针头及延长管内空气。

(10)穿刺及固定:方法同第七章第十二节,必要时约束患儿。

(11)判断:打开调节器,判断药液有无外渗、穿刺是否成功。

(12)遵医嘱根据患儿年龄、病情、药物性质调节滴速,填写输液观察卡,再次查对。

(13)整理用物及患者床单位,协助患者取舒适体位,交代注意事项。

(14)分类整理用物,洗手,记录。

操作流程图

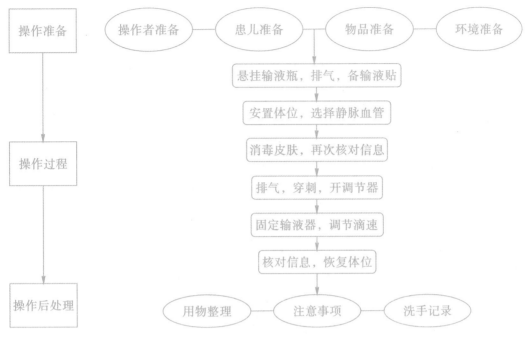

图 7-15 小儿头皮静脉穿刺技术操作流程

评分标准

小儿头皮静脉穿刺技术(一次性头皮针)评分标准

◆注意事项

1.严格执行查对制度和无菌操作技术原则。

2.正确区分小儿头皮静脉与动脉。

3.针头刺入皮肤,如未见回血,可用注射器轻轻抽吸以确定回血;因血管细小或充盈不全而无回血者,可试推极少量液体,如通畅无阻,且皮肤无隆起,点滴顺利,可证实穿刺成功。

4.穿刺中注意观察患儿的面色和一般情况,发现异常立即停止操作。

5.密切观察输液是否通畅,局部是否肿胀,针头有无移动和脱出,特别是输注刺激性较强的药物时。

6.头皮针和输液管固定牢固,防止头皮针移动脱落。

7. 根据患儿的病情、年龄、药物性质合理调节输液速度。

8. 保持患儿体位舒适和安全。

◆ 并发症

并发症包括误入动脉、静脉炎、药液外渗、发热反应等。

1. 误入动脉：患儿肥胖、重度脱水、衰竭、哭闹躁动或穿刺不当都可能导致误入动脉。

预防及处理：了解患儿病史、病情；护理人员加强操作技能，掌握解剖位置；如误入动脉，回血呈冲出状，推注时有阻力及穿刺点周围皮肤瞬间变白；输液过程中加强巡视，密切观察患儿反应。一旦出现误入动脉，应立即拔针，重新选择血管穿刺。

2. 静脉炎：长期输注刺激性强的药物或在输液过程中未严格执行无菌操作，可导致局部静脉炎的发生。

预防及处理：严格执行无菌操作；有计划地更换输液部位，以保护静脉。如出现静脉炎，需停止在该部位输液；可采用中药治疗或理疗；如合并感染，遵医嘱给予抗生素治疗。

3. 药液外渗：穿刺时刺破血管或输液过程中针头滑出血管外可出现药液外渗。

预防及处理：妥善固定针头，加强巡视并检查输液管路是否通畅。一旦发现药液外渗，立即停止输液，更换针头重新穿刺。

4. 发热反应：多由于输液器具不清洁或被污染，直接或间接带入致热原。输液反应与患儿所患疾病的种类，输液的量、速度密切相关。

预防及处理：严格执行无菌操作；掌握患儿的输液指征；合并用药时，严格注意药物之间的配伍禁忌及变化。一旦出现发热，反应较轻者，应减慢滴速或暂停输液，患者寒战时给予保暖，高热时采取物理降温，密切观察生命体征变化；严重反应者应停止输液，予以对症处理；若仍需继续输液，则应重新更换液体及输液器、针头，重新更换输液部位。

★ 思考题

题干：患儿，女，15个月，以"下颌摔伤、出血1 h"为主诉入院。体格检查：体温36.8 ℃，体重13 kg。下颌正中可见长约0.5 cm，边缘不齐，伤口内可见部分泥沙异物，无明显活动性出血。血常规：WBC 7.8×10^9/L，Hb 112 g/L，PLT 165×10^9/L。心电图示：窦性心动过速。

要求：患儿在清创缝合后，需要进一步行输液抗感染治疗。

解题思路：患儿15个月，下颌摔伤，非抗感染指征，需要进行输液抗感染治疗。由于患儿伤口疼痛，可能会出现哭闹不安，考虑到患儿为2岁以下，手背部位较短，不宜固定，输液过程中针头容易穿破血管出现肿胀；同时考虑患儿体重13 kg，营养状况良好，四肢细小的表浅静脉被皮下脂肪掩盖，不利于穿刺，而头皮静脉位置表浅，较好暴露，且容易固定，所以采取头皮静脉穿刺。穿刺过程中应准确区分动脉及静脉，避免误穿入动脉，注意患儿体位固定，操作过程严格执行查对制度和无菌原则。

第十四节 静脉输血

◆ **临床情境**

患者,男,25 岁,患"急性髓系白血病"1 年,定期复诊化疗。末次化疗后,逐渐出现胸闷、心慌、头晕等不适。体格检查:体温 36.7 ℃,面色苍白。急查血常规:WBC $4.2×10^9$/L,RBC $2.3×10^{12}$/L,Hb 67 g/L,PLT $89×10^9$/L。为纠正贫血,遵医嘱立即给予 Rh 阳性 AB 型悬浮红细胞 2 IU 静脉输注。

请对患者完成静脉输血操作。

◆ **临床思维**

白血病化疗药物导致骨髓抑制,患者表现贫血症状,为纠正贫血,缓解患者症状,需给予静脉输注悬浮红细胞。输血前注意核对血型及交叉配血结果。

◆ **适应证**

1. 失血、失液引起的血容量减少或休克。
2. 严重慢性消耗性疾病、严重贫血。
3. 低蛋白血症以及大手术。
4. 凝血功能障碍及大出血。
5. 严重感染。
6. 一氧化碳、苯酚等化学物质中毒。
7. 血液置换。

◆ **禁忌证**

1. 非同型输血及直接交叉试验阳性。
2. 急性肺水肿、充血性心力衰竭、肺栓塞。
3. 恶性高血压。
4. 真性红细胞增多症。
5. 肾功能极度衰竭。
6. 对输血有变态反应。

◆ **操作流程**

操作准备

1.操作者准备

(1)操作者着装符合上岗要求,洗手,戴帽子、口罩。

(2)了解患者有无输血史及过敏史,向患者解释输血目的、注意事项及配合要点,确认患者血型,签署输血知情同意书。

(3)嘱患者排空大小便,取舒适体位。

(4)在护士站,双人按"三查八对"核对各项内容,查看既往输血血型,在输血登记表上记录并签名。

2.标准化病人准备

根据培训/考核要求,准备SP。

3.物品准备

(1)模型准备:静脉穿刺手臂模型。

(2)输血用品:血液制品、一次性输血器、生理盐水、注射器、抗过敏药品及抢救药物、头皮针(或留置针)。

(3)其他:碘伏、无菌棉签、手消毒剂、治疗盘、输液贴、弯盘、一次性治疗巾、小垫枕、止血带、输血记录单、输血观察卡、医疗废物桶、生活垃圾桶、锐器收集盒、输液架,必要时备加压输血装置。

4.环境准备

安静整洁,温、湿度适宜,光线适中,必要时可用屏风或围帘遮挡患者。

操作步骤

1.将用物携至患者床旁,洗手,核对患者信息(PDA扫描腕带),取得患者配合。

2.评估患者血管情况,测量体温,向患者说明输血目的及配合要点。

3.了解患者有无输血史、不良反应史和过敏史,询问患者血型;必要时遵医嘱给予抗组胺药或类固醇药物。

4.询问患者需求,协助患者取舒适体位,备输液架。

5.双人核对医嘱及血液用品,按密闭式静脉输液技术建立静脉通道,输血前先输入少量生理盐水,冲洗输血器管道。

6.再次双人"三查八对",核对交叉配血单、血袋标签、患者信息等,确保无误后,将血袋标签粘贴在输血单上。

7.手腕左右转动将血袋内的血液轻轻摇匀。

8.打开储血袋封口,常规消毒输血接口处,将输血器针头从生理盐水瓶上拔下,插入输血器的输血接口,缓慢将储血袋倒挂于输液架上,再次核对患者的床号、姓名、住院号、血袋号、血型、交叉配血试验的结果、血液的种类、血量。

9.调节滴速,缓慢(<20滴/min)滴入,叮嘱患者及家属勿自行调整滴速,并告知可能出现的输血反应,如有不适,及时告知。

10. 观察 15 min 左右,询问患者有无不适,观察患者生命体征,如无不良反应,根据病情及年龄调节滴速(成人 40～60 滴/min,儿童酌减)。

11. 再次核对患者、血袋、交叉配血单、巡视卡,并填写输血观察卡。

12. 整理用物,协助患者取舒适体位,洗手。

13. 输血完毕,再继续输入少量生理盐水,记录输血时间、血液种类、血量、血型、血袋号、滴速、生命体征、有无输血反应。

14. 整理用物,用剪刀剪掉输血器针头放入锐器收集盒,输血器放入黄色包装袋,血袋置于自封袋内保存 24 h,洗手。

操作流程图

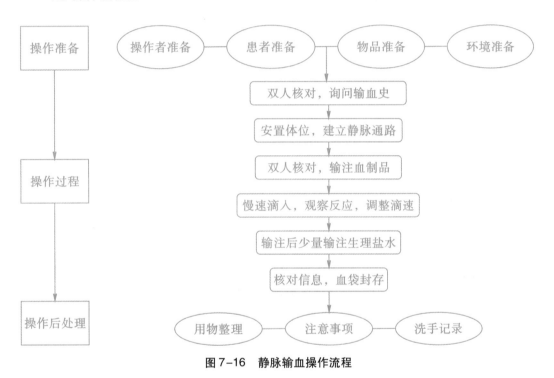

图 7-16 静脉输血操作流程

评分标准

静脉输血评分标准

◆ 注意事项

1. 严格执行无菌操作及查对制度。在输血前,一定要由两名护士对需查对的项目再次进行查对,避免差错事故的发生。

2. 输血前后及两袋血之间需要输注少量生理盐水,以防发生不良反应。

3. 血液内不可随意加入其他药品,如钙剂、酸性及碱性药品、高渗或低渗液体,以防血液凝集或溶解。

4. 输血过程中,要加强巡视,观察有无输血反应的征象,并询问患者有无任何不适反应。一旦出现输血反应,应立刻停止输血,并按输血反应进行处理。

5. 严格掌握输血速度,对年老体弱,严重贫血,心、肺衰竭患者应谨慎,滴速宜慢。

6. 对急症输血或大量输血患者可行加压输血,输血时可直接挤压血袋、卷压血袋输血或应用加压输血器等。加压输血时,护士需在床旁守护,输血完毕时及时拔针,避免发生空气栓塞反应。

7. 输完的血袋置入自封袋内保留 24 h,以备患者在输血后发生输血反应时检查分析原因。

8. 血液自血库取出后,勿剧烈震荡,以免红细胞破坏而引起溶血。如为库存血,需在室温下放置 15 ~ 20 min 后再输入。

◆ 并发症

1. 发热反应:发热反应是输血最常见的并发症之一,常因致热原污染、多次输血导致白细胞或血小板抗原抗体反应,或者输血时没有严格遵守无菌操作原则造成污染所致。

预防及处理:①严格无菌技术操作;②患者发生发热反应,轻者减慢输血速度,症状可自行缓解;③重者立即停止输血,给予对症处理,注意保暖,高热者给予物理降温;④必要时遵医嘱给予解热镇痛药物和抗过敏药物,如异丙嗪或肾上腺皮质激素等;⑤严密观察患者生命体征变化,将输血器、剩余血连同输血袋一并送检。

2. 过敏反应:异体蛋白输入、多次输血后产生过敏性抗体、血源中含致敏物。

预防及处理:①勿选用有过敏史的供血者;②供血者在采血前 4 h 内不宜吃高蛋白、高脂肪饮食,宜食用少量清淡饮食或糖水;③患者既往有输血过敏史者应尽量输注洗涤红细胞或冰冻红细胞,输血前 0.5 h 口服抗组胺药或使用类固醇类药物;④患者出现轻度过敏反应,可减慢输血速度,给予抗过敏药物,如苯海拉明、异丙嗪或地塞米松等;⑤患者出现中、重度过敏反应,应立即停止输血,根据医嘱给予 0.1% 盐酸肾上腺素 0.5 ~ 1.0 mL 皮下注射或静脉注射氢化可的松、地塞米松等抗过敏药物;⑥呼吸困难者给予高流量吸氧;喉头水肿时,应及时做气管插管或气管切开,以防窒息。

3. 溶血反应:溶血反应是最严重的输血并发症,多由输入异型血或变质的血液所致。

预防及处理:①做好血型鉴定和交叉配血试验,输血前认真做好"三查八对";②运送血液时避免剧烈震荡,严格遵守血液保存规则;③怀疑患者发生溶血,应立即停止输血,维持静脉通路;④给予氧气吸入,遵医嘱给予升压药或其他药物治疗;⑤双侧腰部封闭,并用热水袋热敷双侧肾区,以解除肾血管痉挛,保护肾脏;⑥碱化尿液,静脉滴注碳酸氢钠,增加血红蛋白在尿液中的溶解度,减少沉淀,防止或减少阻塞肾小管;⑦严密观察生命体征和尿量、尿色的变化,如发生肾衰竭,行腹膜透析或血液透析治疗;如出现休克症状,给予抗休克治疗;⑧将剩余血、患者血标本和尿标本送化验室检验。

4. 循环负荷过重、出血倾向、枸橼酸钠中毒反应等因大量输血造成的并发症。

预防及处理:①严格控制输血速度和短时间内输血量,短时间内输入大量库存血时应严密观察患者意识、血压、脉搏等变化;②出现肺水肿症状,立即停止输血,协助患者取端坐位,两腿下垂,以减少回心血量,减轻心脏负担;加压给氧,同时给予20%~30%酒精湿化吸氧;③患者发生出血,首先排除溶血反应,立即抽血做出血、凝血项目检查,查明原因,输注新鲜血、血小板悬液,补充各种凝血因子;④严密观察患者的反应,慎用碱性药物,注意监测血气分析和电解质化验结果,以维持体内水、电解质和酸碱的平衡;⑤每输注库存血1 000 mL,须按医嘱静脉注射10%葡萄糖酸钙注射液或氯化钙注射液10 mL,预防发生低血钙。

5. 艾滋病、乙型肝炎、丙型肝炎等传染病。

预防及处理:①严格掌握输血适应证,对献血者进行血液和血液制品的检测,如HBsAg、抗 HBc 以及抗 HIV 等检测;②严格对各类器械进行消毒,在采血、贮血和输血操作的各个环节,认真执行无菌操作;③对已出现输血传染疾病者,报告医师,因病施治。

★ 思考题

1. **题干:**患者,男,45 岁,近期自感乏力就诊。入院行实验室检查示:WBC 23.0× 10^9/L,Hb 80 g/L,PLT 15×10^9/L,外周血可见幼稚细胞,初步诊断为急性白血病。患者全身多处有青紫斑块,为预防重要脏器出血,遵医嘱静脉输注血小板4 IU,st。

要求:请为患者完成输血操作。

解题思路:①患者血小板极低,且全身多处青紫斑块,有明显出血倾向,为预防重要脏器出血,应立即补充血小板,输血前应采集血标本,行交叉配血;②行双人核对接收血液;③建立静脉通路输入生理盐水,再次双人核对后输血;④输注开始前15 min,滴速缓慢,如无不良反应可根据患者年龄、体质及耐受程度适当加快滴速;⑤输完血后再输入少量生理盐水,将血液完全输入,避免浪费;⑥注意观察患者情况,及早发现有无不良输血反应。

2. **题干:**患者,女,46 岁,外伤致左下肢开放性骨折,出血较多。急查血常规示:WBC 4.0×10^9/L,Hb 60 g/L,PLT 125×10^9/L。入院处理外伤并给予补液、补充血容量等对症支持治疗,遵医嘱给予悬浮红细胞2 IU,静脉输注,st。

要求:请为患者完成输血操作。

解题思路:①患者外伤后大量失血,为纠正贫血,应给予输注红细胞,输血前应采集血标本,行交叉配血;②按照流程进行双人核对接收血液;③建立静脉通路输入生理盐水,再次双人核对后输血;④输注开始前15 min,滴速缓慢,如无不良反应可根据患者年龄、体质及耐受程度适当加快滴速;⑤输完血后再输入少量生理盐水,将血液完全输入,避免浪费;⑥注意观察患者情况,及早发现有无不良输血反应;⑦做好输血各项记录。

图片洗胃术　洗胃实境模拟
教学片

第十五节　洗胃术

◆ **临床情境**

患者,女,24 岁,以"自服大量安眠药半小时"为主诉急诊入院。半小时前患者因情感问题与家属发生争执后自服安眠药,量约半瓶,家属发现后立即拨打120,急诊入我院。心电监护示:体温36.5 ℃,心率 84 次/min,呼吸 21 次/min,血压 124/72 mmHg。体格检查示:神志清,精神差,情绪低落,余未见明显异常。既往体健,无消化系统疾病。

遵医嘱立即为患者洗胃,清除毒物。

◆ **临床思维**

患者口服大剂量安眠药,需尽快进行洗胃清除胃内药物,减少药物吸收,挽救患者生命。全面评估患者病情,遵医嘱配制洗胃液,使用全自动洗胃机进行洗胃,严格遵循操作流程,注意观察患者反应、生命体征及洗胃液情况。

◆ **适应证**

1. 催吐洗胃法无效或有意识障碍、不合作者。
2. 需留取胃液标本送毒物分析者应首选洗胃术。
3. 凡口服毒物中毒、无禁忌证者均应采用胃管洗胃术。

◆ **禁忌证**

1. 强酸、强碱及其他对消化道有明显腐蚀作用的毒物中毒,切忌洗胃,以免穿孔。可予物理性对抗剂,如牛奶、豆浆、蛋清液、米汤等保护胃黏膜。
2. 伴有上消化道出血、食管静脉曲张、主动脉瘤、严重心脏疾病等患者。
3. 中毒诱发惊厥未控制者。
4. 酒精中毒者,因呕吐反射亢进,插胃管时容易发生误吸,慎用胃管洗胃法。

◆ **操作流程**

 操作准备

1. 操作者准备

(1)操作者着装符合上岗要求,洗手,戴帽子、口罩。

(2)核对患者信息,了解患者药物/毒物摄入情况,询问既往病史,评估其生命体征、意识状态等,去除活动性义齿。

(3)告知患者及其家属洗胃的目的、方法、注意事项及配合要点等,并取得配合,签署知情同意书。

2. 标准化病人准备

根据培训/考核要求,准备 SP。

3. 物品准备

(1)模型准备:综合护理模型或者能满足洗胃操作的模型。

(2)自动洗胃机、洗胃桶 2 个(有明显计量刻度)、洗胃机连接管(进液管、接胃管、排液管)、治疗巾、治疗盘、弯盘、压舌板、镊子、止血钳、无菌纱布、胃管、注射器、液体石蜡棉球、胶带、牙垫或咬口器、无菌手套、手电筒、听诊器,根据医嘱备用洗胃液(毒物不明者用生理盐水或温开水)、手消毒剂、生活垃圾桶、医疗废物桶等。

4. 环境准备

宽敞安全,便于操作,光线充足,温、湿度适宜,必要时可用屏风或围帘遮挡患者。

操作步骤

1. 将用物推至患者床旁,洗手,核对患者信息(PDA 扫描腕带),评估患者病情,向患者说明目的、方法及配合要点,签署知情同意书。

2. 打开自动洗胃机电源开关,检查机器性能。连接管道:将进液管、接胃管、排液管分别与洗胃机各相应管口连接;将提前将配好的洗胃液倒入进水桶,并将进液管一端浸入洗胃液液面下,排液管一端置入污物桶内。管道排气:按"启动"键,管道排气,关闭"启动"键。

3. 协助清醒患者取左侧卧位,昏迷患者取去枕平卧位,头偏向一侧。

4. 将治疗巾铺于患者颌下,有活动义齿及时取下,置弯盘及纱布于患者口角旁。

5. 戴手套,胃管由鼻腔或口腔插入。测量插入长度:前额发际至剑突或由鼻尖经耳垂再至剑突的距离,用石蜡油润滑胃管前端,口腔插管先放入咬口器,缓缓插入,动作轻柔,避免损伤口鼻腔黏膜;当胃管插入 10 ~ 15 cm(相当于咽喉部时)嘱患者做吞咽动作,顺势轻轻将胃管推进(如为昏迷患者,则轻轻将患者头抬起,使咽部弧度增大后将胃管插入至 55 ~ 60 cm 时,胃管即进入胃内)。

6. 用注射器连接胃管抽吸胃液,证实胃管在胃内后妥善固定胃管,与接胃管连接;需要时留取标本。

7. 设置洗胃机参数,按"启动"键,洗胃机进行自动抽吸冲洗,每次灌入量 300 ~ 500 mL,若出入量不平衡,进胃液量大于出胃液量时,按不同型号的机器要求进行操作,每按一次键机器自动减少进液量,增加出液量,不可连续使用此键。

8. 反复冲洗至吸出液体澄清为止,洗胃过程中要密切注意观察患者的反应、生命体征、洗胃液情况、进出液量是否平衡及有无洗胃并发症等,如有腹痛、吸出血性液体或有休克征象时应立即停止洗胃。

9. 拔管:先将胃管与洗胃机脱开,用血管钳夹闭或用手反折胃管,在患者吸气末拔出胃管;对于有机磷农药中毒者,建议留置胃管 24 h 以上,以便进行反复洗胃。

10. 协助患者漱口、洗脸等,恢复舒适体位,整理床单位并整理用物。

11. 洗胃机处理。将洗胃机三管同时放入清水中,按"清洗"键清洗各管腔后取出,待机器内水完全排尽后,按"停机"键关机。按不同型号洗胃机的程序进行清洗、消毒、再清洗,清洗保养洗胃机的各管道及附件,时间≥30 min。

12.记录患者情况和洗胃液的种类、量,洗出液的性质、颜色及量等。标本及时送检。

操作流程图

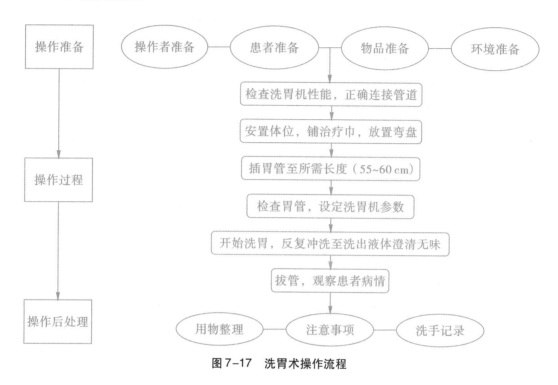

图 7-17　洗胃术操作流程

评分标准

洗胃术评分标准

◆ **注意事项**

1.插管时动作要轻、快,切勿损伤患者食管及误入气管。

2.患者中毒物质不明时,及时抽取胃内容物送检,应用温开水或生理盐水洗胃。

3.洗胃过程中,密切观察患者病情、生命体征变化及洗胃情况,观察洗胃液出入量的平衡,洗出液的颜色、气味,洗胃过程中如患者出现腹痛、吸出血性液体或有休克征象时,立即停止洗胃。

4.幽门梗阻患者,洗胃宜在饭后 4～6 h 或者空腹进行,并记录胃内滞留量,以了解梗阻情况,供补液参考。

5. 吞服强酸、强碱等腐蚀性毒物患者,切忌洗胃,以免造成胃穿孔。

6. 及时准确记录洗胃液种类、量以及洗出液量、颜色、气味等。

7. 使用自动洗胃机洗胃时,应保持吸引器通畅,不漏气,压力适中。

◆ 并发症

1. 急性胃扩张。

2. 上消化道出血。

3. 窒息。

4. 咽喉、食管黏膜损伤、水肿。

5. 吸入性肺炎。

6. 低钾血症。

7. 虚脱及寒冷反应。

8. 胃穿孔。

★ 思考题

　　题干:患者,女,36 岁,以"自服敌敌畏 1 h"为主诉急诊入院。1 h 前患者与家属发生争执后自服敌敌畏量约 50 mL,出现神志恍惚,意识不清,呼气有明显蒜臭味,口吐白沫,呕吐 1 次,呕吐物为胃内容物,无四肢抽搐及小便失禁等症状。既往史、家族史无特殊。体格检查:体温35.2 ℃,心率86 次/min,呼吸23 次/min,血压 140/80 mmHg,SpO$_2$ 91%。呼气有明显蒜臭味,口唇无发绀,双腋下潮湿。双侧瞳孔正圆等大,直径约 1.5 mm,对光反射迟钝。双肺呼吸音粗,未闻及明显干湿啰音,余查体未见明显异常。

　　要求:请对患者进行处理。

　　解题思路:患者有敌敌畏服毒病史,且出现神志恍惚、意识不清、口吐白沫、双腋下潮湿等症状,体格检查示呼气有明显蒜臭味,瞳孔对光反射迟钝等,可明确诊断为敌敌畏中毒,且为重度中毒程度,情况危急。为尽快清除胃内药物,减少药物吸收,挽救患者生命,需立即进行洗胃。洗胃液可选择2%~4% 碳酸氢钠、1% 盐水、1:(15 000~20 000)高锰酸钾溶液。同时注意监测患者生命体征及血胆碱酯酶活力,及时应用胆碱酯酶复活剂和阿托品联合治疗及对症支持治疗,必要时重复洗胃。

附 录

附录一 医学基本技能教学常用设备及其功能列表

序号	操作项目	名称	功能
1	胸腔穿刺术	胸腔穿刺模拟人	可进行轻、中度胸腔积液的坐位穿刺训练,背部胸腔穿刺术训练,实施双侧肩胛线、腋后线、腋中线、腋前线胸腔穿刺术训练
2	腹腔穿刺术	腹腔穿刺模拟人	可进行腹腔穿刺、腹部叩诊训练
3	腰椎穿刺术	腰椎穿刺模拟人	可进行腰麻、腰椎穿刺、硬膜外阻滞、尾神经阻滞、骶神经阻滞、腰交感神经阻滞训练
4	骨髓穿刺术	骨髓穿刺模拟人	可进行髂前上棘穿刺术、胸骨柄穿刺术训练
5	心包穿刺术	全功能诊疗穿刺术模拟病人	可进行液胸穿刺,气胸穿刺,心包穿刺,心内注射,肝穿刺抽脓,肾脏穿刺,腹腔穿刺,股静脉穿刺,腰椎穿刺,髂前上棘、髂后上棘、胸骨骨髓穿刺等多种穿刺技术训练
6	心电图操作技术	心电图机模拟人	可进行心电图机操作学习、心电图基础知识学习、各种常见心电图的诊断
7	三腔双囊管技术	三腔双囊管操作模拟人	可进行三腔双囊管置管术、拔除术等操作
8	消毒铺巾	术前无菌操作训练模型	可进行消毒、铺巾等操作
9	切开、缝合、打结等外科基本技能	(1)外科多技能训练模型 (2)外科切开缝合模型	可进行多种常见的打结及血管结扎训练 可进行皮肤消毒、铺巾、切开、缝合、剪线、拆线、切口换药以及包扎等技能训练
10	脓肿切开引流术	脓肿切开模型	可进行大小脓肿的切开、引流、缝合等技能训练
11	换药与拆线	多功能模拟人	可进行拆线、换药、消毒铺巾等操作

续表

序号	操作项目	名称	功能
12	体表肿物切除术	体表肿物切除模型	可进行大小肿物的切除、缝合等技能操作
13	胸腔闭式引流术	胸腔闭式引流模型	可进行液气胸、张力性气胸等的胸腔闭式引流管置入、引流管拔除等技能操作
14	耻骨上膀胱穿刺造瘘术	耻骨上膀胱造瘘操作模型	可行耻骨上穿刺膀胱造瘘术和开放性耻骨上膀胱造瘘术
15	局部麻醉	乳腺检查模型	可进行坐位或者卧位乳腺视诊、触诊检查训练,也可进行局部麻醉技能操作
16	盆腔检查	高级妇科检查训练模型	可用窥阴器或电子阴道镜检查正常宫颈;窥阴器或电子阴道镜检查宫颈病理变化;双合诊、三合诊检查正常或异常子宫和附件;节育器放置术与取出术;异位妊娠触诊检查等
17	产科检查	高级电脑孕妇检查模型	可进行孕妇产前检查四部触诊训练,可进行胎儿心音听诊、骨盆外测量、胎心监护等技能操作
18	经阴道后穹隆穿刺术	阴道后穹隆穿刺模型	可进行盆腔检查、阴道后穹隆穿刺操作训练
19	分段刮宫术	高级透明刮宫模型	可进行盆腔检查、刮宫、人流术、女性导尿、膀胱冲洗等技能操作
20	会阴切开缝合	会阴切开缝合技能训练模型	可进行会阴切开、缝合技能操作
21	新生儿处理	高级出生婴儿附脐带模型	可进行新生儿处理、脐带包扎护理的技能操作
22	新生儿窒息复苏	高级多功能新生儿综合急救训练模拟人	可进行新生儿处理、气管插管、吸氧、吸痰、鼻饲、静脉穿刺、输液、抽血、脐带结扎护理、脐静脉插管、心肺复苏、心脏除颤、心电监护等技能操作
23	小儿喂养技术	高级婴儿护理模型	可进行婴儿鼻饲、洗胃、灌肠、头皮静脉穿刺、导尿,以及整体护理,包括洗澡、哺乳、更换衣服和尿布等操作
24	小儿灌肠	小儿灌肠训练模型	可进行保留灌肠、不保留灌肠等技能操作
25	小儿骨髓穿刺术	高级婴儿骨髓穿刺模型	可进行婴儿骨髓穿刺、骨髓活检术等操作
26	新生儿预防接种	全功能婴儿高级模拟人	可进行肌内注射以及心肺复苏、心肺听诊、除颤、心电监护、气管插管、胫骨穿刺、鼻饲、静脉注射等操作

续表

序号	操作项目	名称	功能
27	清创缝合、止血包扎	高级创伤模型	可进行创伤部位的清洗、消毒、止血、包扎、固定和搬运等操作
28	心肺复苏技术（成人）	高级心肺复苏模拟人	可进行气道开放训练、人工呼吸、人工胸外按压等操作
29	心肺复苏技术（儿童）	高级儿童心肺复苏模拟人	可进行气道开放训练、人工呼吸、人工胸外按压等操作
30	除颤	高级多功能急救训练模拟人	可进行心肺复苏、气管插管、心电监护、电除颤等操作
31	简易呼吸器使用、气管插管	高级人体气管插管训练模型	可进行简易呼吸器使用、经口气管内插管、经鼻腔气管内插管、纤维光导插管、胃管置入、吸氧等操作
32	有创呼吸机操作技术	高仿真主动模拟肺	可进行呼吸机连接、参数设置等操作
33	环甲膜穿刺	高级环甲膜穿刺及气管切开插管训练模型	可进行经皮肤气管切开术,包括不同类型的切口操作训练,可进行环甲膜穿刺和切开术操作
34	吸氧、吸痰、胃管置入、洗胃	高智能综合护理人	可进行口腔护理、气管插管、气管切开护理、吸氧、吸痰、胃管置入、洗胃、鼻饲、胸腔穿刺、静脉输液、三角肌皮下注射、臀部肌内注射、乳房检查、灌肠、男女导尿等操作
35	男性导尿	高级男性导尿模型	可进行男性导尿、男性膀胱冲洗、造瘘引流术、灌肠法、臀部肌内注射和大腿肌内注射、会阴护理等操作
36	女性导尿	高级女性导尿模型	可进行女性导尿、女性膀胱冲洗、造瘘引流术、灌肠法、臀部肌内注射和大腿肌内注射、会阴护理等操作
37	动脉穿刺	高级动脉穿刺手臂模型	可模拟桡动脉波动,进行桡动脉穿刺、上臂三角肌肌内注射等操作
38	静脉穿刺、静脉输液	完整静脉穿刺手臂模型	可进行静脉注射、静脉采血、静脉输液、三角肌肌内注射、皮下注射等操作
39	小儿头皮静脉穿刺	高级婴儿头皮静脉穿刺训练模型	可进行头皮静脉穿刺注射、输液、抽血等操作,也可进行上矢状窦穿刺训练
40	皮内注射	高级手臂皮内注射模型	可进行皮内注射操作、皮肤过敏诊断试验等操作
41	肌内注射、皮下注射	上臂肌肉和皮下注射操作模型	可进行上臂三角肌肌内注射、皮下注射等操作

附录二　中英文对照

中文	英文
C 反应蛋白	C reactive protein（CRP）
白细胞计数	white blood cell（WBC）
变异减速	variable deceleration（VD）
标准化病人	standardized patient（SP）
持续气道正压	continuous positive airway pressure（CPAP）
出口横径	transverse outlet（TO）
骶耻外径	external conjugate（EC）
动脉血氧饱和度	SaO_2
二氧化碳分压	$PaCO_2$
肺栓塞	pulmonary embolism（PE）
肝性脑病	hepatic encephalopathy
宫内节育器	intrauterine device（IUD）
呼气末二氧化碳	$PetCO_2$
呼气末正压通气	positive end expiratory pressure（PEEP）
加速	acceleration
减速	deceleration
经皮动脉血氧饱和度	SpO_2
立即执行	st
每分钟心搏次数	beats per minute（BPM）
免疫学	immunologic
髂棘间径	interspinal diameter（IS）
髂嵴间径	intercrestal diameter（IC）
髂前上棘	anterior superior iliac spine
人类白细胞抗原	human leukocyte antigen（HLA）
人类免疫缺陷病毒	human immuno-deficiency virus（HIV）
人绒毛膜促性腺激素	human chorionic gonadotropin（HCG）
人乳头瘤病毒	human papilloma virus（HPV）
乳酸脱氢酶	lactic dehydrogenase（LDH）

中文	英文
深静脉血栓	deep venous thrombosis(DVT)
剩余碱	BE
胎心率基线	FHR-baseline（BFHR）
同步间歇指令	synchronized intermittent mandatory ventilation(SIMV)
晚期减速	late deceleration(LD)
吸呼比	I：E
吸入氧气浓度	FiO_2
细胞遗传学	cytogenetic
心动过缓	bradycardia
心动过速	tachycardia
心肺复苏技术	cardiopulmonary resuscitation(CPR)
形态学	morphologic
血红蛋白	hemoglobin(Hb)
血清腹水白蛋白梯度	serum ASCITIC albumin gradient(SAAG)
血小板	platelets(PLT)
压力支持	pressure support ventilation(PSV)
氧分压	PaO_2
液基细胞学检查	thin-prep cytologic test(TCT)
乙肝e抗体	HBeAb
乙肝e抗原	HBeAg
乙肝表面抗体	HBsAb
乙肝表面抗原	HBsAg
乙肝核心抗体	HBcAb
早期减速	early deceleration(ED)
正压通气	PPV
自动体外除颤仪	automated external defibrillator(AED)
坐骨结节间径	intertuberous diameter(IT)

参考文献

[1]王媛,邬晓藏,黄继东.医患关系与医学生人文素质培养[J].中国医药导报,2017,14(19):133-136.

[2]郭莉萍.叙事医学[M].北京:人民卫生出版社,2020.

[3]王麦建,唐成先,陈李娜.将医患沟通技巧纳入教学中的必要性[J].济宁医学院学报,2016,39(5):375-377.

[4]魏镜,史丽丽.协和实用临床医患沟通技能[M].北京:中国协和医科大学出版社,2019.

[5]马建辉,闻德亮.医学导论[M].北京:人民卫生出版社,2018.

[6]郭莉萍.叙事医学课程思政指南[M].北京:中国科学技术出版社,2023.

[7]金萍.医患沟通的方法与技巧[J].世界最新医学信息文摘,2015,15(87):128-129.

[8]吴婷,谢文,钟旋.高校附属医院女性医务人员医患沟通语言艺术技巧调查分析[J].现代医院,2019,19(6):801-804.

[9]郭启勇,任国胜.全国县级医院系列实用手册.医患沟通手册[M].北京:人民卫生出版社,2016.

[10]修燕,张拓红.患者感知医生服务态度的定性研究[J].中国医院管理,2012,32(8):48-50.

[11]问亚芳.沟通技巧在急诊患者中的应用[J].医药前沿,2016,6(29):268-279.

[12]MERCER S W,REYNOLDS W J. Empathy and quality of care[J]. Br J Gen Pract,2002,52 Suppl(Suppl):S9-12.

[13]薛霖辉,刘虹.论共情在建构和谐医患关系中的途径与价值[J].南京中医药大学学报(社会科学版),2012,13(3):180-184.

[14]陈翔,吴静.湘雅临床技能培训教程[M].2版.北京:高等教育出版社,2019.

[15]陈孝平,汪建平,赵继宗.外科学[M].9版.北京:人民卫生出版社,2018.

[16]姜保国,陈红.中国医学生临床技能操作指南[M].3版.北京:人民卫生出版社,2020.

[17]李胜云,张景华.医学模拟技能培训教程[M].郑州:郑州大学出版社,2022.

[18]李薇,李晓丹.Clinical Skill[M].郑州:郑州大学出版社,2021.

[19]胡必杰,刘荣辉,陈文森.SIFIC医院感染预防与控制临床实践指引 2013年[M].上海:上海科学技术出版社,2013.

[20]医师资格考试指导用书专家编写组.国家医师资格考试实践技能应试指南(临床执业医师)[M].北京:人民卫生出版社,2012.

[21]中华人民共和国国家卫生健康委员会.中华人民共和国卫生行业标准　医院隔离技术标准:WS/T 311—2023[S].2023.

[22]胥少汀,葛宝丰,卢世璧.实用骨科学[M].4版.郑州:河南科学技术出版社,2019.

[23](美)皮尔森.胸外科学-1,2卷影印版[M].北京:人民卫生出版社,2002.

[24]王昌明,曾锦荣,杨丽莎.临床基本技能操作常规手册[M].上海:第二军医大学出版社,2006.

[25]许怀瑾.实用小手术学[M].3版.北京:人民大学出版社,2011.

[26]蒋耀光,范士志,王如文,等.门诊外科学[M].2版.北京:人民军医出版社,2010.

[27]唐农轩,范清宇.骨科常用诊疗技术[M].北京:人民军医出版社,2006.

[28]谢幸,孔北华,段涛.妇产科学[M].9版.北京:人民卫生出版社,2018.

[29]邵肖梅,叶鸿瑁,丘小汕.实用新生儿学[M].5版.北京:人民卫生出版社,2019.

[30]王卫平,孙锟,常立文.儿科学[M].9版.北京:人民卫生出版社,2018.

[31]中国新生儿复苏项目专家组.中国新生儿复苏指南(2021年北京修订)[J].中华围产医学杂志,2022,25(1):4-12.

[32]申昆玲,黄国英.儿科学[M].北京:人民卫生出版社,2016.

[33]申昆玲,易著文.儿科临床技能[M].北京:人民军医出版社,2010.

[34]黄国英,封志纯.儿科实习手册[M].北京:人民卫生出版社,2014.

[35]毛蔚,刘佳.2种肠道准备方法在小儿肠道手术中的效果比较[J].实用临床护理学杂志,2019,4(7):84-86.

[36]肖金凤,李梅.回流灌肠标准模式在小儿回流灌肠中的应用[J].现代养生,2019,(10):85-86.

[37]何国平,王红红.实用护理学[M].2版.北京:人民卫生出版社,2018.

[38]姜丽萍,王华芬.临床护理岗位胜任力培训系列丛书　妇儿科护理分册[M].北京:人民卫生出版社,2019.

[39]李小寒,尚少梅.基础护理学[M].6版.北京:人民卫生出版社,2017.

[40]王天有,申昆玲,沈颖,等.实用儿科学[M].9版.北京:人民卫生出版社,2022.

[41]张秀峰.临床技能与临床思维系列丛书　内科学分册[M].北京:科学出版社,2023.

[42]欧阳钦.临床诊断学[M].2版.北京:人民卫生出版社,2010.

[43]齐艳.新生儿卡介苗接种后的不良反应及护理措施[J].实用临床护理学电子杂志,2017,2(3):119.

[44]NICHOLAS W,PETER M,ELANIE W. Vaccination for the paediatrician[J]. Journal of Paediatrics and Child health,2006,42(11):665-673.

[45]中华医学会感染病学分会,GRADE中国中心.中国乙型肝炎病毒母婴传播防治指南(2019年版)[J].中华传染病杂志,2019,37(7):388-396.

[46]黎海芪,实用儿童保健学手册[M].北京:人民卫生出版社,2018.

[47]吴希如,李万镇.儿科实习医师手册[M].2版.北京:人民卫生出版社,2006.

[48]JUDITH G H,JUDITH E A,KAREN W G. Handbook of physical measurements[M]. 2nd ed. New York:Oxford University Press,2007.

[49]中华医学会.临床技术操作规范　重症医学分册[M].北京:人民军医出版社,2011.

[50]邓小明,姚尚龙,于布为.现代麻醉学[M].4版.北京:人民卫生出版社,2014.

[51]刘大为.实用重症医学[M].2版.北京:人民卫生出版社,2017.

[52]王海鑫,艾娟,李斐.临床医学实训教程[M].2版.郑州:郑州大学出版社,2015.

[53]王毅,张秀峰.临床技能与临床思维[M].北京:人民卫生出版社,2015.

[54]美国心脏协会.基础生命支持实施人员手册[M].杭州:浙江大学出版社,2020.

[55]倪自翔,易旭夫,刘敏.气管异物及急救方法的法医病理学探讨[J].华西医学,2015, 30(8):1447-1451.

[56]金静芬,桂莉.急危重症护理学实践与学习指导[M].北京:人民卫生出版社,2023.

[57]金静芬,刘颖青.急诊专科护理[M].北京:人民卫生出版社,2018.

[58]LEE S L,KIM S S,SHEKHERDIMIAN S. Complications as a result of the Heimlich maneuver[J]. Journal of Trauma & Acute Care Surgery,2009,66(3):34-35.

[59]葛均波,徐永健,王辰.内科学[M].9版.北京:人民卫生出版社,2022.

[60]方向明,陈周闻.医学生临床技能操作规范[M].杭州:浙江大学出版社,2016.

[61]蒋红,顾妙娟,赵琦.临床实用护理技术操作规范[M].上海:上海科学技术出版社,2019.

[62]杨军,赵海丰,李雅江.临床基本技能培训教程[M].北京:科学出版社,2017.

[63]张春舫,王博玉.护理"三基"技能操作考核评分标准[M].2版.北京:科学出版社,2018.

[64]姜小鹰.护理学综合实验[M].北京:人民卫生出版社,2012.

[65]李冰,陆柳雪,李丹.护理技能操作标准与语言沟通[M].北京:人民军医出版社,2015.

[66]李映兰,王爱平.护理综合实训[M].2版.北京:人民卫生出版社,2022.

[67]崔焱,张玉侠.儿科护理学[M].7版.北京:人民卫生出版社,2021.

[68]刘延锦.临床护理技术操作规范[M].郑州:河南科学技术出版社,2015.

[69]吴欣娟.临床护理技术操作并发症与应急处理[M].北京:人民卫生出版社,2011.

[70]苏春花.头皮静脉留置针不同穿刺部位留置时间比较[J].护理学杂志,2011, 26(23):42-43.

[71]李晓松,王瑞敏.护理综合技能训练[M].北京:高等教育出版社,2013.